国医大师

亲笔真传系列

痹证痿病通论

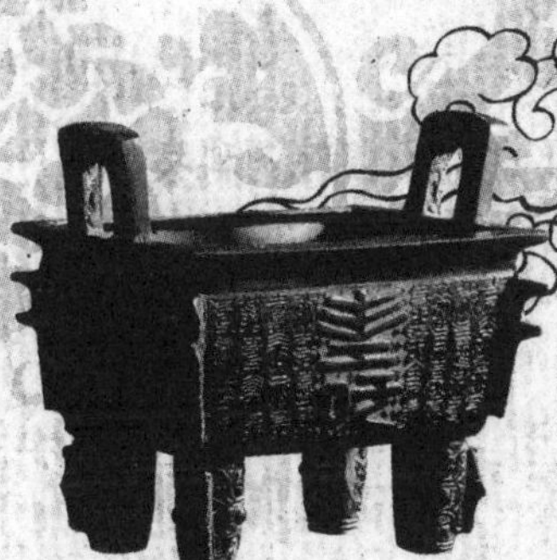

国医大师

李济仁　仝小林●编著

中国医药科技出版社

内容提要

《痹证通论》和《痿病通论》为李济仁教授的经典经验之作，李老在总结历代医家治疗痹证和痿病的经验基础上，结合李老自己对痹证和痿病的认识与临床经验，编写成这两本著作，内容丰富，论理透达，方剂有效，临证实用。现将两本编辑为一本，名为《痹证痿病通论》，并在编辑时尽量保持原著原貌。本书可供广大中医药临床工作者、中医药院校学生阅读参考。

图书在版编目（CIP）数据

痹证痿病通论/李济仁，仝小林编著. —北京：中国医药科技出版社，2014.1（2024.9 重印）

（国医大师亲笔真传系列）

ISBN 978-7-5067-6425-4

Ⅰ.①痹… Ⅱ.①李…②仝… Ⅲ.①痹证-研究②痿证-研究 Ⅳ.①R255.6

中国版本图书馆 CIP 数据核字（2013）第 237272 号

美术编辑 陈君杞
版式设计 郭小平

出版 中国医药科技出版社
地址 北京市海淀区文慧园北路甲 22 号
邮编 100082
电话 发行：010-62227427 邮购：010-62236938
网址 www.cmstp.com
规格 710×1020mm 1/16
印张 20½
字数 353 千字
版次 2014 年 1 月第 1 版
印次 2024 年 9 月第 4 次印刷
印刷 北京印刷集团有限责任公司
经销 全国各地新华书店
书号 ISBN 978-7-5067-6425-4
定价 39.80 元

《国医大师亲笔真传系列》

总编委会

出版者的话

祖国医学源远流长，千百年来，中医药学能够传承发扬，不断创新，一代又一代的医家经验功不可没。

2009 年 4 月由原卫生部、国家中医药管理局、人力资源和社会保障部联合评选产生了我国首届 30 位“国医大师”。这是新中国成立以来，中国政府部门第一次在全国范围内评选出的国家级中医大师，是中医发展历史上重要的里程碑。

国医大师是当代中医药学术的集大成者，也是当代名老中医的杰出代表，体现着当前中医学术和临床发展的最高水平，他们的学术思想和临证经验是中医药学的宝贵财富。这些大师大都在自己的学术壮年时期，就著述颇丰，并且对目前的临床工作依旧有很强的指导性。但遗憾的是由于出版时间已久，目前市场已很难见到，部分著作甚至已成为中医学习者的收藏珍品。

基于此，我社决定出版一套《国医大师亲笔真传系列》丛书，主要挑选各位大师亲笔撰写的、曾经很有影响力、到目前还对临床具有较高实用价值的图书，重新修订再版，以满足广大临床工作者的需求，同时，也为我国的中医药传承事业尽一些微薄之力。

为使读者能够原汁原味地阅读各医家原著，我们在再版时采取尽可能保持原书原貌的原则，主要修改了原著中疏漏的编辑印制错误，规范了文字用法和体例层次。此外，为不影响原书内容的准确性，避免因换算造成的人为错误，部分旧制的药名、病名、医学术语、计量单位、现已淘汰的检测项目与方法等均不做改动，更好地保持了原貌。

本套丛书第一批有 15 个品种，为了突出每位医家的特点，我们对原书名进行了微调，具体如下：

《任继学医学全书》：包含任老亲笔编著的两本著作：《悬壶漫录》和《任继学经验集》。其中《任继学经验集》一书，还补充了一些任继学教授晚年的随笔文章和医话。

《邓铁涛医话集》：按照邓铁涛教授的建议，将《邓铁涛医话集》和《邓铁涛医话续集》两本书合并，并对相关内容进行分类和整理，以便能够更集中地反映邓老在中医学术和教育上的主要观点。

《李济仁点评杏轩医案》：原书名为《杏轩医案并按》。《杏轩医案》本身即为中医上乘之作，《李济仁点评杏轩医案》一书不仅有经作者认真点校后的《杏轩医案》全文，而且有李济仁先生为各条案例所撰写的按语、注文，实为校按古籍医书之典范。

《李济仁点评名老中医肿瘤验案》：原书名《名老中医肿瘤验案辑按》。本书搜集当代80余位名老中医治疗肿瘤之验案201篇，尤为珍贵者，书中大部分医案，为名老中医珍藏之手迹。其中有些医案更是名老中医教授生前最后时刻亲笔成文的，从未公诸于世。

《痹证痿病通论》：为《痹证通论》和《痿病通论》两本书合订而成。是李济仁教授在20世纪八九十年代编纂出版的。

《济仁医录》：保持原书名。为李济仁教授行医期间对中医理论和临床的心悟体会。

《新安名医及学术源流考》：原书名为《新安名医考》，此书不仅是一本医家人物史志，而且是一本学术性专著，可谓新安名医各家学说集大成之作。

《班秀文妇科奇难病论治》：原书名《妇科奇难病论治》。

《班秀文妇科医论医案选》：保持原书名。

《张琪脉学刍议》：原书名《脉学刍议》。

《张学文论治瘀血》：原书名《瘀血论治》。

《张学文谈中医内科急症》：原书名《中医内科急症学简编》。

《张学文临证心得手记》：原书名《张学文医学求索集》

《实用温病学》和《感证治法与类方》：此两本书是张灿玾教授早年的临床教学心得，又经近两年亲笔修改补充而成，属于第一次出版。

希望本套丛书的出版能够在一定程度上满足广大临床工作者对名医经验学习的渴求，对推动中医事业的继承和发展、弘扬民族医学和文化，做出一定的贡献。

中国医药科技出版社

2014年1月

前　言

家父李济仁先生，我国首批“国医大师”之一，现任世中联风湿病委员会名誉会长。自幼习儒，转而入医，如今从医已六十余载。现虽年逾八旬，仍坚持临床，以仁心仁术，济世为民。父亲与母亲张舜华先生同为国家级非物质文化遗产“张一帖内科”第十四代传人。二老平素并研医理，共事临症，相伴相扶，裨新安医学传承发扬，实为我辈楷模。

父亲1987年与当时的硕士生、现在的中国中医科学院广安门医院副院长仝小林教授撰成《痹证通论》一书。该书详尽援引我国传统医学的痹证理论与临床实践，又汲取现代医学之精萃，付梓后为学界及医家所关注。随后，家父率弟子吴福宁等整理痿病理论与治验，于1995年又编撰《痿病通论》一书。该书集历代医家治痿经验，又提出“痹痿统一”等新见解，亦受学界好评。

三十余载转瞬即逝。期间家父医验俱增，加之中西医学对痹病痿病之研究日有进境。遂应中国医药科技出版社之邀，对原书增订校对，辑为一册，名《痹病痿病通论》，以飨读者。书中错漏难免，亦请读者一并赐正为感。

李　艳

于皖南医学院弋矶山医院国医大师工作室

癸巳初秋

总目录

痹证通论

李济仁　仝小林　编著

目录

第一章　概　说

一、痹证及五体痹证的概念

痹证是中医临床常见的疾病。在讨论痹证之前，我们首先了解一下“痹”字的含义。

“痹”字在中医学文献上出现很早。马王堆汉墓出土的我国目前发现最早的古医书《足臂十一脉灸经》中就有“疾畀（痹）”之称；帛书《导引图》有“引膑（痹）痛”的导引疗法；《史记·扁鹊仓公列传》也记载：“扁鹊名闻天下……过洛阳，闻周人爱老人，即为耳目痹医。”这些都说明至少在战国时代，“痹”字已作为医学的名词了。《素问·移精变气论》说：“中古之治，病至而治之，汤液十日，以去八风五痹之病，十日不已，治以草苏草核之枝……”《汉书·艺文志》列有五脏六腑痹十二病方三十卷，《内经》记有治疗痹证的针刺疗法、寒痹熨法、按摩疗法以及放血疗法等，据推断为东汉早期的武威汉代医简载有专门治疗四肢痹的“治痹手足臃肿方”，可知早在《内经》以前的中古时代，就已经使用酒剂或药物治疗痹证，到了汉代，在痹证的治疗方面已取得了相当成就。但真正从理论上系统阐述痹证者当首推《黄帝内经》。除《素问》设有“痹论”专篇外，有关痹证的论述还散见于《素问·四时刺逆从论》、《素问·长刺节论》、《素问·逆调论》、《灵枢·邪气藏府病形》、《灵枢·五变论》、《灵枢·五禁》等许多篇章之中，为痹证的辨治奠定了理论基础。概括起来，“痹”字在古医籍中的含义主要有四：一是指病名。凡具有经脉气血不通或脏腑气机闭塞这一病理特征者皆可曰痹，如风、寒、湿痹，五体痹，五脏痹，六腑痹等。二是指体质。如《素问·逆调论》说：“人身非衣寒也，中非有寒气也，寒从中生者何？岐伯曰：是人多痹气也，阳气少，阴气多，故身寒如从水中出。”所谓多痹气，就是指阳气少、阴气多的寒盛体质，这种体质的人具有易于罹患痹证的潜在倾向性。三是指症状或感觉。如喉痹表示发不出声音，耳痹表示听不到声音，目痹表示看不见物体。再如《金匮要略》白术附子汤方后云：“分温三服，一服觉身痹，半日许再服”。《诸病源候论》寒食散服法云：“药力行者，当小痹。”这里的“身痹”、“小痹”均指服药后药力窜通的苏苏感。四是指病因病机。《素问·痹论》：“风寒湿三气杂至合而为痹也。”又如《景岳全书》说：“盖痹者闭也，以血气为邪所闭，不得通行而病也”。《中藏经》说：“五脏六腑感于邪气，乱于真气，闭而不仁，故曰痹。”前者言经脉之气血不通，后者言脏腑之气机闭阻。由此可见，“痹”字在不同的地方其含义是不同的。我们通常所说的痹证是指由于感受了风寒湿热毒等邪而导致经络、气血闭塞不通或脏腑气机闭阻的一类病证。而所谓五体痹证，顾名思义，就是指发生在皮、肌、脉、筋、骨等部位上的气血闭塞不通的痹证。

《内经》对痹证的分类较为繁杂，主要有以下六种：

按病因分为：风痹、寒痹、湿痹、热痹（痹热）、食痹等。

按部位分为：皮痹、肌痹、脉痹、筋痹、骨痹（以上合称五体痹），肺痹、脾痹、心痹、肝痹、肾痹（以上合称五脏痹），胞痹、肠痹、胸痹、喉痹、血痹、阴痹等。

按主要症状分为：行痹、痛痹、著痹、挛痹、厥痹、众痹、周痹、痈痹、水瘕痹等。

按病之浅深轻重分为：远痹、大痹、浮痹、深痹等。

按病程长短分为：暴痹、留痹、痼痹、久痹等。

按季节分为：孟春痹、仲春痹、季春痹、孟夏痹、仲夏痹、季夏痹、孟秋痹、仲秋痹、季秋痹、孟冬痹、仲冬痹、季冬痹等。

上述分类，有的概念不够明确，如浮痹等；有的不切合临床实际，如按季节分类的孟春痹等；有的在概念上是互含的，如风痹与行痹等。其中，临床较为实用的是风、寒、湿、热等的病因分类和皮、肌、脉、筋、骨、肺、脾、心、肝、肾等的部位分类，并一直沿用至今。病因和部位分类的关系是：部位是纲，病因是目，一横一纵，它们从各自不同的角度反映痹证的本质。具体说，风、寒、湿、热等可以看作是皮、肌、脉、筋、骨等痹证的具体分型。而在部位分类中，又以五体痹最为多见，五脏痹是五体痹进一步发展的严重后果，二者是同一疾病发展的不同阶段。故本书着重讨论五体痹证。

二、五体生理概述

1. 皮

皮是人体的表层，是保护机体的外围屏障，与肺、肾、卫气关系密切。生理上，皮毛为肺所主，是肺之外合，精微物质通过肺施布于全身，营养于皮毛。《素问·六节脏象论》说："肺者……其华在毛，其充在皮。"《素问·经脉别论》说："脉气流经，经气归于肺，肺朝百脉，输精于皮毛。"因此，皮毛的荣枯可以反映肺气的盛衰。皮肤毛孔之开阖为卫气所管，卫气和调则开阖适度、内外调达、邪不能害、分肉解利、腠理致密。卫气出下焦，根源于肾，为元气的一部分。肾气犹如原动力引导推动着卫气的正常运行和敷布，肾气充则卫气强，肾气虚则卫气弱。故《素问·阴阳应象大论》说："皮毛生（于）肾。"

中医"皮"的解剖学概念大致相当于西医解剖学的皮肤（包括表皮、真皮、皮下组织及皮肤的附属器）。西医认为，皮肤对机体具有保护作用，是人体抵御外界各种有害刺激的第一道防线，既可防止外界的各种侵害，又能防止体内物质（水分、有机物和无机物）过度丢失。皮肤内有丰富的毛细血管和汗腺，对调节体温有重要作用。当气温增高时，皮肤血管扩张、血流增加，促进热量散发，同时汗腺的分泌增强，促使皮肤表面的水分蒸发，降低体温。当气温降低时，皮肤血管收缩、血流减少，同时汗腺分泌也减少，减低热量的散发。这一调节体温的功能似与卫气主司开阖的认识相一致。皮肤分泌汗液能够协助肾脏排出部分水分和少量的体内代谢废物，这似可作为"皮毛生（于）肾"（即皮毛与肾在生理上相关联）的一个佐证。

2. 肌

肌，肉也。位于皮下，为五体的第二层。生理上，肌为脾所主，脾的精微物质营养肌肉，肌肉的丰厚与瘦薄可以反映脾气的强弱，故《素问·六节脏象论》说："脾……其充在肌"。所谓脾主四肢是指脾掌管四肢肌肉的运动。肌肉对人体起着支撑、保护、辅助运动等作用。人体的站立有赖于骨的支撑和肌肉的辅助，四肢的运动是肌肉协调舒缩的结果，正如《灵枢·寿夭刚柔》所说："骨为干……肉为墙"。中医"肌"的解剖学概念大致相当于西医解剖学的骨骼肌，存在于躯干和四肢，通常附着于骨。

3. 脉

《素问·脉要精微论》说："夫脉者，血之府也"。《灵枢·决气篇》又说："壅遏营气，令无所避，是谓脉"，指出脉是人体气血运行的通道。气血通过脉管布达全身，内养五脏六腑，外荣四肢百骸，濡筋骨，利关节。"心主身之血脉"。血液的生成依赖心的"赤化"，血液的运行依靠心气的推动。心气旺盛，则血脉充盈、鼓动有力；心气不足，则，血脉空虚、血行滞涩。中医的"脉"大致相当于西医解剖学的血管，包括动脉、毛细血管和静脉，和心脏一起组成心血管系统。西医认为，心脏是血液循环的动力器官，心脏有节律地舒缩，将血液射入动脉，同时将静脉内的血液吸回心房。这与中医血液靠心气推动的认识是一致的。

4. 筋

筋是一个联络关节、肌肉，专司运动的组织。生理上，肝主筋，筋为肝之外合。肝藏血，肝血濡养筋膜，肝血充盈，则筋强力壮、爪甲坚韧、运动灵活。故《素问·痿论》说："肝主身之筋膜"。同时，筋的功能状况，也可反映肝血的盈亏，所以《素问·六节藏象论》说："肝者，罢极之本，魂之居也，其华在爪，其充在筋。"从中医文献对筋的生理、病理的描述来看，"筋"主要包括现代解剖学的脊神经、肌腱、韧带等。如言筋病，多用"缩筋"、"瘈疭"、"筋急"等语，与某些周围神经病变的症状颇相类似。再如，《灵枢·经脉》篇言内关的位置云："去腕二寸，出于两筋之间，别走太阳"，这里的"两筋"就是指肌腱。

5. 骨

骨是人体的支架，对人体起着支撑、保护的作用。骨内藏有骨髓，为肾精所化，肾精充则骨髓满，肾精虚则骨髓空。故《素问·痿论》说："肾主身之骨髓"。骨靠关节相互连接，与肌肉共同完成各种动作，而肾主技巧，为作强之官，故骨与关节的运动亦为肾所司。骨骼的强弱及关节的活动状况可以反映肾的虚实。

通过以上对皮、肌、脉、筋、骨生理功能的分析，可以看出，中医五体的概念是有一定解剖学依据的，它大致相当于西医解剖学的皮肤、肌肉、血管、周围神经与肌腱、骨与骨连结（关节），反映了由浅入深的不同层次。但是，中医的皮、肌、脉、筋、骨不仅仅是一个解剖学单位，它还是一个功能的单位，因此不能简单地与西医解剖学的认识画等号。

三、五体痹证的病因病机

五体痹证的病因不外内因和外因。内因责之于与五体相合的脏腑、经络气血虚弱，这是发生痹证的先决条件。“厥阴有余病阴痹……少阴有余病皮痹隐疹……太阴有余病肉痹寒中……阳明有余病脉痹身时热……太阳有余病骨痹身重……少阳有余病筋痹胁满”。这里的“有余”是指经脉中邪气有余而气血不足，“血气皆少则无毛……善痿厥足痹”。这种体质的人，肌肉疏松，腠理不密，易为邪气所中。临床所见，某一类型体质的人，患痹时具有向某一证型发展的倾向性。如素体阴盛之人患痹多为寒型，素体阳盛之人患痹多为热型（其寒者，阳气少，阴气多，与病相益，故寒也；其热者，阳气多，阴气少，病气胜，阳遭阴，故为痹热），素体肥胖之人患痹多为痰湿型，素体晦滞之人患痹多为血瘀型等，说明体质因素是决定痹证患者证型的内在条件之一。

五体痹证的外因主要是遭受风、寒、湿、热等邪气的侵袭。邪气乘经脉之虚客入五体，壅滞气血，阻闭经脉。闭于皮则发为皮痹，闭于肌则发为肌痹，闭于脉则发为脉痹，闭于筋则发为筋痹，闭于骨则发为骨痹。“所谓痹者，各以其时重感于风寒湿之气也”。这里特别强调了“各以其时”的问题。《内经》认为每一体痹都有其好发季节，这是因为人体气血的流行分布，常随四时季节的更替、气温的变化而发生相应的变动。“春气在经脉，夏气在孙络，长夏气在肌肉，秋气在皮肤，冬气在骨髓中”，而“邪气者，常随四时之气血而入客也”。当气血趋向于表时，感受邪气则易发皮痹、肌痹、脉痹，当气血趋向于里时，感受邪气则易发筋痹、骨痹。故《痹论》说：“以冬遇此者为骨痹，以春遇此者为筋痹，以夏遇此者为脉痹，以至阴遇此者为肌痹，以秋遇此者为皮痹。”这启示我们要重视季节因素在五体痹证发病中的作用，并为我们研究皮、肌、脉、筋、骨痹各自的好发季节提供了线索。此外，外伤瘀血也是患痹的一个潜在因素，“若有所堕坠，恶血在内而不去。卒然喜怒不节，饮食不适，寒温不时，腠理闭而不通。其开而遇风寒，则血气凝结，与故邪相袭，则为寒痹。”

总之，五体痹证的形成与正气不足、体质因素、外邪侵袭、季节气候变化、气血分布状态、外伤瘀血等诸多因素有关，是内因、外因和不内外因相互作用的复杂的病理过程。

四、五体痹证的证候及现代意义

证候是病理变化的外在表现，是疾病本质的反映。在疾病发生、发展的过程中，常以一组相关的脉症表现出来，能够不同程度地揭示病位、病性、病因、病机，为治疗提供可靠的依据。因此，弄清五体痹的证候是辨证施治的基础。皮、肌、脉、筋、骨，是中医解剖学和生理学上的五个不同层次，“皮肉筋脉，各有所处，病各有所宜，各不同形”，每一体痹都有着与其他体痹相区别的特征和独立的证候群。现就历代有关论述结合西医学的有关疾病，对五体痹的证候及现代意义讨论如下。

1. 皮痹

皮痹的证候有：痹“在于皮则寒”，“血凝于肤者为痹”，“皮肤顽厚”，“皮肤无所知”，“遍身黑色，肌体如木，皮肤粗涩”等。概括起来，主要表现是：皮肤寒冷、肿胀、变厚、发黑，皮肤感觉迟钝、麻木。其发展趋势是：“皮痹不已，复感于邪，内舍于肺”。从这些证候和病程的描述来看，与西医学的硬皮病相符合。硬皮病的特征是皮肤显著增厚、硬化，颜色随病情发展渐呈深棕色和棕褐色，皮肤感觉迟钝、麻木不仁，且大多伴有雷诺现象。近年来中西医研究硬皮病的结果证实，其基本病机是血瘀。有用电阻或容积描记法测试硬皮病患者的中指血流图，看到代表血流量的波幅明显降低，表示血管弹性的重搏波不明显或消失，说明末梢血液供应明显减少，微循环灌流不良。甲皱与球结膜微循环均有血液瘀滞及红细胞聚集所致泥团样、断流样血流，血流速度减慢。当系统性硬皮病累及肺时，可发生肺广泛纤维变及囊肿性变，以至肺功能不全，出现呼吸困难、胸膈胀满、喘促等症。刘氏等检查的50例系统性硬皮病患者中，肺部胸片异常者31例（见《中华皮肤科杂志》1984年第二期）。当系统性硬皮病累及消化道时，主要表现为食管排出排空障碍，胃、十二指肠和小肠张力低，蠕动缓慢，可出现吞咽困难、恶心呕吐等症。日本学者报告的59例中，具有消化道症状者26例（44.0%），其中以食管病变引起吞咽困难及胸骨后烧灼感的发生率最高。这些表现与“肺痹者，烦满喘而呕”的描述十分相符，故由皮痹发展为肺痹似可看作是系统性硬皮病累及于肺和消化道的表现。

2. 肌痹

肌痹的证候有：“肌肤尽痛”，痹“在于肉则不仁”，“四肢缓而不收持”，“体淫淫如鼠走其身上，津液脱，腠理开，汗大泄，鼻上色黄”，“汗出，四肢痿弱，皮肤麻木不仁，精神昏塞”等。概括起来，主要表现是：肌肉疼痛、顽麻不仁、四肢痿软甚或手足不遂。其发展趋势是：“肌痹不已，复感于邪，内舍于脾。”这些描述，与西医学的多发性肌炎、皮肌炎相类似。以肌肉发炎、变性、退化为主要病理特征。大多呈对称分布。四肢近端肌肉常先受损，再累及其他肌肉。肌肉在进行性萎缩下肌力急骤减退、软弱无力，出现动作困难。袁氏报告的 57 例皮肌炎中伴吞咽困难者 35 例（61%）（见《中华消化杂志》1983 年第四期）。本病还常伴发恶性肿瘤，以胃癌、肺癌、鼻咽癌为多见。潘氏报告的 34 例皮肌炎中伴发恶性肿瘤者 10 例（29.2%）（见《中华皮肤科杂志》1984 年第三期）。因此，“脾病者，四肢懈堕，发咳呕汁，上为大塞”，盖指多发性肌炎、皮肌炎伴有咽喉或食管的肌肉病变或伴有胃癌、肺癌、鼻咽癌等情况而言。“痹，其时有死者……其入藏者死”，正说明脏痹绝非轻证。

3. 脉痹

脉痹的证候有：“血凝而不流”，“令人萎黄”，“其脉左寸口脉结而不流行，或如断绝者是也”。可见脉痹最突出的表观是脉搏减弱或消失。其发展趋势是：“脉痹不已，复感于邪，内舍于心”。从脉痹的表现来看，与西医学的多发性大动脉炎（无脉症）颇相类似。无脉症由于受累的动脉不同，产生不同的临床类型，其中以头和臂部动脉受累引起的上肢无脉症为多见，其次是降主动脉、腹主动脉受累引起的下肢无脉症。季氏在《脉痹——多发性大动脉炎一例》的报道中，从病理学角度探讨了中医脉痹的现代意义（见《中西医结合杂志》1982 年第二期）。该患者中医诊断为阳气虚弱、脉络瘀痹、气血流行失畅的心肺同病（即脉痹发展为心痹）。西医诊断为多发性大动脉炎并发左心衰竭与肾功能不全，合并右上肺炎。终因心衰、尿毒症、循环衰竭而死亡。尸检病理诊断为：①多发性大动脉炎伴继发性动脉硬化；②左心室肥大；③肾小动脉硬化，继发性固缩肾。根据患者的临床表现及发展过程结合尸检的病理诊断分析，该作者认为“属于‘血凝而不流’的脉痹证。……脉痹不已，复感于邪，内舍于心……似与本例所见的心肾二脏病理改变相符。”无脉症（特别是下肢无脉症），由于血压持续增高，日久可使左心室增大，甚至发生左心衰竭。从《内经》所描述的心痹症状“脉不通，烦则心下鼓，暴上气而喘，嗌干善噫，厥气上则恐”来看，很像急性左心衰竭时出现的心源性哮喘。发作时，病人常在睡眠中突然憋醒，有窒息感，胸闷（心下鼓），被迫坐起，重者气喘（暴上气而喘）、发绀、咳粉红色泡沫样痰、咽干、口渴（嗌干善噫），由于心率加快出现心慌、心悸、焦躁、不安（烦、厥气上则恐），“脉不通”是无脉症原有的表现。若进一步发展，出现右心衰竭，由于消化道瘀血，又可见“时害于食”的症状。因此，由脉痹发展为心痹，盖指无脉症等疾病引起心衰的情况而言。

4. 筋痹

筋痹的证候有：痹“在于筋则屈不伸”，“筋挛节痛，不可以行”，“肝脉……微涩为瘈挛筋痹”，“筋缩挛，腰背不伸，强直苦痛”，“脚手拘挛，伸动缩急”，“游行不定”等。概括起来，主要症状是：筋急挛痛，腰背强直，步履艰难。其发展趋势是；“筋痹不已，复感于邪，内舍于肝”。这与西医学的某些脊神经疾病（坐骨神经痛、臂丛神经炎等）相类似。如坐骨神经痛，临床上根据其发病部位不同，分为根性和干性两种。前者主要表现为下背部痛和腰部僵直感，局部有明显压痛，腰骶部位及下肢活动受限制或呈保护性姿势（“腰背不伸，强直苦痛”）；后者主要表现为沿坐骨神经分布区疼痛。疼痛多呈持续性钝痛而有发作性加剧，或呈烧灼样、针刺样、刀割样性质，活动受限（“筋挛节痛，不可以行”）。一般说来，筋痹和骨痹的区别是：“手屈而不伸者，其病在筋；伸而不屈者，其病在骨。”下肢亦同理。应当指出，中医所说的筋不仅仅包括脊神经，也包括韧带、肌腱在内。因此，像风湿性关节炎一类以关节韧带病变为主者，有时亦可归属于筋痹。因此，筋、骨痹往往并见。当筋痹日久不愈，进一步发展就会出现肝痹的证候：“夜卧则惊，多饮，数小便，上为引如怀”，“有积气在心下支胠……腰痛足清头痛”。肝主筋，其经脉下过阴器抵小腹，上循喉咙入颃颡，其疏泄功能直接关系到人体气机的调畅，而气机调畅又是水液代谢的必要条件。若筋痹不已，寒湿或湿热等邪就会入舍于肝。肝气郁滞，则“积气在心下支胠”，胀满不舒，有如怀子之状；气机郁闭，水液代谢失去调节，故可出现多饮、小便数等症；“肝藏魂，肝气痹则魂不安”，或坐骨神经痛，当夜卧变换体位时，压迫了疼痛部位，都可导致“夜卧则惊”。因此，肝痹实际上是指在筋痹基础上出现肝气郁闭、疏泄失常的情况而言。

5. 骨痹

骨痹的证候有：“骨重不可举，骨髓酸痛”，“挛节”，“举节不用而疼，汗注烦心”，“卷肉缩筋，胁肘不得伸”，“寸口脉沉而弱……历节黄汗出”，“盛人脉涩小，短气，自汗出，历节痛，不可屈伸”，“疼痛如掣”，“诸肢节疼痛，身体魁羸，脚肿如脱，头眩短气，温温欲吐”，“痛苦攻心，四肢挛急，关节浮肿”等。概括起来，骨痹的主要症状是：一个或数个关节疼痛、肿胀、屈伸不利，甚或关节僵直不用。西医学的风湿性关节炎、类风湿性关节炎等均可属骨痹范畴。至于肾痹，盖指典型的强直性脊柱炎。当正常的腰段生理弯曲消失，胸段生理弯曲显著后凸，髋关节强硬，颈项前倾，躯干在髋关节处屈曲、前弯呈弓形时，恰与“尻以代踵，脊以代头”的肾痹相符。

通过以上对五体痹证证候及其与西医学某些疾病的关系分析，可以看出，《内经》对五体痹证的描述是符合实际、有根有据的，是从临床实践悉心观察、认真总结归纳出来的。五体痹与五脏痹不是各自独立、互不相干的疾病，而是同一疾病发展的不同阶段。五体痹是形成五脏痹的基础，某一体痹具有向其相合的内脏发展的倾向性。但是否发展成脏痹，主要决定于脏腑的强弱、血气的多少、邪气的盛衰。皮痹易向肺痹发展，肌痹易向脾痹发展，脉痹易向心痹发展，筋痹易向肝痹发展，骨痹易向肾痹发展，这只是体痹向脏痹发展的一般规律。实际上，一种体痹可累及多个脏器，形成多种脏痹，同一种脏痹又可由多种体痹发展而来。这反映了痹证病程演变的复杂性。

五、五体痹证主要症状分析

1. 疼痛

疼痛是一种感觉，为五体痹证最常见的症状之一。疼痛可分为实痛、虚痛，前者是不通则痛，后者是不荣则痛。所谓“不通则痛”是指各种病因导致气血阻滞、经络闭塞而出现的疼痛，其疼痛性质为刺痛、胀痛、掣痛。所谓“不荣则痛”是指某些病因导致脏腑功能低下，阴阳、气血亏损，五体失于温养、濡润而引起的疼痛，其疼痛性质为隐痛、钝痛、酸痛。《素问·举痛论》：“寒气客于背俞之脉则脉泣，脉泣则血虚，血虚则痛。”“不通”与“不荣”概括了产生不同性质疼痛的两个基本病机。一般说来，初期多实痛，后期多虚痛；体痹多实痛，脏痹多虚痛。实痛又有寒、热、湿、痰、瘀之分，虚痛又有气、血、精、津虚之别，还有虚中夹实，实中夹虚，虚实兼见等情况。因此，对于疼痛的辨治，要视上述各种情况，结合全身表现而定。

2. 麻木不仁

何谓麻？“麻非痒非痛，肌肉之内，如千万小虫乱行，或遍身淫淫如虫行有声之状，按之不止，搔之愈甚，有如麻之状。”何谓木？“木不痒不痛，自己肌肉如他人肌肉，按之不知，掐之不觉，有如木之厚。”何谓不仁？“仁，柔也。不仁，不柔和也，痒不知也，痛不知也，寒不知也，热不知也，任其屈伸灸刺不知，所以然者是谓不仁也。”可见，木与不仁都是肌肤感觉若失，状如死肌，而麻则是感觉异常。但通常所说的麻木不仁主要是强调木与不仁的方面。《医学统旨》说：“麻木，不仁之疾也，但麻为木之微，木为麻之甚耳。”此语极有见地。麻木不仁有因实者，有因虚者，前者因湿痰死血凝滞于肌肤、关节，后者因气血不足，肌肤、关节失养。

3. 屈伸不利

正常的屈伸运动是筋、骨（包括关节）、肌肉协调作用的结果。肝血充盈，筋柔和缓则屈伸自如；肾精充沛，骨髓坚满则运动灵活，反之则病。《灵枢·邪客》曰：“肺心有邪，其气留于两肘；肝有邪，其气留于两腋；脾有邪，其气留于两髀；肾有邪，其气留于两腘。凡此八虚者，皆机关之室，真气之所过，血络之所游，邪气恶血，固不得住留，住留则伤筋络骨节，机关不得屈伸，故拘挛也。”一般说来，筋痹时多屈而不伸，出现“筋缩”、“抽掣”、“拘挛”等证。屈是一种本能的保护动作，以减轻疼痛。如坐骨神经痛（筋痹）有特殊的减痛姿势，从仰卧体位起坐时病侧的膝关节即弯曲；骨与关节病时多伸而不屈，由于关节肿胀或变形等形成关节僵直的固定体位。如急性风湿性关节炎或慢性风湿性关节炎急性发作时的关节肿胀，类风湿性关节炎晚期的关节畸形等均可出现伸而不屈、步履艰难的症状。

4. 关节肿胀、变形

关节是由骨关节面及其关节软骨、关节囊及关节腔三部分组成的。人体依靠关节的滑动运动、角度运动等以完成各种动作。经脉之气血濡养关节，故关节活动自如。《灵枢·本藏》篇说：“经脉者，所以行血气而营阴阳，濡筋骨，利关节者也。是故血和则经脉流利，营复阴阳，筋骨劲强，关节清利矣。”西医认为，关节囊的滑膜分泌滑液，滑液为关节提供了液体环境，增加润滑，减少摩擦。这里的滑液即属中医所讲的“液”的范畴。《灵枢·决气篇》说：“谷入气满，淖泽注于骨，骨属屈伸泄泽补益脑髓，皮肤润泽是谓液。”所谓“淖泽”就是指人体水液中重浊黏稠的部分，经三焦循经脉随营血而周流全身，并注入骨节、孔窍、脑髓等处，起到填精补髓、滑润关节的作用。当外邪侵袭关节，阻滞经脉气血，生理之液就会壅聚而变为病理之痰；或脾虚生湿生痰，下流关节使关节出现肿胀、粗大，或红肿热痛，或漫肿肤色不变。若痰浊瘀血久积不去，就会出现关节僵直变形。恶血不去，新血不生，营养不为肌肤，久之肌肉萎缩，形如“鹤膝”。如类风湿性关节炎晚期出现关节僵硬和畸形，并有骨和骨骼肌萎缩，主要是软骨表面的肉芽组织纤维化，使上下关节面相互融合，形成纤维性关节强硬。有时肉芽组织成为骨化，就产生骨质性关节强硬，关节附近的骨骼呈脱钙和骨质疏松现象，肌肉和皮肤萎缩，关节本身有畸形或脱位。

5. 皮肤顽厚变色

皮肤顽厚变色的机制与关节肿胀、变形有某些相似，也是津液气血异常变化的结果。津是水液中轻清稀薄的部分，属阳，随三焦而运行，由卫气布散全身，滋润和充养脏腑、经脉、肌肉、皮毛等组织。生理之津常随阳气外达于皮肤，并将体内的废物通过汗的形式排出体外。故《灵枢·决气》篇说：“腠理发泄，汗出溱溱，是谓津。”当外邪侵袭皮肤，腠理闭塞，津聚于皮肤，不得外达而成水肿，皮肤增厚，积久气血不通，而产生痰浊瘀血，皮肤发硬、变色，或黄或紫褐或黑色。如西医学的硬皮病，初期皮肤呈实质性水肿，颜色为正常皮色或苍白色，经数周即进入硬化期，颜色亦随之加深，呈棕色或棕褐色，甚至黑色。其病理过程与中医的认识是一致的。

六、五体痹证治法概要

五体痹的基本病变是“瘀”，基本病机是“闭”，因此，“通”是治疗五体痹的基本法则。但瘀各不相同，有实瘀、虚瘀、寒瘀、热瘀、湿瘀、痰瘀，治疗上就要有针对性。热瘀者，要清而通之；寒瘀者要温而通之；湿瘀者要渗利而通之；虚瘀者要补而通之；痰瘀者要化而通之。在具体治疗上除掌握病因、病性外，还要结合部位、兼证等情况综合分析。五体痹的治法主要有以下几种。

1. **温通经络法**

本法适用于素体阳虚，感受寒邪，寒滞经络，气血瘀阻。症见肢体冷痛，畏寒蜷缩，得热则缓，舌淡苔白，脉沉弦或沉紧。常用药物有：制川草乌、炙麻黄、川桂枝、北细辛、制附片、上肉桂、鹿角胶、巴戟天、淫羊藿、川芎、鸡血藤、活血藤、当归、鹿衔草、透骨草、片姜黄、羌活、独活等。

2. **疏肌解表法**

本法适用于风寒湿侵袭肌表，腠理闭塞，玄府不通，卫气不宣。症见肌肉酸胀、疼痛，项背强急不舒，四肢沉重，抬举无力，或肌肉麻木不仁，四肢冷痛。舌淡苔白或白腻，脉浮紧或浮缓。常用药有：葛根、炙麻黄、川桂枝、防风、桑枝、威灵仙、秦艽、赤芍、萆薢、苍术、汉防己等。

3. **祛湿疏筋法**

本法适用于寒湿或湿热之邪侵淫筋脉。症见筋脉拘急，屈伸不利，沿某一经脉出现疼痛、酸胀、麻木，关节僵硬不舒。舌胖大边有齿痕，舌苔白腻或黄腻，脉沉细或濡数。常用药物有：宣木瓜、薏仁米、五加皮、伸筋草、路路通、土茯苓、桑枝、丝瓜络、秦艽、羌活、独活、海风藤、络石藤、威灵仙等。

4. **益气通脉法**

本法适用于邪客血脉，气虚血滞，脉道闭阻。症见肢体疼痛、麻木、抬举无力，脉搏减弱或消失，兼有心悸、心慌、气短、乏力。面色㿠白或萎黄，舌淡苔白。常用药物有：党参、当归、丹参、赤芍、黄芪、川桂枝、鸡血藤、活血藤、干地龙、水蛭、桃仁、红花、五味子、川芎、炮甲珠等。

5. **温肾健骨法**

本法适用于骨痹日久，累及于肾，肾阳虚弱。症见骨节冷痛，行步无力，甚至骨节变形僵直，难以屈伸，伴畏寒肢冷、腰脊疼痛，舌淡苔白，脉沉细无力或沉迟。常用药物有：淡附片、上肉桂、锁阳、巴戟天、川断、杜仲、金狗脊、虎胫骨、补骨脂、鹿衔草、怀牛膝、桑寄生、千年健、露蜂房、熟地黄、乌梢蛇、全蝎、地鳖虫等。

6. **清热解毒法**

本法适用于感受湿热或热毒之邪，侵淫肌肉、脉络或骨节。症见肌肤或关节红肿热痛，痛苦攻心，手不可触，得冷则舒。可伴高热，面赤气粗，口渴心烦，溲黄便结，舌红苔黄燥或黄腻，脉洪数有力。常用药物有：土茯苓、犀角（或水牛角）、生地黄、丹皮、忍冬藤、金银花、杭白芍、土牛膝、薏仁米、黄柏、肥知母、杭麦冬、蒲公英、紫花地丁、干地龙、地骨皮等。

7. 消痰逐瘀法

本法适用于痰饮流注四肢或外邪阻闭经脉，壅滞关节，痰瘀互结。症见四肢游走性窜痛或疼痛固定不移，头身困倦，手足重坠，舌质紫暗或有瘀斑，苔厚腻，脉沉滑或弦滑。常用药物有：淡竹沥、生姜汁、法半夏、白芥子、云茯苓、炙胆星、白僵蚕、化橘红、丝瓜络，川芎、乳香、没药、桃仁、红花、干地龙、炮甲珠等。

8. 镇静止痛法

本法适用于疼痛剧烈，烦躁不安，标证为急为重，当以止痛为先。常用药物有：鲜闹洋花侧根、川草乌、杭白芍、炙甘草、制马钱子、麝香、雷公藤、天仙子、乳香、没药、全蝎、蜈蚣等。

9. 虫类搜剔法

本法适用于久痹邪深，久痛入络。症见关节变形，疼痛僵硬，难以屈伸，步履艰辛，甚则卧床不起，肌肉消瘦，身体尫羸。宜在扶正基础上加用虫类药，以搜风剔络。常用的药物有：干地龙、全蝎、蜈蚣、地鳖虫、白花蛇、祁蛇、露蜂房、水蛭、穿山甲、虻虫、斑蝥、蛴螬、蜘蛛、蚺蛇、乌梢蛇、蜣螂虫等。

以上各法在应用中要注意掌握适应证。可一法单独使用，也可两法或数法合用。要结合证情的缓急、寒热的微甚瘀闭的轻重、脏腑的虚实，正确运用之，方不至胶柱鼓瑟。

第二章　五体痹证历代研究概况

《内经》初步建立了五体痹的理论体系，但具体治疗方法论述不多，除针灸外，药物仅提到“寒痹熨法”。后世医家根据《内经》理论，创制了许多五体痹的治疗方剂和其他疗法，从实践上不断补充、发展并逐步完善了五体痹的辨治体系。下面拟分三个时期就历代对五体痹的研究情况作一简述。

一、秦汉三国时期

（一）《内经》奠定了五体痹证的理论基础

《内经》首先提出了皮痹、肌痹、脉痹、筋痹、骨痹之名，并较为系统地阐述了五体痹的病因病机、证候及治疗原则。

如前所述，《内经》认为：五体痹的外因主要是风寒湿三气侵袭，外伤瘀血是发生痹证的潜在因素；内因主要是相应脏腑虚弱，经脉气血不足。

《内经》对五体痹证候的描述精而要，简而明。如骨痹：“身重”、“骨重不可举”、“骨髓酸痛”、“挛节”、“骨节不用而痛，汗出烦心”等，指出骨痹的病位在骨和关节，主要症状是骨节酸痛、拘挛、身体重坠无力。再如肌痹：“肌肤尽痛”，“不仁”；筋痹：“胁满”、“筋挛节痛，不可以行”、“瘈挛”、“屈不伸”；脉痹：“血凝而不流”等，都准确、形象而深刻地描述了各种体痹的典型症状。

《内经》在五体痹的具体治法上，除较为详细地谈了针刺疗法外，还记载有外敷的寒痹熨法、按摩疗法、放血疗法等。而尤其值得重视的，是有关五体痹的治则，至今仍具有一定的指导意义。

（1）明辨寒热，逐邪务尽。五体痹初起，邪气方盛之时，要着眼于“逐邪”，首先要分辨病性属寒属热，逆其病性而治之。《灵枢·刺节》篇提出了热痹和寒痹的基本治则，即“痹热消灭”、“寒痹益温”。所谓“痹热消灭”，是指在针刺时，开遥针孔，采取泻法，尽出其热邪，“使邪得出病乃已”。所谓“寒痹益温”，是指温通血脉，驱逐寒邪。“血气者，喜温而恶寒，寒则泣不能流，温则消而去之……”《灵枢·经脉》篇记载了逐寒邪的放血疗法：“故诸刺络脉者，必刺其节上，甚血者虽无结，急取之以写其邪而出其血”。张景岳注释曰：“今西北之俗，但遇风寒痛痹等疾，即以绳带紧束上臂，令手肘青筋胀突，乃用磁锋于肘中曲泽穴次，合络结上，砭取其血，谓之放寒，即此节之遗风也，勿谓其无所据也。”放血的目的，一是疏通络脉，促进血液循环，二是祛除瘀血，给寒邪以出路。总之不外“逐邪务尽”。张仲景《金匮要略》在痹证的药物治疗上创造的开达腠理的发汗法（如麻黄加术汤等）、通利小便的除湿法（如甘姜苓术汤等）就是对这一治则的运用和发展。

（2）和调气血，谨守病机。《灵枢·阴阳二十五人》篇曰：“切循其经络之凝涩，结而不通者，此于身皆为痛痹，甚则不行，故凝涩。凝涩者，致气以温之，血和乃止。其结络者，脉结血不和，决之乃行”。这段话说明，五体痹证的基本病机是气血失调，基本病理是一个“瘀”字。但治瘀有不同，因阳气不足、血失温通的虚瘀，要“致气以温之，血和乃止”，“血和则经脉流行，营复阴阳，筋骨劲强，关节清利矣”。因邪气壅滞经脉、气血闭阻的实瘀，则要“决之乃行”，以活血化瘀为法。从气血辨证的角度来分析五体痹，一般说来，初病在气，久病在血。“病在气，调之卫”，可用调和营卫的发汗法；“病在血，调之络”，此时的治疗就要侧重治“瘀”。叶天士根据这一治络理论，提出以功能搜剔行络的动药调络的药物治疗方法，用虫蚁之类飞走之灵，使飞者升，走者降，血无凝著，气可宣通。药物主张用全蝎、蜣螂、地龙、甲片、水蛭、蜂房、䗪虫、虻虫、蚕沙之类。为五体痹的治疗开辟了新路。

（3）顾护阴血，把握病位。“邪之所凑，其气必虚”，而对五体痹证来说，阴分之虚更为突出。“病在阴者命曰痹”，正指出了这一病理特点。因此治疗上，在祛邪的同时，要时时顾护阴血，切忌过汗、过利、过吐、过下以劫伤阴血。特别是体虚患痹或久痹体虚之人，尤宜大补阴血，以补为主，扶正祛邪。

五体痹，因其发病部位不同，在治疗上亦当有所区别。“病在脉，调之血……病在肉调之分肉；病在筋，调之筋；病在骨，调之骨。”这段话，虽然是《内经》对针刺提出的具体要求，但对药物治疗也有所启发，即注意应用与五体相合经脉的引经药，使药力直达病所。同时注意部位用药，如皮痹可选刺猬皮、地骨皮、丝瓜络等行皮通络之品；肌痹可选用葛根、桂枝、马钱子、香白芷等解肌通络之品；脉痹可选用丹参、地龙、水蛭、归身等通脉活血之品；筋痹可选用木瓜、牛膝、五加皮、伸筋草等舒筋活络之品；骨痹可选用露蜂房、川草乌、透骨草、骨节风等透骨入节之品，或冀提高疗效。

在五体痹证与痿证的关系上，《内经》认为：二者虽病因有别，痹多外感，痿多内伤，但不是截然分开的，痹证进一步发展也可成痿。《素问·痿论》说："大经空虚，发为脉痹（"脉痹"原文为"肌痹"，今从《太素》改），传为脉痿。……有渐于湿，以水为事，痹而不仁，发为肉痿"。

在痹证的预后上，《素问·痹论》说："痹，其时有死者，或痛久者，或易已者，其故何也，岐伯曰：其入脏者死，其留连筋骨间者疼久，其留皮肤间者易已"，指出五体痹与五脏痹预后不同，五体痹病轻邪浅，治疗相对较易，五脏痹病重邪深，治疗相对较难。因此要及时发现，尽早治疗，以防痹邪传入脏腑。

（二）《金匮要略》奠定了五体痹证治疗的方剂学基础

《金匮要略》是《伤寒杂病论》有关杂病的部分，在《内经》痹证理论基础上，把理论与实践相结合，创制了许多治痹的有效方剂。

《内经》论痹，有强调病因的三痹说，有强调部位的五痹说，仲景则主要发展了三痹说。这也是后世多言三痹、少言五痹的重要原因之一。

《金匮》论述痹证的条文分散于许多篇章之中。如将痹证湿气盛者列入《痉湿暍病》篇，风寒气盛者列入《中风历节病》篇，血虚受风者列入《趺蹶手指臂肿转筋》篇，寒湿着于腰府者则列入《五藏风寒积聚病》篇等。因此，学习《金匮》有关痹证的论述需前后互参，方能窥其全貌。

《金匮》治痹的方剂，有发表祛湿的麻黄加术汤；轻清宣化的麻杏薏甘汤；固表行湿的防己黄芪汤；助阳散湿的桂枝附子汤、白术附子汤、甘草附子汤；散寒祛湿、温经止痛的乌头汤；调补阴阳、祛风除湿的桂枝芍药知母汤；温经行痹的黄芪桂枝五物汤；清热宣阳通痹的白虎加桂枝汤；涌吐膈上风痰的藜芦甘草汤；散寒利湿、培土制水的甘姜苓术（肾著）汤等，构成了后世所称的治痹经方，许多至今仍为临床所常用。

《金匮》提出了治疗痹证的一些重要原则。如湿痹，其证候为"小便不利，大便反快，但当利其小便"。湿痹有内湿外湿，外湿以身体痛重为主证，内湿以小便不利为主证。素有内湿之人，易招外湿；外湿壅盛，又易加重内湿。湿痹若以小便不利为主症，说明内湿为盛，故当利其小便，使湿邪从小溲而去。又如治风湿相搏，当“发其汗，但微微似欲汗出者，风湿俱去也”，切忌峻发其汗，否则“但风气去，湿气在”，留邪为患。其他如“湿家身烦痛……发其汗为宜，慎不可以火攻之”等，都是值得重视的。

在使用剧毒药治疗痹证时，仲景十分强调药物配伍，以减低或消除某些药物的毒性或副作用。如配姜或甘草可以减低附子毒性，配白蜜以解乌头毒等。

此外，《金匮》还讲了痹证类似证的鉴别。如《中风历节病》篇说：“夫风之为病，当半身不遂，或但臂不遂者，此为痹”，指出中风与痹证不同。中风除运动障碍外，感觉亦减退或消失，而痹证虽一侧肩臂活动受限，甚至不能抬举，但疼痛感觉依然存在。再如，痹证虽有类似痿证的表现，因日久累及肝肾，精枯血少而出现“四属断绝，身体羸瘦，独足肿大”之症，但“诸肢节疼痛”则为痿证所无，说明疼痛是痿、痹的鉴别要点之一。

（三）《神农本草经》有关治痹药物的记载

我国最早的一部药物书《神农本草经》，据尚志钧考证，可能是与《黄帝内经》同时代的产物，成书于西汉。其记载的痹证病名有：风寒痹、湿痹、风湿痹、风寒湿痹、肉痹、血痹、寒湿痿痹、周痹、痹气、阴痹、气血痹、风痓痹、内痹、疝瘕痹、历节痛、喉痹、胃痹等，其中气血痹、风痓痹、内痹、胃痹之名为《内经》所无（《内经》虽有六腑痹之名，但具体内容仅提到肠痹、胞痹，《神农本草经》谈到胃痹，《汉书·艺文志》载有五脏六腑痹十二病方，据此推测《素问·痹论》有关六腑痹的内容可能有脱漏）。《神农本草经》共记载治痹药物80种（不含喉痹），其中上品药物37种，中品药物27种，下品药物16种（见附2），为治疗痹证奠定了药物学基础。

（四）《中藏经》对体、脏痹关系的认识

《中藏经》十分强调脏虚在体痹发病中的决定性作用。其曰：“痹者，风寒暑湿之气，中于脏腑之为也。”认为没有脏气之虚，就没有体痹之成，“大凡风寒暑湿之邪，入于心则名血痹，入于脾则名肉痹，入于肝则名筋痹，入于肺则名气痹，入于肾则名骨痹。”对每一体痹都详述其病因病机、证候及治法。如论筋痹“由怒叫无时，行步奔急，淫邪伤肝，肝失其气，

因而寒热所客，久而不去，流入筋会，则使人筋急而不能行步舒缓也。故名曰筋痹。宜活血以补肝，温气以养肾，然后服饵汤丸，治得其宜，即疾瘳已，不然，则害人矣。其脉左关中弦急而数、浮沉而有力是也。”所论较《内经》具体、全面而深刻。但有两点值得提出：一是五体痹的名称与《内经》有所不同，《内经》是皮、肌、脉、筋、骨痹，《中藏经》是气、肉、血、筋、骨痹。二是所论痹证包括了内中风的证候，如论“痹病……或言语蹇涩，或半身不遂……或口眼偏斜……”这三大症状正是内中风的基本特征，不应归属于痹证。

二、隋唐宋金时期

（一）《诸病源候论》对五体痹证病因病机的认识

隋·巢元方等编撰的《诸病源候论》是一部病因病理学专著。其对五体痹证候的描述，盖本于《内经》，无多发挥，但对于病因病机的阐发却颇有新意。

如《素问·痹论》说：痹“在于肉则不仁”。《诸病源候论》释曰：“风不仁者，由荣气虚，卫气实，风寒入于肌肉，使血气行不宣流。其状，搔之皮肤如膈衣是也。诊其寸口脉缓，则皮肤不仁。”其他在风䘿曳候、贼风候、风痹手足不随候、风身体疼痛候等，也分别阐发了五体痹主要症状的病因病机。

《诸病源候论》的养生导引部分，还搜集了许多治疗痹证的导引方法，有一定参考价值。

（二）《千金方》论体、脏痹与“六极”

唐·孙思邈的《千金方》把五体痹、五脏痹、五脏风同归于“六极”门下。所谓“六极”系指六种极度虚损的病证，包括气极、肉极、脉极、筋极、骨极、精极（《病源》为气极、血极、筋极、肌极、骨极、精极）。《千金方》所以将五体痹、五脏痹归于六极，主要是为了强调由“痹”到“极”、由实到虚的演变发展过程。如论骨极：“骨极者主肾也。肾应骨，骨与肾合。又曰：以冬遇病为骨痹，骨痹不已，复感于邪，内舍于肾，耳鸣见黑色，是其候也。若肾病则骨极，牙齿苦痛，手足酸痛，不能久立，屈伸不利，身痹脑髓酸。”这里描述的骨极症状实际上是肾痹的表现，是骨痹进一步发展累及于肾的结果。但用六极来概括体、脏痹似有混淆概念之嫌。因六极属虚劳范畴，主要由内伤所致，痹证乃由外感风寒湿邪所成。因此后世医家对此有所纠正。

（三）《圣济总录》集五体痹证治疗方剂之大成

成书于政和年间（公元1111～1117年）的《圣济总录》，是宋代医学巨著之一。它是征集当时民间及医学所献医方结合“内府”所藏的秘方整理汇编而成。其中第十九、二十卷为痹证门，列有五体痹，五脏痹，痛、著、行痹以及周痹，痹气，热痹等项。就记载的五体痹、五脏痹的方剂而言，它是现存最早、最多而又最系统的。较其稍前的《太平圣惠方》（公元992年）仍守《千金方》体例，把体、脏痹归于六极，至《圣济总录》才将痹证与虚劳区分开，把六极正式列入“虚劳”门。

本书共载五体痹方30首，其中皮痹方8首、肌痹方4首、脉痹方6首、筋痹方4首、骨痹方6首。每一项前，先述大意，悉以《内经》为本，次列证候、方剂及用法，眉目清朗，条分缕析，为五体痹辨证论治奠定了基础。后世医著多引用之。

（四）张子和汗吐下治痹说

攻下派张子和，善用汗、吐、下三法以治病，主张以祛邪为主，邪去正自安。《儒门事亲》为其代表作。历来治痹，用汗法有之，用吐、下法罕见，皆畏其峻烈恐伤正气。子和则独有心得，运用纯熟。他认为，种种燥热法治痹不效，是医者不识“胸膈间有寒痰故也。……必先涌去其寒痰，然后诸法皆效”。提出治痹的四个步骤，即吐、泄、汗、行经和血。其曰：“大人小儿，风寒湿三气合而为痹，及手足麻木不仁者，可用郁金散吐之；吐讫，以导水丸通经散泄之；泄讫，以辛温之剂发散；汗出，则可服当归、芍药、乳没行经和血等药。如不愈，则便不宜服此等药。”总之要“祛邪务尽”。观其治痹验案，多是一涌一泄一汗，往往数载沉疴，屡治罔效之证，数剂即效，能不信然！子和不囿于常法，大胆创新，独辟蹊径，开创了汗吐下三法和从痰治痹的先河。

三、明清时期

（一）张介宾痹证总由真阴虚说

明代著名医家张景岳是温补派的大师。他提出的“阳非有余”及“真阴不足”、“人体虚多实少”等理论，形成了他在治疗上注重补益真阴元阳，慎用寒凉和攻伐之品的独特风格。临床上常用温补之剂，尤善用熟地，素有“张熟地”之称。他认为“诸痹者皆在阴分，亦总由真阴衰弱、精血亏损，故三气得以乘之而为此诸证。”大抵因虚者多，因寒者多，惟血气不充，故风寒得以入之；唯阴邪留滞，故经脉为之不利。所以“治痹之法，最宜峻补真阴，使血气流利，则寒邪遂去；若过用风湿痰滞等药而再伤阴气，必反增其病矣。”方剂上，提出用三气饮、大防风汤及易老天麻丸之类治之。并谆谆告诫说：“凡治痹之法，唯此为最。”景岳的峻补真阴治痹说，对于体虚患痹及久痹虚羸之人确有重要的指导意义。

（二）叶天士的久痹须以搜剔动药说

清初医界巨匠叶天士，对痹证治疗颇有心得。他认为：初病气结在经，久则血伤入络，风寒湿三气合而为痹，然经年累月，外邪留著，气血皆伤，其化为败瘀凝痰，混处经络，需用虫蚁迅速飞走诸灵，使飞者升，走者降，血无凝著，气可宣通。为什么“久病入络”呢？林珮琴在《类证治裁》中说：“初痛邪在经，久痛必入络。经主气，络主血也。初痛宜温散以行气，久痛则血络亦痹。”《素问·痹论》说：“病久入深，营卫之行涩，经络时疏，故不通。”都说明疼痛长期不止，必然会导致血瘀，引起局部组织缺血、坏死而使病情进一步加重。脉络瘀血，非一般药物所能透达，唯穿透力强，搜风剔络的虫类药独具善功。观《临证指南医案》及《未刻本叶氏医案》，共载治痹案例257则，大多数是病程较久者，其常用虫类药有：全蝎、地龙、蜣螂、甲片、水蛭、蜂房、䗪虫、虻虫、蚕沙等。叶氏久痹须以搜剔动药说，为治疗久痹、顽痹开辟了一条新路。

（三）王清任活血化瘀治痹说

具有革新精神的清代医家王清任，在大量解剖学实践的基础上，对中医学的气血理论作了新的发挥。他认为血瘀与气虚有密切关系，“元气既虚，必不能达于血管，血管无气，必停留而瘀”。他提出了补气活血和逐瘀活血两大治疗原则，前者用于虚瘀，后者用于实瘀。《医林改错》说：“凡肩痛、臂痛、腰痛、腿疼，或周身疼痛，总名曰痹证。明知受风寒，用温热发散药不愈；明知有湿热，用利湿降火药无功。久而肌肉消瘦，议论阴亏，遂用滋阴药，又不效。至此便云病在皮脉，易于为功；病在筋骨，实难见效。因不思风寒湿热入皮肤，何处作痛。入于气管，痛必流走；入于血管，痛不移处。如论虚弱，是因病而致虚，非因虚而致病。总滋阴，外受之邪，归于何处？总逐风寒、去湿热，已凝之血，更不能活。如水遇风寒，凝结成冰，冰成风寒已散，明此义，治痹症何难。”此段话说明，治疗痹证要牢牢抓住“瘀”这一基本病理，不能就证论证。他还创制了著名的治痹方剂——身痛逐瘀汤，为后世运用活血化瘀治疗痹证开拓了思路。

（四）王孟英从痰治痹说

王孟英是清末温热学派四大家之一。在治则上，他强调“活法从心”，极力反对以“病名”印定眼目，执成方以困活人。他认为，在疾病的发展过程中，某一阶段的病理产物，往往可以成为另一阶段病情加重的病因。患痹之时，气血瘀阻，生理之津液可转化为病理之痰浊；脏腑失调，痰从内生，流注经络，又可加重气血瘀阻。因此“痰”既是病理产物，也是病情加重的直接病因，不清除之，则气血难通，诸药难施。王孟英不拘病名，不囿常法，属痰阻经络者则断从痰治，常用雪羹汤（海蜇、荸荠）、胆星、橘络、竹沥、丝瓜络等清热化痰之药或辅以礞石滚痰丸、当归龙荟丸一类治之。他不仅重视治痰实之标，更着眼于治生痰之脏。如谢普香痹证案，孟英诊断为“阴虚而痰气滞于厥阴”，遂用苁蓉、当归、乌梅补养肝阴，左金丸清肝舒郁以治其本，用竹茹、丝瓜络、橘核、海蜇、荸荠入络化痰清热以治其标，故一剂减，数啜安。

以上简述了历代对五体痹研究的概况。可以看出，随着医学研究的不断深入，对五体痹的认识也越来越深刻，虽然理论上各有千秋，治疗上各有特色，但这种百家争鸣的气象为我们开拓了思路，开阔了眼界，也为我们今天的研究奠定了基础。我们应当吸取其精华，祛除其偏见，勇于实践，不断创新。

第三章 五体痹证

一、皮痹证

1. 名义

皮痹证为五体痹证之一。凡风寒湿热等邪气侵袭皮肤，皮肤络脉阻闭，气血凝滞，出现局部或全身皮肤的肿胀、硬厚、变色，患部感觉迟钝、麻木不仁或寒冷者谓之皮痹证。

2. 源流

皮痹之名首见于《内经》。“风寒湿三气杂至合而为痹也……以秋遇此者为皮痹”，指出感受风寒湿邪是皮痹证的外因。肺合皮毛，肺气不足，可使皮毛汗孔的开阖功能减退，而卫气出下焦，故皮毛防御外邪的能力又与肾密切相关。“少阴有余病皮痹隐疹”，当足少阴肾经邪气有余正气不足时，卫气虚弱，不能发挥其“温分肉，充皮肤，肥腠理，司开合”的作用，则易为邪气所中，发为皮痹，皮痹的基本病理为血瘀，“血凝于肤者为痹”。皮痹的特征是皮肤肿胀、硬厚，寒多痛少。痹“在于皮则寒”，“在外者，筋骨为阴，皮肤为阳……病有形而不痛者，阳之类也”。

巢氏《诸病源候论》对皮痹证候有所补充。“风湿痹病之状，或皮肤顽厚”。皮肤顽木顽麻、肿胀硬厚正是皮痹的主要症状和体征。

宋·《圣济总录》载皮痹方 8 首。有防风汤、赤箭丸、羌活汤、天麻散、蒴藋蒸汤、麻黄汤、蔓荆实丸、天麻丸，为皮痹的治疗打下了基础。该书特别强调对皮痹发病季节要活看。“当秋之时，感于三气则为皮痹，盖正言其时之所感者尔。固有非秋时而得之者，皮肤不营而为不仁，则其证然也。”

清·喻昌所著《医门法律》提出：皮痹不愈，日久发展为肺痹，则当以治肺为主。他从治疗皮痹的羌活汤的主证“皮中状如虫行，腹胁胀满，大肠不利，语不出声”分析，是“皮痹不已，传入于肺”，肺与大肠相表里，肺气不宣，则大肠不利，故“制方当以清肺气为主”。这一治则是符合辨证论治精神的。

新中国成立以来，广大中西医人员对皮痹开展了多方面的研究。从中医描述的主要证候来看，皮痹很相似于西医学的硬皮病。许多学者从《内经》“血凝于肤者为痹”的认识出发，从瘀血角度探讨皮痹的发病机制和治疗方法，取得了可喜的成绩。天津医学院附院皮肤科通过对50例系统性硬皮病患者甲皱微循环的观察发现，管袢数目减少，排列不整齐，清晰度差；变形管袢数目增多；管袢、动、静脉枝的宽度均增加；血流速度减慢；46%有出血点，44%有红细胞聚集现象，说明硬皮病的基本病理在于血瘀。中国科学院活血化瘀研究协作组通过对硬皮病患者微循环的观察，认为微循环的紊乱是硬皮病发病机转中的环节之一。硬皮病患者在发病前，大多有血管紊乱的表现。用电阻或容积描记法测试其中指血流图，可见到异常改变，说明微循环灌流不良。微循环是执行循环系统基本职能的最基层单位，是血液与组织细胞进行物质交换的场所，微循环的功能状态对维持组织细胞的新陈代谢及内环境的恒定有着密切关系。长期的微循环功能紊乱，必然会影响组织细胞的代谢功能及其形态的变化。与中医所说的“瘀积既久，精血不能濡养肌肤，而致皮肤粗糙，甚至甲错”的病理过程是一致的。李氏等观察到，雷诺现象是硬皮病常见的症状（见《天津医药》1984年第八期）。在30例中，26例主诉有雷诺现象，如手指末端遇冷苍白、发凉、疼痛等，而且此症状与体征较其他症状与体征出现得早，是早期诊断硬皮病的重要线索。这与《素问·痹论》痹“在于皮则寒”的描述颇相符合。

许多单位运用活血化瘀法治疗硬皮病收到了较好的效果。中国医学科学院血液研究所自1960年开始按照活血化瘀治则用“605”中药方剂治疗硬皮病，在统计疗效的123例硬皮病中，显效53例（43.1%），有效67例（54.5%），无效3例（2.4%）。他们对疗效原理进行分析后认为，小血管的功能和形态改变是本病发病的中心环节之一，血管改变引起渗出性变化，可成为纤维增生和硬化的因素，胶原硬化源于血管改变，改善血循环及结缔组织的代谢和功能可能是“605”疗效的主要作用环节。秦氏等在运用活血化瘀法治疗硬皮病的临床及其实验室研究中，通过病理形态学观察发现，治疗后皮肤组织学有明显恢复（见《中西医结合杂志》1981年第二期）。

以上研究表明，中医对皮痹的基本病理血瘀的认识以及采用活血化瘀治则治疗皮痹是正确的。中西医结合对硬皮病的研究，为皮痹的现代概念提供了科学的依据。

3. 病因病理

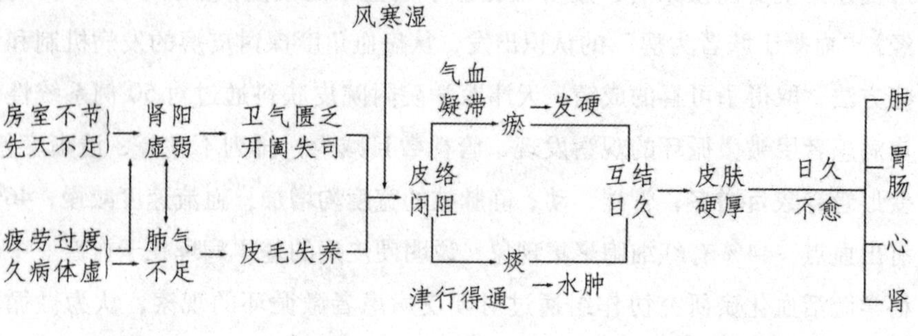

（1）病因

①外邪侵袭，皮络瘀闭。风寒湿邪多杂合而至，或寒湿或风湿，侵入皮之络脉，壅滞脉道，留而不去，皮络闭阻，气血津液不得营养于皮毛，滞而为痰为瘀，遂发为皮痹。

②阳气虚弱，卫外不固。禀赋不足，肾精亏虚；房事过度，耗精伤液或劳累过度或久病体虚，均可累及于肾，而尤以肾阳虚为著。卫气出下焦，肾气亏则卫气乏，开阖失司，卫外不固，易为邪气所伤。肾为一身阳气之根，肾虚往往累及于肺、脾，出现肺气、脾阳虚损之候，同时，肾受五脏六腑之精而藏之，肺、脾不足又可加重肾虚，形成恶性循环。

（2）病理

①病位在皮，日久可有传肺、损胃肠、累心、病肾等多系统损害。

西医学据皮损的病理所见分为早期（炎症期）和晚期（硬化期）。在早期损害中，胶原纤维束肿胀和均一化。胶原纤维间和血管周围有以淋巴细胞为主的浸润，血管壁水肿，弹力纤维破碎。晚期真皮明显增厚，胶原纤维束肥厚硬化，排列紧密，成纤维细胞减少。除血管周围外，炎性浸润几乎全部消失。真皮内小血管壁增厚和硬化，管腔缩小，甚至阻塞。皮脂腺萎缩，汗腺减少。脂肪层变薄，皮下组织内大小血管壁均显著增厚，管腔狭窄。系统性硬皮病，在肺、肾、心内膜、心包、浆膜、食管和肠黏膜等处均可发生相应的病理变化。与《素问·痹论》：“皮痹不已，复感于邪，内舍于肺”的认识相一致。

②病理产物为瘀、痰。发病早期，皮肤肿胀，以痰为主。晚期则皮肤硬厚，瘀痰互结，以瘀为甚。风寒湿邪阻闭络脉，津液不通，聚而生痰，故皮

肤肿胀；络脉瘀滞，气血不通，凝而生瘀。痰瘀互结，渐成湿痰死血，病变之皮肤硬厚，状如死肌。

③病性多寒、多虚，标实本虚。大多数患者伴有雷诺现象，四末不温，指端冷痛、苍白，为阳气不达四末所致。皮络有血瘀痰凝之实，脏腑有阴损阳亏之虚，尤以肾阳虚为著。患者常有腰酸腿软、足跟疼痛、头晕耳鸣、四末不温、畏寒肢冷、阳痿遗精、性欲减退、月经错后、舌淡苔白、脉沉弱或细缓等一系列肾阳虚损、功能减退之象。

4．诊查要点

(1) 辨皮损　皮痹根据皮肤硬化的表现即可确诊。局限性硬皮病常见的皮损有 3 种，即片状损害、带状损害、点状损害。片状损害：皮损呈圆形、长圆形或不规则形，初起为淡红或紫红色，以后渐转成淡黄色，颜色加深。皮损处无汗无毛，逐渐变硬。以躯干为多见。带状损害：皮损部明显凹陷，沿肢体或肋间呈带状分布。点状损害：多见于颈、胸、肩、背等处，皮损为发硬的小斑点，表面光滑发亮。

系统性硬皮病皮损范围较大。从手、足和面部开始，逐渐向上肢、肩、颈等处蔓延者称为“肢端硬皮病”；由躯干部发病，渐向周围扩展者称为“弥漫性硬皮病”。皮损变化据病程演变可分为水肿、硬化和萎缩三期。水肿期，皮肤紧张变厚，皱纹消失，肤色苍白或淡黄，呈非凹陷性水肿。硬化期，皮肤变硬，不能用手捏起，呈蜡样光泽。手指受累，则屈伸不利，甚或完全僵硬、变短或变形；面部受累，则张口及眼睑张闭困难，表情呆板固定；胸前皮肤受累，则限制呼吸，有紧束之感。萎缩期，皮损萎缩，薄如羊皮纸样、木板样硬片。

(2) 辨痰瘀　一般说来，皮痹初期，皮损肿胀，呈非凹陷性水肿时，以痰为主，治当行皮里膜外之痰，兼以祛瘀；后期，皮硬如革，状若死肌，以瘀为主，治当活血化瘀，兼以祛痰。

(3) 辨脏腑　皮痹不已，内传脏腑，当辨其何脏何腑。系统性硬皮病常累及肺、心、肾、消化道。

累及于肺，可见呼吸困难、咳嗽咳痰、胸闷气短等症。X 线可见广泛性肺间质纤维化及囊性改变，肺功能测定见肺活量减少。

累及于心，可见心悸心慌、胸闷气急、动则加剧，脉或结或代，严重者出现口唇紫绀、喘闷气憋、痰中带血、肝大浮肿等左、右心功能不全的征象。心电图检查常见期外收缩、传导阻滞、电轴左偏或低电压。X线可见心影扩大或左室肥大。

累及于肾，常见腰酸腿软、足跟疼痛、头晕耳鸣、四末不温、畏寒肢冷、性欲淡漠、阳痿遗精、经期错后、舌淡苔白、脉沉细弱等肾阳虚症状。

累及于消化道，则有吞咽困难、恶心呕吐、胸闷灼痛、腹胀腹痛、食欲不振等症。X线检查可见食道、胃、肠蠕动减弱或消失，以及弥漫性扩张和排空延迟等。

受累之脏器，可见一脏单独受累，也可几脏同时受累，宜据证而辨。

（4）诊断　本病根据皮肤硬化改变即可确诊。此外，感觉时值测定，组织病理检查以及血沉，狼疮细胞，抗核抗体，血清蛋白，尿17酮、17羟，尿肌酸等检查均可作诊断参考。

5. 辨证论治

（1）风寒闭络

［主症］皮肤肿胀，颜色苍白，皮温较低，畏寒肢冷，项背不舒，可伴有肌肉、关节疼痛，舌淡苔白，脉紧涩。此型多见于皮痹初起。

［证候分析］风寒入客皮络，腠理闭塞，脉络不畅，津液积聚而为肿，气血不通而为痛，阳气不达则畏寒肢冷、皮温较低。

［治则］祛风散寒、活血通络。

［处方］麻黄附子细辛汤（《伤寒论》）加味。

炙麻黄6克　川桂枝9克　羌独活各12克
五加皮12克　海桐皮12克　鸡血藤12克
活血藤12克　川芎6克　全当归9克
淡附片（先煎）6克　北细辛3克

［方义略释］麻黄、桂枝、羌独活、五加皮、海桐皮祛风散寒除湿，附片、细辛助阳解表、温通阳气，鸡血藤、活血藤、川芎、当归活血通络。五加皮、海桐皮尚可以皮行皮。

［加减法］颈项强痛较重加葛根25克；关节、肌肉冷痛加炙川、草乌各3克；皮损在下肢加川牛膝9克，宣木瓜9克；肢冷畏寒不甚者去附片。

（2）痰湿阻络

［主症］皮肤肿胀，紧张变厚，按之较硬，皱纹消失，伴头身沉重，躯体转侧不利，食纳不香，懒动懒言，或脘腹胀满，大便不爽，舌胖大或有齿

痕，苔厚白腻，脉弦滑或沉缓。

［证候分析］邪闭皮络，津液不通，聚而成痰，痰湿壅滞，不得排泄，使皮肤肿胀变厚，皮纹消失，脉络不通，血瘀气滞，瘀血与痰湿相搏，使皮肤渐硬；痰湿困脾，运化失司，则脘腹胀满，大肠不利；湿阻清阳，则头沉身重，懒动懒言，转侧不利。舌脉均为痰湿之象。

［治则］化痰除湿、活血通络。

［处方］苓桂术甘汤（《伤寒论》）加味。

云茯苓 15 克	川桂枝 9 克	生炒薏米各 15 克
五加皮 9 克	刺猬皮 6 克	宣木瓜 9 克
白芥子 6 克	露蜂房 6 克	丝瓜络 12 克
炒白术 9 克	莱菔子 9 克	广木香 9 克

［方义略释］云苓、炒薏米、白术健脾化痰；白芥子、丝瓜络行痰通络；生薏米、五加皮、宣木瓜祛湿舒筋；川桂枝、露蜂房、刺猬皮通经活络；莱菔子、广木香利气宽肠。痰湿得行，皮络得通，则肿胀自消。

［加减法］皮肤硬厚，瘀象较重，加炙鳖甲 12 克、昆布 12 克、海藻 12 克以软坚化痰；舌苔黄腻，小溲黄赤，大便黏滞，加全瓜蒌 12 克，黄芩、黄柏各 9 克；腰膝冷痛酸胀，四末欠温，舌淡苔白腻，加羌独活各 9 克、淡附片 6 克；病在下半身，减桂枝，加川牛膝、独活各 9 克；指端溃疡疼痛加片姜黄 9 克、乳香没药各 9 克。

外敷软皮化痰熥药方：

透骨草 25 克	白芥子 15 克	香白芷 15 克
浙贝母 15 克	海藻 20 克	昆布 20 克
炙鳖甲 15 克	炙山甲 15 克	独活 15 克
红花 30 克	川椒 15 克	川芎 15 克
露蜂房 15 克	冰片 6 克	皂刺 15 克

上药共研粗末，以白酒 500 克，细食盐 15 克，混合搅拌均匀，装入细纱布袋中。用时蒸药袋 45 分钟，取出后用干毛巾垫上熥于硬化皮肤处，以不烫坏皮肤为度，每次半小时，每日 2 次。一个药袋可连用 10 天。

（3）气虚血滞

［主症］皮肤板硬，肌肉萎缩，肌肤甲错，皮骨相贴，捏之不起，皮色呈褐色或黑褐色，伴口眼干涩，形体羸瘦，面色萎黄或晦滞，舌质瘦薄或

有瘀斑，苔少，脉沉细涩。

[证候分析] 皮痹日久，气血亏耗，肌肤失养，故肌肉萎缩，皮骨相贴，形体羸瘦，面色晦滞；瘀血未除，皮络未通，湿痰死血，凝成硬块，而致肌肤甲错，皮色变褐。此时虽有血瘀之实，然气血之虚亦不容忽视，愈瘀愈虚，愈虚愈瘀，故治之宜虚实兼顾。

[治则] 益气养血、活血化瘀通络。

[处方] 桃红四物汤（《医宗金鉴》）加减。

炙黄芪15克	潞党参12克	全当归12克
川芎6克	紫丹参12克	生熟地各9克
桃仁6克	红花6克	刺猬皮9克
露蜂房9克	干地龙9克	鸡活血藤各9克

[方义略释] 黄芪、党参益气健脾；当归、川芎、丹参、鸡活血藤养血活血，祛瘀生新；桃仁、红花、露蜂房、干地龙化瘀通络；刺猬皮以皮行皮；生熟地并用，养阴生津。本方标本并治，以养为主，以通为辅，扶正不留瘀，化瘀不伤正。

[加减法] 面色黧黑，舌有瘀斑，可并用大黄䗪虫丸；关节疼痛，可加用大活络丹；若舌质瘦薄偏红，加地骨皮15克，重用生地至30克。

(4) 肾阳虚弱

[主症] 皮肤发硬紧张，形如蜡样，光滑觉冷，颜色黑褐，伴有腰膝冷痛，四末不温，足跟疼痛，毛发脱落，牙齿松动，头晕耳鸣，性欲淡漠，男子阳痿遗精，女子月经愆期，舌淡嫩，苔白，脉细弱或沉缓。

[证候分析] 禀赋素弱或过劳伤肾，卫气不足，感受风寒湿邪而成皮痹，或皮痹日久，累及于肾，均可出现肾阳虚损之候。肾为一身阳气之根，阳气不达四末则畏寒肢冷；腰为肾之府，膝为筋之府，肾阳虚则生内寒，故腰膝冷痛，女子月经愆期；肾阳虚则功能减退，精关不固，出现性欲淡漠，阳痿遗精。肾主骨生髓通于脑，“皮毛生肾”，肾虚则毛发脱，牙齿动，头晕耳鸣。足跟为肾经所过，肾虚则足跟痛。

[治则] 温肾壮阳、活血化瘀通络。

[处方] 右归饮（《景岳全书》）加减。

淡附片（先煎）9克	上肉桂5克	淫羊藿9克
鹿角胶15克	金狗脊15克	巴戟天12克

熟地黄25克　　　　山萸肉15克　　　　炒杜仲12克
刺猬皮6克

另：广地龙12克、蜣螂虫12克、地鳖虫12克、乌梢蛇9克，共研末混匀，每次随汤送服3克。

[方义略释] 附片、肉桂、淫羊藿、鹿角胶、巴戟天温肾壮阳，直补命门之火；熟地黄、山萸肉滋肾补虚，阴生则阳长；狗脊、杜仲强腰止痛；刺猬皮行皮通络；地龙、蜣螂虫、地鳖虫、乌梢蛇化瘀通络。

[加减法] 大便溏薄加补骨脂9克、肉豆蔻9克、五味子6克；阳痿遗精加鹿鞭30克（研末，每服1.5克）、阳起石20克；心悸气短加党参、茯神、柏子仁各9克。

以上各型，若见明显的肺、心、消化道等受累出现的症状，则宜权衡标本缓急，随证治之。

若见吞咽困难、恶心呕吐、胸闷不舒、脘腹胀满、食欲不振、嗳气频频，可用旋覆代赭汤加减；若吞酸嗳腐、胁肋胀痛，用左金丸加味；若胸骨后灼痛、吞咽疼痛、口燥咽干、舌红苔少，用沙参麦冬饮加减。

若见咳嗽咳痰、胸闷气憋、呼吸困难、舌淡苔白腻、脉弦滑，用导痰汤加减；若肾不纳气、呼多吸少、动则喘甚、咳痰不多、脉沉细，用人参蛤蚧散加减。

若心悸心慌、动则悸甚、气短乏力、脉律不整、或结或代，用炙甘草汤加减；若口唇紫绀，心胸憋闷、心区疼痛、舌淡紫或有瘀斑、脉沉涩，属胸阳不足、气血瘀阻，用瓜蒌薤白白酒汤加味；若心悸气短、咳嗽咳痰、痰中带血、喘息憋闷，用苏子降气汤加减。

当脏腑证候明显，病情急重时，宜先治脏腑。若脏腑证候来势较缓，可内外并治。并治时，可以治皮痹方与治脏腑方早晚交替服用，如早服治皮痹方，晚服治脏腑方。若无明显脏腑证候，可单治皮痹。此即所谓“间者并行、甚者独行”之意。

6. 其他疗法

(1) 外治法

①外熥法。外敷软皮化痰熥药方（方见“痰湿阻络”型），各型均可酌用。

②外涂法。红灵酒搽擦患处，每次10分钟，每日2次。

红灵酒（经验方）：生当归60克（切片）、杜红花30克、花椒30克、肉桂60克（薄片）、樟脑15克、细辛15克（研细末）、干姜30克（切碎片）。

上药用50%酒精1000毫升，浸泡7天备用。

③外敷法。用回阳玉龙膏调和在黄蜡内（黄蜡240克，加入上药90克），隔水炖温，敷贴患处，上药1剂，可连续使用2周。

回阳玉龙膏（《外科正宗》卷一方）：炒草乌、煨干姜各三两、炒赤芍药、白芷、煨天南星各一两、肉桂五钱，为细末。

（2）注射剂　丹参注射液8～16毫升（每毫升相当于原生药2克），加入低分子右旋糖酐500毫升静脉滴注，每日1次，10～20次为一疗程，连续或间歇应用。有出血倾向或肾功能不良者不宜采用。

（3）酒剂　苦参酒：苦参五斤、露蜂房五两、刺猬皮（酥炙）一具。共研粗末，用水三斗，煎汤至一斗，去渣，浸细麴五斤，炊黍米三斗，拌如常酝法，酒熟，压去槽，每于食前，温饮一小盏。（《医宗金鉴》方）

（4）丸剂、片剂

①积雪苷片（积雪草提取物）。54～72毫克/日，分3次口服，疗程为6个月～1年。上海虹口区新港地区医院用积雪苷片治疗硬皮病100例（系统性45例、局限性55例），结果系统性硬皮病总有效率为77.8%，其中显效24.5%；局限性硬皮病总有效率为85.5%，其中显效40%。认为积雪苷具有清热解毒、活血化瘀的功能。

②十全大补丸日服3次，每次6克。舒筋活血片日服3次，每次5片。

③健身全鹿丸。日服3次，每次6克。小活络片日服3次，每次2片。

二、肌痹证

1. 名义

肌痹证为五体痹证之一。凡风寒湿热毒等邪侵淫肌肤，消烁肌肉，阻闭经脉，气血瘀滞，出现一处或多处肌肉疼痛、麻木不仁，甚至肌肉萎缩、手足不随者谓之肌痹证。

2. 源流

肌痹，亦称肉痹。《内经》对肌痹的病因、病位、病证以及发展趋势等都有较深刻的认识。肌痹的形成，外因责之风寒湿。“风寒湿三气杂至，合而为痹也。……以至阴遇此者为肌痹”。内因责之荣卫虚。“人之肉苛者，虽近衣絮，犹尚苛也，是谓何疾？岐伯曰：荣气虚，卫气实也。[1] 荣气虚则不仁，卫气虚则不用，荣卫俱虚则不仁且不用，肉如故也。人身与志不相有曰死。”肉苛即肌肉麻木不仁之证，实际上是肌痹的典型症状之一［王冰注：“苛谓痛重”，“痛（wàn），痹也。”］。肉苛重者可出现“人身与志不相有”之症。王冰注曰：“身用志不应，志为身不亲，两者似不相有也。”就是说来自形体的刺激（感受器），意志（中枢神经）不能做出反应；同样，意志（中枢神经）也不能支配形体的活动（效应器）。前者表现为肌肉麻木不仁，后者表现为手足不随。除此以外，肌痹还有一个主要症状，即肌肉疼痛。《素问·长刺节论》说；“病在肌肤，肌肤尽痛，名日肌痹。”若肌痹日久不愈，反复感邪，则可向内脏发展，出现脏器受累的表现。“肌痹不已，复感于邪，内舍于脾”，“脾痹者，四肢懈堕，发咳呕汁，上为大塞”。

《中藏经》进一步阐明了脾虚与肉痹发病之间的关系。“肉痹者，饮食不节，膏粱肥美之所为也。……肉痹之状，其先能食而不能充悦，四肢缓而不收持者是也。”所谓不能充悦，是说脾气虚，精微不能营养肌肉，肌肉不丰满、不充实。这里特别强调了内因在肌痹发病中的重要作用。饮食不节，或暴饮暴食，或寒温不适，或膏粱厚味，均可损伤脾胃，水湿不运，积而湿热内生，流溢肌肤，若感受外邪，则外内相合，浸淫肌肉，阻闭气血而发肉痹。

巢氏《诸病源候论》详细分析了肌痹主要症状产生的病理机制。“人腠理虚者则由风湿气伤之。搏于血气，血气不行，则不宣，真邪相击，在于肌肉之间，故其肌肤尽痛。然诸阳之经，宣行阳气，通于身体，风湿之气，客在肌肤，初始为痹。若伤诸阳之经，阳气行则迟缓，而机关弛纵，筋脉不收摄，故风湿痹而复身体手足不随也。”这里指出肌痹的初期和后期主证、病情有所不同。初期邪客肌肤，疼痛明显，以瘀为主，病性偏实；后期邪伤阳气，手足不随，以虚为主。提示我们对肌痹不同阶段的治疗要有所侧重。王清任治半身不遂，重视阳气，立补阳还五汤，其理论基础盖源于此。

宋·《圣济总录》收载肌痹方 4 首，肉苛方 10 首。为肌痹的分型辨治打下了基础。其方有的取自《千金方》，如麻黄汤方、西州续命汤方等，但

[1] 丹波元简云：“下文云营气虚则不仁，卫气虚则不用，营卫俱虚则不仁且不用。则此七字不相冒，恐是衍文。”

药味略有增减。

清·张璐所著《张氏医通》认为："肌痹者即著痹湿痹也。留而不移。汗出，四肢痿弱，皮肤麻木不仁，精神昏塞。"并提出"痹在肌肉，神效黄芪汤❶。"认识到肌痹初期虽类湿痹著痹，但后期必损阳气，故用治气虚耳目不明的神效黄芪汤主之。

新中国成立以来，许多中西医工作者对肌痹的实质及治疗进行了探索。根据《内经》及历代医家对肌痹证候的描述，现多认为与西医学的多发性肌炎、皮肌炎相似。袁氏从中医学角度将皮肌炎（肌痹）的病因病机归纳为：营卫不固、风寒湿浸→脾肺受邪→痹瘀化热→皮红肌痛→气虚血亏（见《医学研究通讯》1978年第十一期）。

在治疗上，由过去在使用西药皮质激素和免疫抑制剂基础上加用中药，到近年单独使用中药；由过去多为个例病案报道到近年来系统观察，对疗效进行统计学分析及对治疗机理的探讨；说明研究的不断深入和中医疗效的不断提高。如单氏等对50例皮肌炎分别采用5种药物治疗：①雷公藤；②活血糖浆；③丹参注射液；④活血补气复方；⑤雷公藤加活血补气复方。总有效率达84%（见《中医杂志》1985年第一期）。这些患者，除症状和体征均有不同程度的改善，皮损及内脏损害亦有不同程度好转外，血、尿常规，血沉，内脏功能，血清酶，N－乙酰神经氨酸，尿肌酸，免疫学有关项目，血液流变学，肌电图等测定指标均有一定改善。所以他们认为：皮肌炎是自身免疫紊乱性疾病，活血补气药物的作用可能是通过调整免疫紊乱环节，进而改善肌代谢、酶代谢及血液物化特性，从而使病情好转。

近几年来，雷公藤用于皮肌炎治疗是一个可喜的苗头，各地报道均取得了较好的效果。它具有清热解毒、消肿止痛、抑制免疫反应、提高机体的免疫功能以及类似皮质激素的抗炎作用等项功能，是有进一步研究价值的药物，目前已有片剂、酒剂、糖浆制剂等多种剂型应用于临床。

关于肌痹与脾痹在病程发展上的联系，西医学的许多研究资料也给予了佐证。杨氏统计的55例皮肌炎中，步行困难36例（65.4%），上肢上举困难24例（43.6%），咽下困难29例（52.7%），瘫痪7例（12.7%）（见

---

❶ 神效黄芪汤：治气虚耳目不明。黄芪二钱，人参、甘草各一钱，白芍一钱，蔓荆子二分，橘皮五分。

《中华皮肤科杂志》1984 年第十一期）。袁氏观察的 57 例中，吞咽困难共 35 例（61%），这主要是由于咽喉部及食管的肌肉病变所致（见《中华消化杂志》1983 年第四期）。说明中医认为肌痹不已，可发展为脾痹，出现“四肢懈堕，发咳呕汁、上为大塞”等症状是符合实际情况的。

3. 病因病理

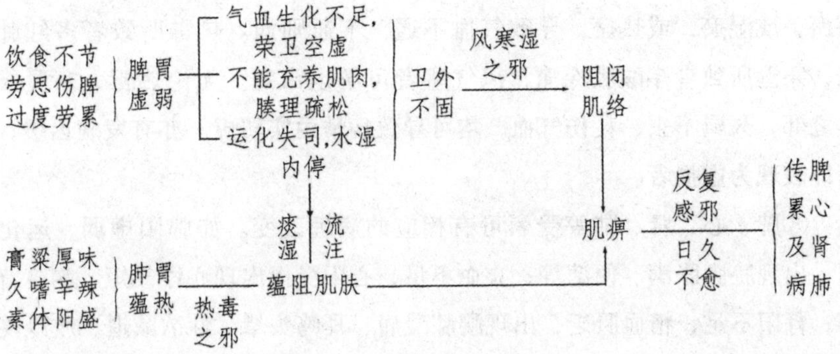

（1）病因

①脾胃虚弱是肌痹发生的内在条件之一。脾胃为气血生化之源，充养肌肉、腠理，同时，脾胃为正常水液代谢的枢纽。若饮食不节、生冷不忌、饥饱无度，损伤脾胃；过食膏粱厚味，脾胃呆滞；忧思过重，或过度劳累，耗伤脾气等均可致脾胃虚弱。脾胃虚则气血亏，气血亏则荣卫弱；脾气不能充养四肢肌肉，则腠理疏松，卫外能力减弱。此时若感受外邪则发为肌痹。同时，脾胃虚则水湿不运、湿痰内生，流注肌肤，与外邪相合，阻滞经络，使肌痹加重。

②热毒侵肌。发病较急，往往开始即表现为热毒炽盛之候。此多由于素嗜辛辣或膏粱厚味，脾胃积热；或小儿阳盛之躯，感受风温热毒，蕴阻肌肤而成。风寒湿邪与体内痰湿相搏，日久蕴积化热，亦可表现为热毒炽盛。

③风寒湿邪阻闭肌络。脾胃虚弱，卫外不固，风寒湿邪侵犯肌肤，阻闭气血，肌络壅滞不通，发为肌痹。此型多表现为慢性病程。寒湿化热，亦可转为湿热或热毒；日久不愈，可有传脾、累心、及肾、病肺之变。

（2）病理

①病位在肌、皮。多发性肌炎，病变主要在肌肉，皮肌炎则皮肌并损。西医学病理所见，多发性肌炎、皮肌炎的肌肉变化，为肌纤维变性、

萎缩和间质内的炎性病变。横纹肌早期可出现不同程度的变性、肌束间水肿，晚期肌束萎缩和硬化。皮肤变化表现为早期表皮萎缩，基底细胞液化变性；真皮内高度水肿、血管扩张，周围有散在的炎性细胞浸润和透明蛋白以及类纤维蛋白沉积物。晚期，真皮胶原纤维增生、均质化、硬化、血管壁增厚等。

②病理性质早期多实，晚期多虚。风、寒、湿、热、毒邪侵犯肌络，或寒瘀，或湿瘀，或热瘀，导致气血不通，不通则痛。热毒所致者多红肿热痛，寒湿所致者多酸胀冷痛，风气盛者可游走窜痛。无论热毒、寒湿或湿热之邪，久羁不去，耗伤气血，均可导致病情由实转虚。亦有发病迟缓，开始即表现为虚损者。

③脾、心、肾、肺等受累可有相应的病理改变。如脾阳虚弱，运化失司，出现脘腹胀满、便溏等；心血不足，心阳受损出现心悸气短、胸痛背寒等；肾阳不足，精血匮乏，出现腰膝酸痛、耳鸣头晕、性欲减退、肢冷畏寒等；肺气不足，出现气短懒言、咳嗽气喘等。

4. 诊查要点

（1）辨肌痹之寒热虚实、急缓善恶　一般说来，肌痹初期多实，后期多虚，但往往虚实并见，此时要分辨寒热孰轻孰重，虚实孰主孰从。

热毒炽盛、气血两燔者多见于儿童。其发病急骤，可见寒战高热、口渴咽干、呼吸急促、肌肉痛甚、便结溲赤等肺胃热毒炽盛之象，甚至出现神昏谵语、躁动不安、舌质红绛等热入营血之候。此时以实为主，证情急重，若不及时治疗，常可侵犯呼吸肌、心肌以及咽喉、食道等肌肉而在数周内死亡。

风寒湿邪阻闭肌络者，发病一般较缓，多见于女性，发病年龄多在40～60岁。发病时，以四肢近端肌肉先受累，以后再累及其他肌肉。其肌肉疼痛、压痛较轻，肌力明显减退，患肢萎软或抬臂困难，握力减低，或步履障碍，下肢瘫痪，渐呈肌肉萎缩。身热不甚，汗多，微恶风寒。舌质淡白，边有齿痕，苔白或腻，脉沉细或濡缓。40岁以上者，多并发恶性肿瘤（可达52%），预后差。此种类型多虚实并见，既有肌络不通之实，又有脾肾阳虚或心脾两虚之候，治之宜虚实两顾。

（2）辨肌痹、肉痿、脚气、中风后遗症　肌痹病情较为复杂，往往与肉萎、脚气、中风后遗症有相似之处，故辨当细心。

①似痿非痿。痿证多由内伤，肌痹必由外感；痿多无痛，肌痹多有疼痛；痿多起于下肢，肌痹起于四肢近端大肌肉；痿证的肌无力、肌萎缩较重，肌痹则较轻。

②似脚气非脚气。脚气必由脚起，渐及于上，肌痹发病多在四肢近端大肌肉；脚气发展迅速，内攻脏腑，病多危重，肌痹则相对较缓；脚气预后较差，肌痹除并发肿瘤外，一般预后较好。

③似中风非中风。中风多由肝肾不足、阴虚火旺、风火相扇，或暴怒伤肝、气逆血菀，或风痰上扰、痰阻清窍所成，肌痹则由外感风寒湿热毒邪所致；虽均可有手足不遂之症，但中风多突然发生，伴有口眼歪斜、舌强言蹇，肌痹多缓慢发生，逐渐加重，不伴有口眼㖞斜、舌强言蹇等症。

（3）诊断　本病临床上的主要诊断依据是：眼睑部的淡紫红色水肿性斑片，肌肉无力、自发痛和压痛。确定诊断需借助肌肉活检。此外，白细胞增多，血沉加快，人血清清蛋白减少，α_2 和 γ 球蛋白增加，血清谷草转氨酶、谷丙转氨酶、乳酸脱氢酶、醛缩酶、肌酸磷酸激酶等显著增加，红斑性狼疮细胞、类风湿因子、抗核抗体有时呈阳性，24 小时尿肌酸明显升高、尿中肌酐量减少，以及肌电图呈“肌源性萎缩相”等均可作诊断参考。

5．辨证论治

（1）热毒型

［主症］肌肉剧痛，手不可触，可见全身皮肤散在性红斑，眼睑及面部尤甚，红斑色泽鲜红，高热口渴，喜凉饮，心烦躁动，甚则神昏谵语，口苦咽干，大便燥结，小溲黄赤，舌质红或绛，苔黄干，脉洪大滑数。

［证候分析］素蕴肺胃之热，感受风温热毒，内外相合，气血两燔。血热妄行，阳络伤则血外溢，见全身皮肤散在红斑；热毒灼伤肌络，壅滞血脉，故肌痛；肺胃热蒸，耗伤津液故口渴咽干、便结溲黄；热犯心包，扰动心神，故烦躁不宁、神昏谵语。舌脉均为热毒之象。

［治则］清热解毒、凉血化瘀通络。

［处方］犀角地黄汤（《备急千金要方》）加味。

犀角 0.3 克	鲜生地 50 克	赤白芍各 15 克
丹皮 20 克	土茯苓 50 克	土牛膝 15 克
板蓝根 30 克	干地龙 15 克	生甘草 9 克
生大黄 6 克（后下）		

本方中犀牛角水磨汁冲服。若无，以水牛角15克代替。打碎先煎。

[方义略释] 犀角、土茯苓、土牛膝、板蓝根、生甘草清热解毒，赤白芍、丹皮、地龙凉血活血通络，生地黄凉血滋阴除痹，生大黄逐泻肺胃之热。其中生地及土茯苓用量宜大，热毒炽盛阴伤较重者，生地可用至100克，土茯苓可用至100克。

[加减法] 肺胃热盛而毒血症状不明显者，可减犀角、丹皮，加生石膏50克（打碎先煎）、肥知母15克、山栀子15克；神昏谵语者，可加服安宫牛黄丸；口渴咽干较甚加肥玉竹、北沙参各15克；便结不下、津枯液亏者，加（打）全瓜蒌15克、火麻仁9克。

（2）湿热型

[主症] 肌肉酸痛、肿胀，四肢沉重，患肢抬举无力，身热不扬，汗出黏滞，食欲不振，胸脘痞闷，面色萎黄，大便不畅，小便黄少，舌红苔白腻厚或黄腻，脉濡数或滑数。

[证候分析] 湿邪黏腻重浊，壅滞经络肌肉则肌肉肿胀、酸痛，肢体困重，抬举无力；湿热相搏，热邪不能外散，湿邪缠绵，故身热不扬，汗出黏滞；湿困脾阳，故食欲不振，胸脘痞闷；湿热上蒸，面色萎黄，舌苔腻厚；湿热下流，大便不畅，小便黄少。

[治则] 清热除湿、疏肌通络。

[处方] 二妙散（《丹溪心法》）加味。

黄柏9克　　苍白术各9克　　威灵仙15克

川萆薢12克　　生薏米50克　　羌独活各12克

苦参15克　　五加皮9克　　土茯苓30克

生甘草6克　　炙马钱子粉0.6克（随汤送服）

[方义略释] 黄柏、土茯苓、苦参清热除湿；苍术、威灵仙、萆薢、生薏米、羌独活、五加皮除肌肉之湿，通利肌络；炙马钱子粉解肌止痛；生甘草监制马钱子之毒性，并能清热解毒，调和诸药。

[加减法] 热重于湿加土牛膝25克，土茯苓用至50克；湿重于热，脘腹胀闷，恶心呕吐，加藿香梗15克、半夏6克、陈皮9克；关节痛加乳、没各9克。

服上方，病情缓解后，可改用三子疏肌除痹丸（自拟）以巩固疗效。

药物组成：天仙子30克、苍耳子30克、炙马钱子15克（和等量麻黄同煎后弃麻黄）、鸡血藤、活血藤各50克、炙乳没各30克、葛根50克、薏苡仁50克、香白芷50克、生甘草40克。

上药共研细末。另以细生地100克、羌独活各30克、土茯苓100克、当归30克煎成浓汁，兑适量蜂蜜，泛丸，每丸3克重，每日早晚各服2丸。

（3）寒湿型

［主症］肌肉酸胀、疼痛，麻木不仁，皮损暗红，四肢萎弱无力，每遇冷时肢端发凉疼痛，伴畏寒肢冷，关节酸痛，面白唇淡，舌淡苔白腻，或有齿痕，脉沉细或濡缓。

［证候分析］寒凝气血，湿阻脉络，故肌肉酸胀、疼痛，麻木不仁，皮损暗红；寒湿郁遏阳气，阳郁不达四末，故肢冷节痛；寒湿困脾，中州不振，精微不布，故四肢萎弱无力；寒湿阻滞脉道，故脉沉细或濡缓；气血不荣，则面白唇淡。

［治则］散寒化湿、解肌通络。

［处方］温经解肌汤（自拟方）。

葛根30克	香白芷6克	制川草乌各6克（先煎）
生炒薏米各20克	白茯苓15克	五加皮9克
宣木瓜9克	川桂枝9克	路路通9克

炙马钱子粉0.6克（随汤送服）

［方义略释］葛根、白芷解肌疏表，川草乌、马钱子散寒定痛，薏米、茯苓、五加皮、宣木瓜渗利水湿、健脾扶中，桂枝、路路通通经疏络。

［加减法］肌肉萎缩加党参9克、炙黄芪15克、熟地黄15克；吞咽不利，食后泛恶加姜半夏6克、莱菔子9克、苏梗9克。

亦可服用药酒：

粉葛根50克、香白芷20克、炙乳没各9克、制川草乌各6克、白花蛇一条，放入500克白酒（或黄酒）内，浸泡5天后服用，每次15克，每日1次。

（4）脾肾两虚型

［主症］肌肉麻木不仁、松弛无力、萎缩，四肢怠惰。伴有面色萎黄或㿠白，身体消瘦，脘腹微胀，纳谷不香，便溏，吞咽困难，毛发稀疏，畏寒肢凉，舌淡苔白，脉沉迟弱。

［证候分析］此型多见于肌痹后期，日久不愈，累及脾肾。脾主四肢，

肾为作强之官，脾肾虚则肌肤不仁，肌肉软弱无力，四肢怠惰；脾之精微不足，肌肉失养萎缩，身体消瘦；脾虚不运，肾阳失煦，则脘腹微胀、纳谷不香、便溏；咽肌无力故吞咽困难；气血生化不足，毛发稀疏脱落，肾阳不足，寒从内生，故畏寒肢凉、舌淡苔白、脉沉迟弱。

［治则］温肾补脾、益气养血。

［处方］生肌养荣汤（自拟方）。

熟地黄15克　何首乌15克　淮山药12克

山萸肉9克　阿胶、鹿角胶（烊化冲服）各9克

淡附片（先煎）9克　上肉桂5克　巴戟天9克

潞党参9克　全当归9克　鸡、活血藤各9克

细砂仁6克　广陈皮9克　炙马钱子粉（随汤送服）0.6克

［方义略释］熟地、首乌、淮山药、山萸肉、阿胶、鹿角胶大补阴血；淡附片、上肉桂、巴戟天温补命火，求阳于阴血之上；党参培补中气；当归、鸡血藤、活血藤养血活络；砂仁、陈皮行气健脾，用于补药之中，使之补而不滞；炙马钱子粉增强肌肉收缩力。

［加减法］心悸气短，动则悸甚，加紫石英25克、茯神9克、五味子9克；便溏减当归、阿胶、鹿角胶，加肉豆蔻9克、炮姜9克；呃逆、吐涎沫，减地黄、阿胶、鹿角胶，加姜半夏6克，高良姜、小茴香、旋覆花各9克。

附

略谈肌痹、肉痿，脚气

肌痹、肉痿、脚气本为三病，因其证候多有相似之处，故临床辨证时宜慎。

肌痹、肉痿之名均出自《内经》，分别见于《痿论》、《痹论》。肌痹所成，必由外感，“不与风寒湿气合故不为痹”，其主要症状是“肌肤尽痛”、“不仁”，肌肉萎缩废用多不明显。肉痿所生，责于内伤，“脾气热，则胃干而渴，肌肉不仁，发为肉痿”。痿者，萎废之意，其主要症状是肌肉萎缩，四肢不用，肌肉疼痛多不明显，从现代意义讲，肌痹大致相当于多发性肌炎、皮肌炎；肉痿大致相当于重症肌无力、进行性肌营养不良、小儿麻痹之类。

脚气之名，始见于《诸病源候论》，自宋以后，其概念有所变迁，正如

《杂病广要》说："唐以上所谓脚气，即今之脚气，而宋以降所谓脚气，盖不过寻常脚痹、脚痛等，而作为脚气，殆非今之脚气，岂风会变迁时有不同乎。"因此，我们讨论脚气，主要以《诸病源候论》为依据。

脚气以其病从脚起而得名。其病因"皆由感风毒所致"；其发病多不自觉，或先无他疾而忽得之，或因众病后得之；其症状，"自膝至脚有不仁，或若痹，或淫淫如虫所缘，或脚趾及膝胫洒洒尔，或脚屈弱不能行，或微肿，或酷冷，或疼痛，或缓纵不随，或挛急；或至困能饮食者，或有不能食者，或见饮食而呕吐，恶闻食臭，或有物如指发于腨肠，径上冲心，气上者；或举体转筋，或壮热头痛，或胸心冲悸，寝处不欲见明；或腹内苦痛而兼下者，或言语错乱有善忘误者，或眼浊精神昏愦者，此皆病之证也"，其病势，"若治之缓，便上入腹，入腹或肿或不肿，胸胁满，气上便杀人。急者不全日，缓者或一二三月。初得此病，便宜速治之，不同常病"，其好发地域，"江东岭南，土地卑下，风湿之气易伤于人"（以上均引自《诸病源候论》）；其季节，《杂病广要》补充曰："多以春末夏初发动得之，皆因热蒸，情地忧愦，春发如轻，夏发更重，入秋少轻，至冬自歇，大约如此，亦时有异于此候者"。真可谓论之详且尽矣。从其发病特点（①多在春末夏初；②可继发于他病之后；⑧多从脚起，延及上肢，内攻脏腑等）来看，很类似西医的急性感染性多发性神经炎。本病多发于6~10月，占全年发病的75.7%~88%，正值夏季，且有流行发病的倾向。邹氏对本病4627例做了统计分析。在有记录的4246例中，病前数日至数周有全身或局部感染及其他诱因等病史者2273例（53.35%），与脚气"或因众病而得之"的认识是一致的。本病一般呈双侧对称性弛缓性瘫痪，四肢瘫者大多先从双下肢开始，1~3天内发展到上肢，可因呼吸肌麻痹、肺部感染、心肌损害、窒息、心力衰竭、感染性休克、上消化道出血等而死亡。死亡率为15.88%。这与脚气始于下肢、渐及上肢、内攻脏腑的描述相吻合。

三、脉痹证

1. 名义

脉痹证为五体痹证之一。凡风寒湿热毒等邪侵入血脉，气血滞涩甚至瘀闭不通，或外邪久羁，耗气伤血，脉道空虚，出现脉搏减弱甚或消失，患肢麻木、酸胀、疼痛者谓之脉痹证。

2. 源流

《内经》对脉痹的论述较为集中在《痹论》、《四时刺逆从论》、《痿论》等篇，认为脉痹的形成是内外因相互作用的结果。从内因看，是由于经脉空虚。《素问·痿论》说："悲哀太甚，则胞络绝，胞络绝则阳气内动，发为心下崩数溲血也。"故《本病》曰："大经空虚，发为脉痹（脉痹，王冰注本为'肌痹'，今从《太素》改。）"。胞络即心包络。手厥阴心包经起于胸中，出属心包络，下膈，历络三焦。情志过激，心之包络受损，血沿络脉而下则尿血，血气大亏，经脉空虚，若感受外邪遂发为脉痹，若"不与风寒湿气合，故不为痹。"《素问·四时刺逆从论》说："阳明有余，病脉痹"。张介宾注谓："阳明者燥金之气也，其合大肠与胃，燥气有余，则血脉虚而阴水弱，故病脉痹"。说明阳明邪热亢盛，阴水亏耗，也可造成经脉空虚。从外因看，"风寒湿三气杂至合而为痹也……以夏遇此者为脉痹"。脉痹的病机和主证是痹"在于脉则血凝而不流"。血不流行，可以理解为脉搏的减弱或消失，主要责之于"瘀"。

汉·华氏《中藏经》把脉痹与心痹合称为血痹。"血痹者，饮酒过多，怀热太盛，或寒折于经络，或湿犯于荣卫，因而血搏，遂成其咎。故使人血不能荣外，气不能养于内，内外已失，渐渐消削。左先枯则右不能举，右先枯则左不能伸，上先枯则上不能制于下，下先枯则下不能尅于上，中先枯则不能疏通。百症千状，皆失血也。其脉左寸口脉结而不流行，或如断绝者是也。"这里的血不流行，主要责之于"虚"。

唐·《千金方》记载了脉痹（无脉症）的针灸疗法。"脉不出，针不容，穴在幽门两旁各一寸五分。"

宋·《圣济总录》共收载导痹汤、人参丸、黄芪汤、升麻汤、防风汤、芍药汤等脉痹方 6 首，均着眼于调理气血。

清·《张氏医通》认为："脉痹者，即热痹也。藏腑移热，复遇外邪客搏经络，留而不行。其证肌肉热极，皮肤如鼠走，唇口反裂，皮肤色变。"这与《内经》"阳明有余，病脉痹，身时热"的病机是一致的。

近二十年来，随着中西医结合研究的不断深入，对脉痹的现代意义和治疗都进行了探索。从脉痹的典型症状——脉搏减弱或完全消失来看，相当于西医学的多发性大动脉炎（无脉症）。张氏等将本病分为四型，即热毒阻络型，气血虚弱、血瘀阻络型，气滞血瘀型，肝肾阴虚、肝阳亢盛型，并分别采用四妙勇安汤、黄芪桂枝五物汤、血府逐瘀汤、镇肝熄风汤等方加减治疗，取得了一定疗效（见1982年天津版《结缔组织病》）。针灸治疗脉痹（主要取心经、心包经及肺经穴），特别是近几年发展起来的耳针疗法，也取得了较好疗效。

3. 病因病理

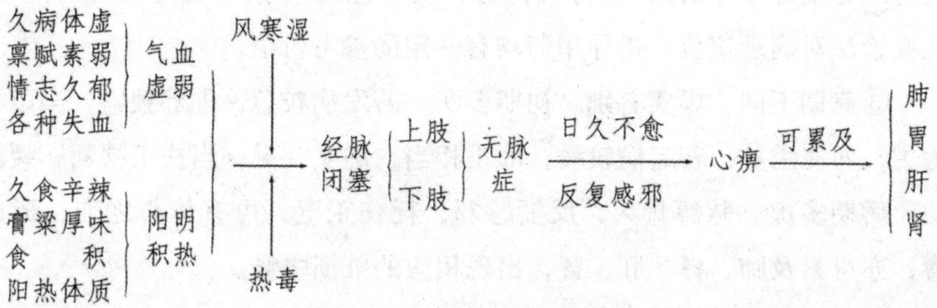

（1）病因

①气血虚弱，经脉空虚，三气入侵。经脉为气血运行之通道。久病虚羸，脾胃呆滞，受纳减少，气血化源不足；禀赋素弱，肾精不充，精不化血；情志不遂，抑郁寡欢，劳心耗神，伤气伤血；产时出血过多或外伤大失血等均可导致气血虚弱，脉道不充。至虚之处，乃客邪之所，若感受风寒湿热邪，客入血脉，阻滞脉道，生瘀生痰，遂成脉痹。

②阳明积热，热毒阻闭经脉。热迫血热妄行，一般是指在津液尚未大伤之时，血液充斥过盛；热煎血液凝滞，一般是指津液已伤，血液浓缩聚集的高凝状态。久食辛辣刺激性食物、膏粱厚味之品，或消化不良，食物积滞于胃肠；或素体阳热等均可导致阳明经积热，热久郁不散，耗津伤液，血液浓缩，若感受热毒之邪，进一步灼伤气血，而使脉道瘀滞，发为脉痹。

（2）病理

①感邪不同，致瘀有别。脉痹之成，必有瘀，但致瘀的病邪不同，治疗就必须有针对性。因寒而瘀，当以温通为法；因湿痰而瘀，当以除湿化痰为法；因热毒而瘀，当以清热解毒、增津化瘀为法。

②病位不同，上下有别。无脉症因受累动脉不同，表现亦不同。主要是上肢无脉症和下肢无脉症。上肢无脉症可有单侧或双侧桡、肱、腋、颈或颞等动脉的搏动减弱或消失。结合中医的三部九候遍身诊法，可区分病在何经、何部。头部：两额之动脉（太阳穴），候头部病变；两侧耳前之动

脉（耳门），候耳目病变；两颊之动脉（地仓、大迎），候口齿病变。

上肢：手太阴肺经之动脉（寸口），候肺；手少阴心经之动脉（神门），候心；手阳明大肠经之动脉（合谷），候胸中。下肢无脉证可有单侧或双侧股、腘、足背动脉搏动减弱或消失。结合三部九候，下肢：足厥阴肝经之动脉（五里，妇女取太冲），候肝；足太阴脾经之动脉（箕门），候脾；足阳明胃经之动脉（冲阳），候胃气；足少阴肾经之动脉（太溪），候肾。三部九候诊法对病理定位、指导用药均有一定的参考价值。

③病期不同，虚实有别。初期多实。若发病较急，外邪独盛，当以祛邪为主，勿使滋蔓；若起病较缓，邪正相当，虚实并见，当扶正祛邪，缓图收功。后期多虚。脉痹日久，反复感邪，耗伤正气，可有传心之变，形成心痹，亦可累及肺、胃、肝、肾，出现相应的脏损之候。

西医学病理所见，受累动脉主要表现为慢性进行性全动脉炎。主要发生于主动脉的大、中分支。病变自动脉外膜开始，向内扩展，动脉壁各层均有重度的以淋巴细胞及浆细胞为主的细胞浸润及结缔组织增生。中层有弹力纤维断裂和炎性肉芽组织增生。内膜不规则增厚使管腔狭窄，并迟早引起血栓形成而闭塞。

4. 诊查要点

（1）问病史　本病多见于青年女性。国内报告的患者中女性占67.7%～69%。发病年龄5～45岁，89%在30岁以下。病前多由感受风寒湿热毒的病史，曾有发热，全身不适，关节或肌肉酸楚胀痛，患肢发热或发凉、麻木疼痛、疲乏无力等。

（2）明部位

①上肢无脉症。单侧或双侧寸口、神门、合谷、太阳、耳门、地仓、大迎等处脉搏减弱或消失，上肢血压测不出或明显减低，下肢血压正常或增高。寸口、神门、合谷处无脉，可伴上肢酸痛或麻木不仁，抬臂无力，发凉发沉或发热胀痛；太阳、耳门、地仓、大迎处无脉，可见头目眩晕、视物昏花、耳鸣耳聋、记忆力减退、牙齿脱落、面肌萎缩、咀嚼困难、咬肌疼痛等。

②下肢无脉症。单侧或双侧五里（或太冲）、箕门（或冲阳）、太溪等处脉搏减弱或消失，下肢血压测不出或明显降低，上肢血压增高。可伴有下肢酸痛胀麻、畏寒肢冷、疲乏无力、间歇性跛行等。

上肢无脉症与下肢无脉症可以同时并见。后期均可出现心痹证候，如心悸心慌、咳嗽气喘、胸痛憋闷、咳痰带血或肢体浮肿、肝脏肿大、胁肋胀痛、食少纳呆等。

(3) 诊断 依据病史、脉搏减弱或消失、血压增高以及由于相应部位缺血产生的症状即可诊断。血液检查（血沉、C反应蛋白、白细胞计数、血清蛋白等）、眼底检查、心电图检查、X线检查以及多普勒超声血管检查、脑血流图检查等均有助于诊断。

(4) 鉴别诊断

脉痹主要与脉痿、脱疽、周痹相鉴别。

鉴别项目 \ 病名	脉痹	脉痿	脱疽	周痹
患肢脉搏减弱或消失	有	无	有	无
患肢疼痛	有	无	剧烈	有
肌肉萎缩	无	有	无	无
皮肤肿溃	无	无	有	有
好发部位	上肢	下肢	肢趾及下肢	一侧下肢
现代意义	多发性大动脉炎（无脉症）	小儿麻痹、进行性肌营养不良症、重症肌无力等	血栓闭塞性脉管炎	肢体血栓性静脉炎等

5. 辨证论治

(1) 寒凝血脉型

[主症] 脉搏减弱或消失，患肢皮温较低、畏寒怕冷、麻木冷痛，遇寒则甚。伴有面白唇淡或暗，疲倦乏力，腰冷背痛，小便清长，舌淡苔薄白。

[证候分析] 素体阳虚，阴寒内盛，感受寒邪，两寒相得，凝滞气血，脉道不畅或不通，则脉搏减弱或消失；阳虚阴盛，阳气不达，则皮温较低，肢冷麻木疼痛；寒则皮表血管收缩，气血不能上容，则面白唇淡，舌淡苔白，寒则腰腑失煦，气不化津，故腰背冷痛、小溲清长。

[治则] 温经散寒、活血通脉。

[处方] 阳和复脉汤（自拟）。

炙麻黄9克	川桂枝9克	炙川草乌各6克（先煎）
鹿角胶9克（烊化冲服）	当归身9克	川芎6克
白芥子9克	巴戟天12克	熟地黄12克

另：炙山甲、干地龙、地鳖虫各15克，蜈蚣2条，共研细末，每次随汤送服3克，每日2次。

[方义略释] 麻黄、桂枝发汗解肌、宣通阳气；川草乌逐寒通络；鹿角胶、熟地黄、巴戟天温肾益精；当归身、川芎养血活血；白芥子温辛化痰；炙山甲、干地龙、地鳖虫、蜈蚣通结散瘀。全方辛开温散、攻补并用。阳气旺则阴翳散，寒凝解则脉自通。

[加减法] 头晕目眩、记忆减退，加炙黄芪15克、升麻3克、北柴胡6克；心悸气短懒言加茯神9克、淡附片6克、北五味子9克；病在上肢、疼痛较甚加片姜黄9克、制乳没各9克；病在下肢加川牛膝、宣木瓜各9克；腰膝冷痛加桑寄生、炒杜仲、炒川断各9克。

[其他疗法]

①阳和复脉酒。以阳和复脉汤一剂浸入白酒750克中，7天后服用，每次50克，每日1~2次。

②耳针。主穴：肺、心、肝、肾、交感、皮质下、肾上腺，相应病位。配穴：内分泌、脾、热穴。每天针1次，取穴3~5个，针单侧耳穴，双耳交替针刺，留针半~1小时，7~10次为一疗程，休息5~7天。或用王不留行籽耳压代针。

③体针。上肢无脉取穴：太渊、尺泽、内关、曲泽、神门、心俞、厥阴俞、肺俞；下肢无脉取穴：不容、天枢、髀关、解溪、三阴交、申脉、心俞、胃俞、气海俞。

④太乙神针[1]。是以艾绒加上其他药料制成。制法：艾绒三两、硫黄三钱、麝香、乳香、没药、松香、桂枝、枳壳、皂角、细辛、川芎、独活、穿山甲、雄黄、白芷、全蝎各一钱。

上药研为细末，和匀。以桑皮纸一张，宽约一尺见方，摊平，先称艾绒八钱，匀铺纸上，次秤药末二钱，均匀掺在艾绒上面，然后，卷紧如爆竹状，再用木板搓捻卷紧，外用鸡蛋清涂抹，再糊上桑皮纸一层，两头留空纸一寸许，捻紧即成。阴干，保藏，勿使泄气。须制备两支，以便交替使用。

[选穴] 上肢无脉选太渊，下肢无脉选解溪。

[操作法] 选定施灸部位，做好标记，以棉布5~7层安穴上，将“针”

---

[1] 太乙神针又名雷火针，见《景岳全书·新方八阵》卷五十一。

的一端用火烧着，对正穴位，紧按在棉布上，使药气温热，透入深部，如病人自觉太烫，可略提起，等热减再灸，冷后可再烧，重复施灸。如有2支，则将另一支先点燃接替施灸，可使热力持续深透，收效更好。

⑤参附注射液静脉点滴。（每支2毫升，每毫升含人参：0.1克、附子0.16克、丹参0.15克）每次6~14毫升加入10%葡萄糖液500毫升中，静脉点滴，每日1次，10次为一疗程。

（2）痰湿阻滞型

［主症］脉搏减弱或消失，患肢沉重或酸痛，或抬臂无力，或行走跛行，伴头重如裹，困倦怠惰，语声重浊，食欲不振，脘闷不舒，舌淡胖或有齿痕，苔白腻或黄厚腻。

［证候分析］内痰外湿阻滞脉道、困阻四肢，故脉搏减弱或消失，患肢沉重或酸痛；湿阻清阳，清阳不升，故头重如裹；湿阻气道，故语声重浊；湿困脾胃，运化失司，故食欲不振、脘闷不舒，痰湿脾浊随胃气上升，见舌胖苔腻之象。

［治则］利痰化湿通脉。

［处方］指迷茯苓丸（《证治准绳》）合三子养亲汤（《韩氏医通》）。

云茯苓15克	风化芒硝9克（冲服）	枳壳9克
半夏6克	白芥子6克	广陈皮9克
莱菔子6克	干地龙9克	全瓜蒌15克
生炒薏米各30克		

［方义略释］茯苓、生炒薏米健脾除湿；半夏、白芥子、莱菔子、全瓜蒌化痰利气；陈皮、枳壳行气化痰；风化芒硝攻逐中脘停痰，配全瓜蒌使痰从大便排出；干地龙通经活络。

［加减法］泛恶呕吐加藿香梗9克、佩兰6克、细砂仁9克；苔黄腻、溲黄赤加黄芩9克、茵陈12克、飞滑石9克。

（3）热毒血瘀型

［主症］脉搏减弱或消失，患肢胀痛，身热面赤，头重头痛，多汗夜间尤甚，可伴有关节红肿热痛或结节性红斑，行路则腿胀痛难忍。口干咽燥，溲黄便结，舌红绛或紫暗有瘀斑，苔薄黄。

［证候分析］素有热毒内蕴，外感热毒之邪，侵入血脉，耗津伤液，血液被煎熬而浓缩积聚，渐成瘀血。热毒瘀血阻滞血脉，故脉搏减弱或消失；

热毒灼伤脉络，故患肢胀痛、关节红肿热痛，或出现疼痛较剧的结节性红斑。热毒熏蒸，耗津伤液，故身热面赤、头重头痛、多汗夜甚、口干咽燥、便结溲黄、舌红绛等。此为热甚而毒，热毒而瘀。

［治则］清热解毒、凉血生津、化瘀通络。

［处方］四妙通脉汤（自拟）。

金银花30克	蒲公英50克	土茯苓50克
野菊花15克	生石膏25克（打碎先煎）	肥知母9克
凤丹皮9克	生地黄30克	肥玉竹15克
干地龙9克	丝瓜络9克	生甘草9克

［方义略释］双花、公英、土茯苓、野菊花、生甘草清热解毒，大剂量直折邪热；生石膏、肥知母清泻阳明热邪；凤丹皮、生地黄、肥玉竹凉血生津；干地龙、丝瓜络通络化瘀。

［加减法］大便燥结，口臭鼻干，加生大黄9克（后下）；关节或结节性红斑痛甚加炙乳没各12克；心烦躁动加黄连9克；腹痛加杭白芍15克；头痛抽搐，加生龙牡各25克（先煎），钩藤15克（后下），生石决明15克（先煎）；溲血者，加生蒲黄9克、大小蓟各9克、生地榆9克。

［其他疗法］针刺取穴：上肢无脉取太渊、尺泽、少府、少海、内关、曲泽、膈俞、心俞，下肢无脉取解溪、内庭、不容、血海、三阴交、膈俞。每次取3、4穴，留针30分钟，肢体穴位每10分钟提插1次。

（4）气血两虚型

［主症］脉搏减弱或消失，患肢麻木不仁，机体消瘦，疲乏无力，纳呆食少，心悸气短，头晕目眩，面色憔悴，身无寒热或微恶风寒，舌淡苔白。

［证候分析］此型多见于脉痹后期。久痹不愈，反复感邪，气血耗伤。此时虚、瘀并存，但以虚为主。瘀则脉道不通，虚则脉道不充，故脉搏减弱或消失；气失温煦，血失濡养，则四肢欠温、麻木不仁、肌肉消瘦；脾虚胃弱，精微不能上奉，则纳呆食少、面色憔悴；气血不足，心失所养，则心悸气短、头晕目眩、舌淡苔白。

［治则］补脾益气、养心通脉。

［处方］人参丸（《圣济总录·诸痹门》）加减。

小红参9克	炙黄芪15克	熟地黄15克
全当归9克	川桂枝9克	紫丹参9克

茯苓神各6克　　鸡、活血藤各15克　　炙甘草6克

[方义略释]红参、黄芪、茯苓、甘草补脾益气，地黄、当归、红参、丹参大补心血，桂枝、丹参、当归、鸡血藤、活血藤通心阳、利血脉。气足则血流得助，血复则脉道得充。

[加减法]胸闷心痛加冠心苏合香丸，1粒吞服；五心烦热，颧红盗汗偏阴虚者，去桂枝、黄芪，加西洋参、地骨皮、黄芩各9克；夜寐多梦加夜交藤、远志各9克；心悸心慌脉数，加紫石英15克（先煎）、煅龙牡各15克（打碎先煎）。

[其他疗法]若服水药不便，或服水药病情好转，为巩固疗效，可服三参复脉丸（自拟）。

三参复脉丸：小红参、紫丹参、西洋参（或用珠儿参代）各30克，川桂枝、川芎、川牛膝各25克、炙黄芪50克，广地龙15克，丝瓜络30克，鸡血藤、羌独活各25克，广陈皮、白茯苓各20克。

上药共为细末。另以生熟地、山萸肉各30克熬成浓汁，兑入适量蜂蜜，炼蜜为丸。每丸5克重，早晚各服1丸。

附

《灵枢》周痹浅识

周痹之名，出自《灵枢·周痹》篇。因其病“在于血脉之中”，有必要与脉痹相鉴别，但后世所言周痹与《灵枢》周痹的概念有所不同，因此，首先要弄清《灵枢》周痹的真实含义。

周痹，后世将其解释为周身痹。如《杂病源流犀烛》说：“更有周痹，由犯三气遍及于身，故周身俱痛也。”《简明中医辞典》说：周痹“症见周身疼痛，沉重麻木，项背拘急，脉濡涩”。其实，这并非《灵枢》周痹之本义。《灵枢》对周痹下的定义是：“此内不在脏，而外未发于皮，独居分肉之间，真气不能周，故命曰周痹。”这里的周是周行之意，因邪居分肉之间，真气不能周行于全身，所以称之为周痹。实际上是真气不周之痹的简称。

那么，周痹是疼在全身吗？也不是。《灵枢·周痹》说：“周痹者，在于血脉之中，随脉以上，随脉以下，不能左右，各当其所……痛从上下者，先刺其下以遏之，后刺其上以脱之；痛从下上者，先刺其上以遏之，后刺

其下以脱之。”此段说明周痹的病位在血脉，其疼痛特点是沿一侧血脉上下移行，不能左右移行。为了强调这一点，《灵枢》还将周痹与众痹作了比较。众痹“上下移徙随脉，其上下左右相应，间不容空，……此名在其处，更发更止，更居更起，以右应左，以左应右，非能周也，更发更休也”。指出众痹之痛不但上下相移，而且左右相应，其疼痛特点是短暂即逝，此伏彼起，与周痹疼痛限在一侧有别。

由上可知，《灵枢》周痹是指发生在一侧血脉、分肉之间的痹证，而后世所言周痹是遍身疼痛之风湿，二者在概念上有所不同。

从《灵枢》描述的周痹证候来看，很相似西医学游走性血栓性静脉炎一类发生在血脉的疾病。游走性血栓性静脉炎多局限在一侧肢体，其病变沿静脉走行上下移行，当一处炎症病变消退时，沿静脉的其他部位又发生炎性病变。其疼痛具有典型的游走性、间歇性反复发作的特点。因其病变不在动脉，故脉搏仍存。脉痹的病变部位虽也在血脉，但特征是“脉不通”、“脉结而不流行，或如断绝……”表现为动脉搏动减弱或消失，故脉搏的有无可作为脉痹与周痹的鉴别要点。

四、筋痹证

1. 名义

筋痹证为五体痹证之一。凡风寒湿热之邪客于筋或外伤于筋，或痰湿流注筋脉，出现筋急拘挛、抽掣疼痛、关节屈伸不利等症者谓之筋痹证。

2. 源流

《素问·痹论》说：“风寒湿三气杂至合而为痹也……以春遇此者为筋痹……筋痹不已，复感于邪，内舍于肝。”《素问·四时刺逆从论》说：“少阳有余病筋痹胁满，不足病肝痹。”指出筋痹的形成是感受风寒湿邪，致使“少阳有余”，若筋痹日久不愈，“少阳不足”就会发生肝痹。这里的有余是指邪气有余，不足是指经气不足。足少阳胆经与足厥阴肝经相表里，此虚彼亦虚。风寒湿邪淫客于足少阳胆经，邪气有余则病筋痹，若经气大虚就会引邪入内，发展成肝痹。

关于筋痹的证候，《素问·痹论》说：痹“在于筋则屈不伸”；《素问·长刺节论》说：“病在筋，筋挛节痛，不可以行，名曰筋痹”；《灵枢·邪气藏府病形》篇说：“肝脉微涩为瘈挛筋痹”。简明扼要地描述了筋痹的主要特征——筋屈不伸、拘挛节痛、步履艰难、肝脉微涩。

此外，《内经》还谈到了针刺治疗筋痹的原则。“刺筋上为故，刺分肉间，不可中骨也。”筋位于分肉之间，当从分肉纳针，中筋则止，不可伤骨。

《中藏经》认为肝肾亏虚是筋痹形成的内因，并提出了“活血以补肝，温气以养肾”这一治疗本虚标实型筋痹的重要治则。筋为肝所主，赖精血以濡养。肝藏血，肾藏精，肝肾不足，筋失所养，为外邪所客，遂发为筋痹。痹者不通，寒凝血滞，故温气活血以治其标；痹虽在筋，虚在肝肾，故补肝养肾以治其本。

《诸病源候论》据筋痹的主要症状将它归在“风四肢拘挛不得屈伸候”，阐述了筋痹发生的机制。其曰：“此由体虚，腠理开，风邪在于筋故也。春遇痹为筋痹，则筋屈，邪客关机，则使筋挛；邪客足阳明之络，令人肩背拘急也。足厥阴，肝之经也，肝通主诸筋，在其春，其经络虚，遇风邪则伤于筋，使四肢拘挛，不得屈伸。诊其脉，急细如弦者，筋急足挛也。”

《千金方》把筋痹归于筋极门下，除载方六首外，还记载了筋痹的灸疗法。如“腰背不便，转筋急痹筋挛，灸第二十一椎随年壮。转筋十指筋挛急，不得屈伸，灸脚外踝骨上七壮”。这种灸疗法目前临床虽很少应用，但作为一种特殊的治疗方法，有其历史意义和研究价值。

《圣济总录》在痹证门中列有筋痹条，共载方四首。从其用药分析，大致把筋痹分成风盛、湿盛、肝肾亏损及肝经虚寒等四型，分别治以天麻丸、独活散、牛膝汤、五加皮酒，为筋痹的辨证分型和治疗奠定了基础。

宋·许叔微《普济本事方》创制了治疗筋痹的著名方剂——羚羊角散，由羚羊角、肉桂、附子、独活、白芍、防风、川芎七味组成，《张氏医通》、《医门法律》等均引述之。喻昌分析此方曰：“盖筋痹必以舒筋为主，宜倍用羚羊角为君。筋痹必因血不荣养，宜以白芍、川芎，更加当归为臣。然恐羚羊性寒，但能舒筋，不能开痹，必少用附子之辛热为反佐，更少用薄荷（应为肉桂，世本作薄荷误）、独活、防风，人风寒湿队中，而为之使可也。用方者必须识此。”羚羊角多用于平肝熄风，而其舒筋定痛之功世人鲜知。孟诜曰：羚羊角“主中风筋挛，附骨疼痛”，《纲目》曰：“平肝舒筋”，足见许叔微以羚羊为君，用意颇深。

从筋痹证候来看，类似于西医学的坐骨神经痛。在坐骨神经痛的中医治疗上，近十几年里有了很大进展，创造了许多新的行之有效的方法。如穴位割刺与埋线疗法，耳针疗法，头皮针疗法，注射剂如夏天无注射液、甘草注射液、“751”注射液等。

3. 病因病理

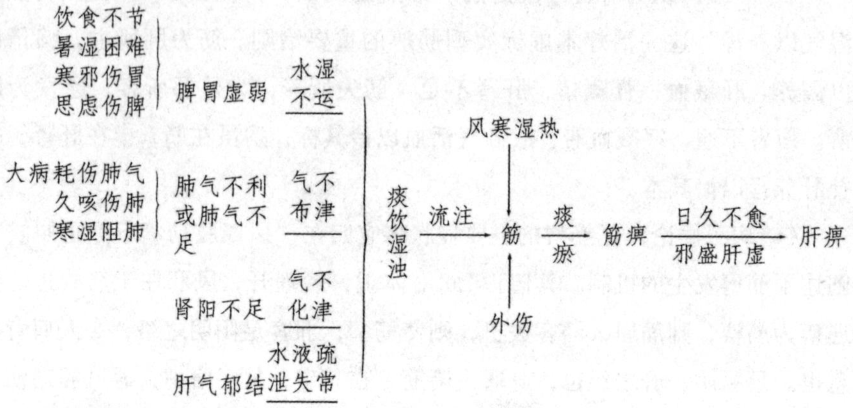

（1）病因

①痰湿流注。脾为生痰之本，肺为贮痰之器。饮食不节、暑湿困脾、寒邪伤胃、思虑伤脾等都可导致脾胃虚弱、运化不利、生湿生痰；病后体虚、久咳伤肺、寒湿阻肺等都可导致肺气不利或肺气不足，气不布津，津凝生湿生痰。此外，肾阳不足，气不化津，肝气郁滞，疏泄失常等，也可生湿生痰。痰湿流注经络，阻闭经脉，发为筋痹。

②风寒湿热客入筋脉。潮湿作业、久居湿地、暴受雨淋、趟水过河、暑湿热蒸等外触风寒湿热之邪，侵入经络，发为筋痹。

③外伤于筋脉，血瘀气滞，发为筋痹。

（2）病理　筋痹的病理产物主要是痰、瘀。痰之来源有二，一是脏腑生痰，流注经络；二是经络瘀滞，津液受阻，聚而成痰。往往是瘀越重痰越多，痰越多脏腑越虚，而脏腑之虚又反过来加重痰瘀。瘀之来源亦有二，一为外邪阻闭气血，一为外伤瘀血。一般说来，瘀、痰的表现有轻有重，但往往痰瘀并存。

4. 诊查要点

（1）病史　多有感受寒冷或潮湿的病史。单侧多见，男性青壮年多见。

①腰臀征　腰背僵急，俯仰受限，或酸痛或胀痛或冷痛，咳嗽、活动时疼痛加剧，抬腿用力，则抽掣剧痛，行走艰难，活动明显受限，甚者下肢

无力，肌肉萎缩，足不任地，卧床不起。主要见于根性坐骨神经痛，其典型发作多见于腰椎间盘突出症。病变部位的棘突间隙或横突常有压痛。踝反射减弱或消失。直腿抬高试验阳性。咳嗽试验阳性。压迫两侧颈静脉直至出现头部发胀为止，如激发或加剧下肢疼痛亦提示为根性坐骨神经痛。

②腿征　沿膀胱经或胆经（大腿后侧及小腿后外侧）出现酸痛、胀痛、掣痛、针刺或刀割样疼痛，常呈放射性，动则加剧。双腿屈曲，筋急拘挛。主要见于坐骨神经炎或干性坐骨神经痛。前者起病较急，在最初5～10天疼痛最为剧烈，以后逐渐减轻；后者大多起病较缓而有明显的肌肉萎缩和感觉缺失。在坐骨孔点、转于点、腘点、腓点、踝点、跖中央点有明显的压痛。

（2）诊断　根据疼痛的典型分布，疼痛加剧或减轻的各种因素，各种压痛点，直腿抬高试验阳性等，一般不难诊断。但为了明确其病因，尚须详询病史（感染、受寒、外伤、肿瘤等），做进一步检查。体检时需注意感染病灶、脊柱、骶髂关节和髋关节及骨盆内器官（直肠和阴道）检查等。神经系统检查应明确是否根性或干性受损。X线对查明坐骨神经痛的病因有重要意义。

5. 辨证论治

（1）寒湿型

［主症］患肢抽掣疼痛、酸胀沉重、抬举困难，遇阴雨天加剧，得暖、饮酒则舒，舌淡胖，苔白腻，脉沉细或沉弦。

［证候分析］寒湿壅滞筋脉，经气不通，故筋急抽痛；湿邪黏腻重浊，故患肢酸胀沉重，抬举困难；阴雨天则寒湿更甚，故诸症加剧；酒通血脉，温阳散寒，故饮酒则舒。舌脉均为寒湿之象。

［治则］温经散寒、祛湿舒筋。

［处方］独活散（《圣济总录·筋痹》）加减。

羌独活各15克	川草乌先煎各5克	生炒薏仁米各15克
炙麻黄6克	宣木瓜9克	伸筋草9克
五加皮9克	川桂枝9克	炙甘草9克

［方义略释］本方以羌独活为君，配薏米祛风除湿；川草乌、麻黄、桂枝温经散寒，活络止痛；五加、木瓜、伸筋草祛湿舒筋。

［加减法］患肢拘挛不伸加赤芍15克，疼痛难忍、舌质淡紫加乳香、没药各9克，土鳖虫9克。

［其他疗法］

①洗剂。刘寄奴12克、独活12克、秦艽12克、川乌9克、海桐皮12克、草乌9克、艾叶9克、花椒6克、透骨草12克、生姜30克、大葱4根、伸筋草12克。

一法：煎后趁热泡洗患部，日1~2次，每次1~2小时，可用3~4日，每次须加热。

另法：上药一次取3剂，共为粗末，将粗末的一半分装2袋（12×20厘米）内，燕2小时后，把扭干的湿温毛巾折成两层，置于患区痛点，将所蒸的药袋取出1个，放于毛巾上敷之，待不太热时，另换1个，反复交换，敷2小时为止，用干毛巾将敷处擦干后，盖于被内，避风，每日1、2次，3~4天后另换所余之药末，每次须蒸后敷。

②验方。胡椒根（系胡椒科胡椒属 Piper nigrum L、药用地下根）30~60克，炖鸡，放盐调味，吃肉喝汤，每天1次，3~5次为一疗程。

(2) 湿热型

［主症］肢体沿经脉走行方向出现掣痛胀痛或灼痛，饮酒痛剧。伴胸胁苦满，口苦咽干，面色灰垢或萎黄，舌红苔白厚腻或黄腻，脉濡数。

［证候分析］湿热阻滞，灼伤筋脉，故疼痛如掣；酒性温烈，助湿化热，故饮酒疼痛加剧；湿阻肝胆之经，肝胆瘀热则胸胁苦满，口苦咽干；湿热上蒸则颜面灰垢，苔腻而厚湿盛则脉濡，热盛则脉数。

［治则］清热利湿、舒筋活络。

［处方］三妙舒筋汤（自拟）。

炒苍术9克	炒黄柏15克	龙胆草25克
宣木瓜9克	川牛膝9克	薏仁米30克
丝瓜络9克	木通9克	福泽泻9克
土茯苓50克	生甘草9克	

［方义略释］二妙散（黄柏、苍术）、龙胆草清热燥湿，泻肝胆之火；宣木瓜、川牛膝、薏仁米祛湿舒筋，引诸药下行，木通、泽泻利湿泻热，导内湿从小溲而出；丝瓜络舒筋通络；土茯苓、生甘草清热解毒。

［加减法］拘挛痛甚加杭白芍25克、伸筋草9克；口干口苦、目赤耳聋加栀子15克、细生地15克；久痛络瘀加地龙9克、地鳖虫9克。

［其他疗法］

①夏天无注射液 4 毫升，环跳穴或痛点封闭，每日 1 次，10 日为一疗程。

②300% 甘草注射液 4 毫升，在痛点局部注入，隔日 1 次，4 ~ 7 次为一疗程。一般急性者须注射一个疗程，慢性者须注射两个疗程。

（3）瘀阻型

［主症］疼痛如锥如刺，固定不移，痛不可按，寒热多不明显，面色晦滞，舌质紫暗或有瘀斑，苔白，脉沉涩或细弦。

［证候分析］外伤扭曲，损伤筋脉，或筋痹不已，久痛入络，瘀血阻滞，经气不通，故疼痛如锥刺；瘀血为实故痛不可按。舌脉亦为血瘀之象。

［治则］活血化瘀、舒筋通络。

［处方］化瘀舒筋汤（自拟）。

川芎 9 克	桃红各 9 克	炙乳没各 9 克
当归身 9 克	鸡活血藤各 9 克	五加皮 9 克
丝瓜络 6 克	橘络 6 克	路路通 9 克
宣木瓜 15 克	川牛膝 9 克	

另以全蝎 15 克、蜈蚣 4 条、白花蛇 15 克、地龙 9 克共研细末，每服 3 克，随汤送服。

［方义略释］川芎、当归、鸡血藤、活血藤养血活血；桃红、乳没、四虫活血化瘀，开闭通结；五加、木瓜、牛膝、丝瓜络、橘络、路路通舒筋通络。

［加减法］舌质隐青，身寒加淡附片 6 克、巴戟天 9 克、川桂枝 9 克，腰痛加炒杜仲 9 克、炒川断 9 克、炙山甲 6 克。

［其他疗法］

①酒剂。蜈蚣 3 条、全蝎 9 克、地龙 12 克、土鳖虫 9 克、白花蛇 9 克、当归 30 克、川芎 9 克、红花 9 克、桃仁 9 克、赤芍 15 克、苏木 15 克、牛膝 24 克、桂枝 16 克、防风 15 克、独活 15 克、威灵仙 15 克、乳香 12 克、没药 12 克、甘草 9 克。

将上药全部装入瓶内，用 60 度酒 2500 克浸泡一天即可服用。每日早晚各服 1 次，每次 6 ~ 15 克，最多不超过 30 克。

②注射液。当归注射液 4 毫升，环跳穴或痛点封闭，每日 1 次，10 天为一疗程。

③外用熥药。穿山甲15克，皂刺15克，透骨草30克，桃仁、红花、三棱、莪术各20克，川草乌各10克，当归15克，桂枝20克。

上药共研粗末，装入纱布口袋，加水蒸1小时，取出后稍放片刻，用干毛巾垫于痛处，将蒸药布包放于干毛巾上，熥半小时左右，每晚1次，每付药可连用4~6次。

（4）肝肾亏虚

［主症］筋痹日久，缠绵难愈，反复发作，疼痛隐隐，筋屈不伸，步履艰难，肌肉消瘦，肢体乏力。伴腰膝酸痛、头晕耳鸣、舌淡苔少，脉沉细无力。

［证候分析］久痹不愈，精血亏耗，累及肝肾，故腰膝酸痛，头晕耳鸣，舌淡苔少；肢体失养故肌肉消瘦，筋屈不伸；久痛入络，故疼痛隐隐；肝肾亏虚，脉道不充，故脉沉细无力。

［治则］补肝益肾、舒筋通络。

［处方］舒筋丸（《普济方》）合大补元煎（《景岳全书》）化裁。

熟地黄25克	山萸肉9克	炒杜仲9克
枸杞子9克	明天麻9克	海桐皮9克
宣木瓜15克	全当归9克	炙乳没各9克
川牛膝9克	炙甘草9克	

［方义略释］地黄、萸肉、枸杞、当归大补精血；杜仲、天麻强腰壮肾；海桐皮、木瓜、牛膝舒筋活络；乳没化瘀止痛，甘草调和诸药。

［加减法］肢冷畏寒加上肉桂6克、淡附片6克、巴戟天9克；筋急拘挛加杭白芍15克、伸筋草15克；夜寐多梦加远志9克、夜交藤12克。

6. 其他疗法及效方

（1）针灸疗法

①体针　针灸治疗本病效果较好，见效快，方便经济。也可与药物配合治疗。有根据疼痛沿下肢放射的路径将坐骨神经痛分为足太阳型（疼痛沿下肢后侧放射）和足少阳型（疼痛沿下肢外侧放射），因此取穴可以足太阳经和足少阳经为主。

［处方］主穴：环跳、阳陵泉。腰骶部加肾俞、大肠俞、膀胱俞、八髎、夹脊穴；足太阳型配承扶、殷门、委中、承山、昆仑；足少阳型配风市、膝阳关、丘墟；湿盛加阴陵泉丰隆；热盛加侠溪、足通谷。

［操作］用28号3寸毫针，采用捻转进针法，至患者有麻、酸、胀及整个下肢或腰有放射感后留针30分钟，每隔3~5分钟捻转1次，每天或隔天针治1次，7天为一疗程。若不愈，休息3天后继续下一疗程。

②耳针

［处方］主穴：坐骨神经、腰椎、骶椎、下肢、神门。配穴：肝、膀胱、臀。

［操作］先用火柴头或大头针于耳上相应部位寻找压痛点，针入穴后留针15分钟，行强刺激1次，再留针15分钟，出针，并用指捻压穴位片刻。每日或隔日1次，10次为一疗程。或用王不留行籽耳压代针。

③头皮针

［取穴］主穴取伏象相应部位（即身体某部疼痛，可在伏象相应的部位选穴，一般是哪侧有病在哪侧取穴）。配穴取倒象相应部位（一般是左侧有病取右侧穴）。

［操作］采用26号1寸毫针，刺激深度以达骨膜为准，其手法为：快针一般进针不捻转，慢针是缓慢捻转进针。针刺的角度分直刺和斜刺，直刺范围小、准确性差，斜刺范围大、准确率高。针感一般有抽、酸、困、热、重等感觉，一般刺到血管有热痛感。若刺到神经即有酸、抽、困、重感。针感与患者的个体差异有关，无针感者疗效不一定差。一般留针1小时，若病情重或病程较长者，可持续留针1~2小时，最长可达48小时。6~8次为一疗程，每日或隔日1次。据报道用此法治疗坐骨神经痛34例，痊愈及显效27例，占76.47%。

④穴位割刺与埋线疗法

［取穴］首选膀胱俞，次取殷门、承山，从上至下，依次选取，每次1穴，主穴只此3个。如为双侧坐骨神经痛，也可酌情两侧同取。

［要点］器械准备和技术操作按无菌手术程序进行，唯独肠线要粗。

［操作］患者取俯卧位，穴位选定后以指痕作标志，严格消毒，复盖洞巾，用0.5%奴夫卡因2~3毫升于切口处行2厘米×3厘米的皮丘麻醉，并稍加压使麻药扩散。然后用刀片顺皮纹方向切口约1厘米，深达皮层，分离皮下组织，分离时要由浅入深，逐层深入，进钳要先闭，出钳要先张，一闭一张，禁止在组织内合钳。自始至终用中号弯钳垂直向深部作十字样钝性分离，直至出现酸、麻、胀、热或触电感，并沿膀胱经或坐骨神经通路传

导，然后左手挟持钳体紧按皮肤，右手把持钳柄行闭式弹琴样摇摆或撬杠式弹拨2~3分钟，使酸、胀、麻、热或触电感上达腰背，下传足，以加强刺激增强感应（即得气），稍压片刻取出止血钳，挟持羊肠线（长约8~15厘米，绕成枪纲式线团）从原孔植入感应最强处，再加重手法，重复弹拨1~2分钟，再次出现上述感传后，将止血钳旋转90度松开线团，左手紧按皮肤，右手拔出止血钳，检查有无肠线带出或出血，拭净表皮血迹，一针缝合。7天后拆线，若疼痛缓解不显，可继作第2次。据报道经用此法治疗坐骨神经痛1100例，近期疗效随访420例，总有效率90.63%，远期疗效随访680例，总有效率92.63%。

⑤针刺加“751”注射液

[取穴和操作] 在疼痛区域找准痛点，局部常规消毒。用7号封闭针头垂直刺入病变位置，并穿透疼痛的肌肉，提插或捻转使之得气（酸、麻、胀、痛），留针。然后在痛点四周斜刺毫针4根（其深度可视病变深浅而定），针尖均朝向中央。强刺激达病人最大耐受量时即可拔出。最后自中心封闭，针头由深至浅缓慢注入“751”注射液4~5毫升。

“751”注射液：红花250克，氨基比林100克，当归300克，葡萄糖100克，苍耳子400克，0.5%吐温-80 5毫升，姜黄500克，注射用水加至1000毫升。

将苍耳子加水煎煮（煮透为度），然后加入红花、当归、姜黄再煎30分钟，过滤，将滤渣再煎30分钟，过滤，合并2次滤液。浓缩至糖浆状，加3倍量乙醇，静止24小时，过滤，回收乙醇。再加乙醇使含量达60%，同法处理并回收乙醇，浓缩至400毫升，加0.2%的活性炭、葡萄糖、0.5%吐温-80、氨基比林，加注射用水至1000毫升，高温处理、冷藏24小时，纸浆过滤，再用垂熔漏斗过滤、分装，100℃灭菌30分钟，备用。

⑥复方马钱子散

[主治] 腰椎间盘突出压迫神经根引起的坐骨神经痛。据报道总有效率为95%。

土鳖虫、川牛膝、甘草、麻黄、乳香、没药、全蝎、僵蚕、苍术各720克，生马钱子6000克。

上方为一剂。将生马钱子置铁锅中，加水适量，慢火煮沸，8小时后取出，剥去外皮，切成0.5~1毫米的薄片，晾干，炒至呈均匀的棕褐色。乳香、没药置铁锅内加热，并以灯芯去除油质，烘干。全部药物混合粉碎后过100～120目筛，粗渣再次粉碎，使全部过筛为末。混匀，分装成胶囊，每粒含散剂0.25±0.05克。

[服法] 每晚睡前服药1次，每次5～10粒，用黄酒30～60毫升加适量白开水送服，药量自小量（5粒）开始，每晚增加1粒，至服药后出现腰痛加重或腰脊有紧麻感的反应时即不再增量（最多不能超过10粒）。连服2周为一疗程，间隔停药2～3天。病情完全缓解后，每晚减服1～2粒，继续2～3周以巩固疗效。服药期间不宜剧烈活动。

[注意事项] 按上法服药后1小时可见头晕目眩、脊背发麻或腰背肌群有紧缩感等症状，但反应轻毋需处理。如反应较重，腰痛剧烈，可饮白开水一碗，或肌注苯巴比妥纳0.1克。未见其他明显副反应。有严重心、肝、肾疾患以及孕妇忌服。

⑦其他　取祁蛇、蜈蚣、全虫各9克，将各药焙干研粉，等分成8包。首日2包，上下午分服；以后每日1包，7天为一疗程。一般1～2个疗程即可收到明显效果，甚至痊愈。疗程间隔3～5天，服6剂药后一般可出现全身及局部发汗灼热感，有的虽可出现短暂的疼痛加剧，但以后可逐渐减轻至痊愈。

五、骨痹证

1. 名义

骨痹证为五体痹证之一。凡风寒湿热等邪侵入骨及关节，阻滞经脉气血，出现关节疼痛、肿胀或红肿热痛，甚至关节变形弯曲、僵直、不能站立行走者谓之骨痹证。

2. 源流

骨痹证是以骨与关节症状为主的一类疾病。《内经》对骨痹的病因病机、证候、治则等作了详细阐述。《素问·痹论》说："风寒湿三气杂至合而为痹也……以冬遇此者为骨痹"，痹"在于骨则重"，"骨痹不已，复感于邪，内舍于肾。"《素问·长刺节论》说："病在骨，骨重不可举，骨髓酸痛，寒气至，名曰骨痹。"《灵枢·寒热病》说："骨痹，举节不用而疼，汗出烦心。取三阴之经，补之。"《素问·逆调论》说："人有身寒，汤火不能热，厚衣不能温，然不冻慄，是为何病？岐伯曰：是人者素肾气胜，以水为事，太阳气衰，肾脂枯不长，一水不能胜两火，肾者水也，而生于骨，肾不生则髓不能满，故寒甚至骨也。所以不能冻慄者，肝一阳也，心二阳也，肾孤藏也，一水不能胜二火，故不能冻慄，病名曰骨痹，是人当挛节也。”《素问·气穴论》说：“积寒留舍，荣卫不居，卷肉缩筋，肋肘不得伸，内为骨痹，外为不仁，命曰不足，大寒留于溪谷也。”

综上所述，说明以下几点：骨痹的形成有内外二因。外因主要是触冒风寒或“以水为事”感受寒湿，三气侵入，“积寒留舍”，聚于关节；内因主要责之于肾虚。平日不顾护肾气，不摄纳肾精，以至髓不能满，寒甚至骨。然总因虚而感邪，故“命曰不足”。骨痹的主要症状是：骨重难举，骨髓酸痛，关节不用而痛，汗出烦心，关节拘挛，步履艰难。骨痹的针灸治疗原则，若是以肾虚为主，则“取三阴经，补之。”

汉·张仲景《金匮要略》将风寒湿痹病在关节者称为历节，设“中风历节”专篇，其证候是：“……寸口脉沉而弱……历节黄汗出”，“盛人脉涩小，短气，自汗出，历节疼，不可屈伸”，“少阴脉浮而弱……疼痛如掣”，“诸肢节疼痛，身体魁羸，脚肿如脱，头眩短气，温温欲吐”等。这些证候的描述和历节的命名与骨痹相符。在治疗上，以风湿为主者，用桂枝芍药知母汤祛风除湿；以寒湿为主者，用乌头汤逐寒祛湿。历节，《诸病源候论》称为历节风；《外台秘要》以其疼痛如同虎咬，故称之为“白虎病”或称为“白虎历节病”；至朱丹溪《格致余论》称为“疼风”。名虽有别，其实相同。

《中藏经》详细分析了骨痹形成的病理机制。“骨痹者，乃嗜欲不节，伤于肾也。肾气内消则不能关禁，不能关禁则中上俱乱，中上俱乱则三焦之气痞而不通，三焦痞则饮食不糟粕，饮食不糟粕则精气日衰，精气日衰则邪气妄入，邪气妄入则上冲于舌，上冲于舌则为不语，中犯脾胃则为不充，下流腰膝则为不遂，旁攻四肢则为不仁，寒在中则脉迟，热在中则脉数，风在中则脉浮，湿在中则脉濡，虚在中则脉滑。其证不一，要在详明。”强调肾虚是引邪入客的关键，而嗜欲不节是造成肾虚的重要原因，因此，固护肾气，保养肾精是预防骨痹的首要环节。

巢氏《诸病源候论·疣目候》细致描述了风湿病常见的风湿小结。“疣目者，人手足边忽生如豆，或如结筋，或五个，或十个，相连肌里，粗强于肉，谓之疣目。此亦是风邪搏于肌肉而变生也。”这种皮下小结，是急性风湿病常见的皮肤表现。结节如豌豆大小，数目不等，带硬性，触之不痛，常位于肘、膝、枕后、前额、棘突等骨质隆起或肌腱附着处。与皮肤无粘连，将皮肤绷紧而抚摸之最易发现。《诸病源候论》的描述可谓相当精确，且明确指出其病因是风邪搏于肌肉而变生。

唐·《千金方》和《外台秘要》把骨痹与肾痹、肾风同论，列于骨极门下。其理论阐述盖本《内经》、《病源》，无多发挥。但所载方剂对骨痹治疗有一定参考价值。如“治骨髓中痛方”、“虎骨酒方”、“骨节痛无力方”等。其用大量生地黄（生地黄五斤泡酒以地黄汁合酒煎服）治疗骨痹，颇足效法。现代名老中医姜春华教授即以大剂量生地治疗风湿性、类风湿性关节炎，疗效显著。

宋·《圣济总录》载骨痹方6首，其中丸剂4首，汤剂2首，主要从肾虚和寒湿论治。

清·《张氏医通》曰：“骨痹者，即寒痹、痛痹也。其证痛苦攻心，四肢挛急，关节浮肿”。指出骨痹无论虚实，疼痛均较明显，剧者如白虎咬啮，昼夜不宁，痛苦攻心，且多伴有关节肿胀。清代陈士铎《辨证录》认为，治寒型骨痹必须大补真火，非大热无以祛大寒。“此等之病，虽三邪相合，而寒为甚，盖挟北方寒水之势，侵入骨髓，乃至阴之寒，非至阴之热，不能胜之也。然而至阳之热，又虑过于暴虐，恐至寒之邪未及祛，而至阴之水已熬干。真水涸而邪水必然泛滥，邪水盛而寒风助之，何以愈痹哉!”提出用真火汤治之，其中重用巴戟天一两、附子一钱以益真火、驱骨寒，同时又以石斛三钱固护真水，培中有护，水火并顾。

新中国成立后，中西医结合开展对骨痹的研究，取得了很大成绩。其中研究最多的是类风湿性关节炎、风湿性关节炎。

在辨证上，逐步实现标准化，定位、定因、定性。实行辨病与辨证相结合，以便统一标准、观察和评定疗效。

在治则上，近十几年来，除针对病因祛风、散寒、化湿、清热解毒外，普遍采用了活血化瘀的方法，注意从病理上寻找骨痹的共同点，收到了较好的治疗效果。近几年来，在活血化瘀原则指导下，结合骨痹病久入络的病理特点，开展了虫类药的使用和研究，如朱良春老中医创治的“蠲痹六虫汤”，以及对全蝎、地龙、土鳖虫、乌梢蛇、露蜂房、水蛭等虫类药的临床和药理研究就是这方面成果的体现。而且在治痹的同时，近几年来，注意到了治痰的重要性。临床上，骨痹（特别是慢性期）以痰瘀并见为表现者并不少见。

在治疗方法上，新疗法不断涌现。如黄藤菇酒精离子导入法治疗类风湿性关节炎，“复方威灵仙”离子透入治疗骨质增生性关节炎，郁红热（舒乐热）熨剂，松梅乐注射液、草乌注射液、苍耳子注射液、“7011”注射液等，以及头皮针、耳针、眼针、梅花针等，大大丰富和发展了骨痹的治疗方法，提高了疗效。

3. 病因病理

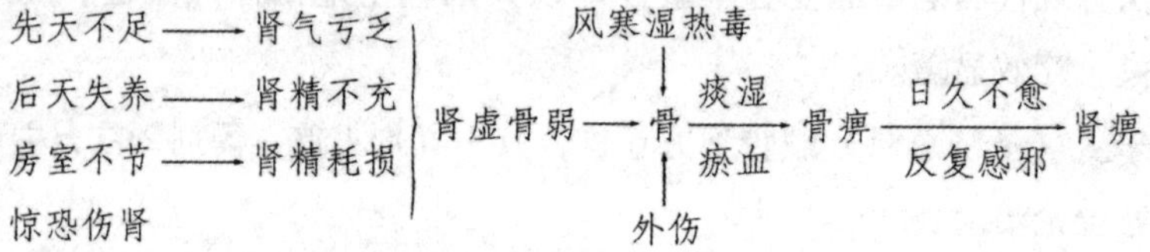

（1）病因

①肾虚骨弱，感邪发病。先天禀赋不足，肾气亏乏，卫气虚弱，经常感冒，伤风流涕；脾胃素弱，或大病之后，脾胃不壮，食欲欠佳，后天失养，而致肾精不充（《上古天真论》：“肾者主水，受五脏六腑之精而藏之，故五脏盛，乃能泻”）；房事不节，耗精伤液或惊恐伤肾等均可导致肾虚骨弱。若在这种机体状态下，感受风寒湿热毒邪，则邪气直趋入骨和关节，发为骨痹。

②外伤瘀血。骨与关节外伤，瘀血不除，阻闭经络，气血不通，津液积聚，生湿生痰，渐使关节肿胀变形，屈伸不利，僵直硬化，终成顽痹。

（2）病理

①病理产物为痰湿瘀血。痰湿之邪可由脏腑虚弱（主要是脾、肺、肾），由内而生，流注于关节，也可由经络阻滞，津液积聚而成。痰湿常与寒、热相伍，或为寒凝之痰湿，或为热炼之痰湿。聚于关节腔内，可使关节肿胀；流窜于经络，可见走注疼痛。痰湿常与瘀血挟杂，互为因果，形成恶性循环。骨痹之病，多有瘀血。肾虚骨弱，关节失养，可因虚而瘀；外邪侵入经络骨节，可因阻而瘀；外伤于骨节，血溢于经，可因伤而瘀。临证当详辨痰、瘀之轻重，治疗亦当有所侧重。

②初期多实、热，后期多虚、寒。病之新得，邪气正盛之时，正邪交争，往往表现为实证。风热、湿热、热毒之邪交互并侵，或寒湿化热，均可

表现为热证。故患者初期多有低热或高热，关节红肿热痛，面赤舌红之热象。当然，病之初起就表现为寒象者亦不罕见，此种患者多见于老年或体弱之人。痹久不愈，耗伤阳气、津血，故后期多表现为虚、寒。久痛入络，疼痛亦可由初期的疼痛较剧转为疼痛隐隐。

4．诊查要点

（1）病史　注意询问有无久居湿冷之地、长期潮湿作业、暴受雨淋、趟水过河、汗出当风等感受外邪的病史，有无外伤史。

（2）关节征　一个或数个关节酸痛、胀痛、刺痛或游走窜痛，关节腔内肿胀。局部皮肤红肿热痛，忌触忌按，或皮肤寒冷苍白。步履艰难，关节屈而不伸，活动受限。有的反复发作，缠绵难愈，随天气、季节的变化而起伏波动；有的日久不愈，关节粗大变形，僵硬固定，终成废肢。

（3）全身征　骨痹初期或缓解后复发，多伴有发热、恶寒、头痛、身痛或酸胀，或头重如裹、汗出黏滞，身热不扬，或肢冷畏寒，面白唇淡或紫，食欲不振，懒言乏力，汗出心烦，失眠多梦等。久痹不愈，反复发作，可出现消瘦，患肢肌肉轻度萎缩；累及于心，可见心悸气短、胸闷心痛、口唇青紫、脉结或代；累及于肾，可见浮肿少尿、脊柱僵直、不能俯仰等。

（4）诊断　可根据病史、关节征、全身征作出骨痹的诊断。为进一步明确西医学诊断，可作相应的实验室检查。

（5）鉴别诊断

病名	病因病机	关节疼痛	关节肿胀	关节变形	肌肉萎缩	包括西医学疾病
骨痹	风、寒、湿、热、毒邪由外而入，壅滞骨与关节，经脉气血闭阻	均有，多为对称性、游走性	多有，可为一个或数个关节	有或无	轻或无	风湿性关节炎、类风湿关节炎、痛风性关节炎、老年退化性关节炎、骨质增生性关节炎、感染中毒性关节炎、大骨节病、痛骨症等

续表

病名	病因病机	关节疼痛	关节肿胀	关节变形	肌肉萎缩	包括西医学疾病
骨痿	肾气热或邪热伤肾，肾精亏乏，骨髓空虚	无	无	无	明显	小儿麻痹后遗症等
鹤膝风	三阳亏损，风邪外袭，阴寒凝滞，痰湿流注于关节	多有	明显，多为一个关节，甚者红赤焮热或色白漫肿，溃后流脓淌水久不愈合	有	明显形如鹤膝	膝关节结核等

5. 辨证论治

（1）风湿型

［主症］游走性关节酸痛、肿胀，屈伸不利，伴恶风发热汗出，身体重痛，舌淡红，苔薄白或白腻，脉浮缓。

［证候分析］此型多见于骨痹初期。风湿侵袭关节，经脉气血瘀闭不通，故关节疼痛肿胀；风善行而数变，故疼痛呈游走性；关节主屈伸运动，邪客关节，则屈伸不利；风伤营卫，营虚卫弱，故恶风、发热、汗出、脉浮缓；湿邪重浊沉滞故身体重痛。风湿初袭，故舌象变化不大。

［治则］疏风解表、祛湿通络。

［处方］羌活胜湿汤（《内外伤辨惑论》）化裁。

羌独活各12克	防风9克	汉防己9克
秦艽12克	川桂枝9克	白芍9克
透骨草15克	破骨风15克	炙甘草6克
生姜5片	大枣3枚	

［方义略释］羌独活、防风、秦艽、透骨草、破骨风祛风除湿；桂枝、芍药调和营卫，活血通络；芍药甘草汤疏筋止痛、缓解拘挛。

［加减法］关节肿胀明显加薏仁米30克、土茯苓15克；关节痛甚拘挛重用芍药，加鸡活血藤各12克、炙川草乌各3克，痛在下肢加川牛膝9克；头痛加藁本6克、蔓荆子6克、香白芷6克；项背僵痛加粉葛根20克；若

恶寒无汗加炙麻黄9克、西河柳15克。

［其他疗法］

①熏洗法。水蓼50克、透骨草20克、川芎25克、炙麻黄20克、川桂枝15克、羌独活各30克、冰片3克、香白芷9克、葱白40克、生姜10片。

前六味，加水3升，煮沸后待15分钟加入后四味，再待5分钟，连药带汤一并倒入大口茶缸中，将茶缸四周用棉絮包裹保温，缸口对准疼痛部位熏蒸，用毛巾将缸口四周封好，勿使漏气，以能耐受为宜，约熏半小时，每日1次。本方可开毛窍、发腠理、逐风湿、通经活络。（注：水蓼为蓼科植物水蓼的全草，味辛、平。能化湿行滞、祛风消肿，其挥发油具有辛辣味，有刺激性。）

②解痛布。肉桂12克、附子12克、川乌12克、大黄9克、当归12克、地龙6克、僵蚕6克、白芍6克、白芷9克、乳香6克、没药6克、木香6克、川芎6克、半夏9克、细辛3克、独活6克、秦艽6克。

将上药均研细末，用高粱酒调如薄糊状，再加生姜汁，用棉花浸透，晒干或烘干，将浸透晒干的药棉，外包纱布一层，左右两边用松紧带，可套在关节上或其他痛处。对四肢关节酸痛的效果最佳（见《中医研究工作资料汇编》第二集）。

③发泡疗法。用鲜威灵仙或毛茛或斑蝥，研敷关节痛处，敷后8～12小时，觉有烧灼疼痛或蚁行感时取下，刺破皮肤水泡，以消毒纱布覆盖。孕妇慎用。

④风湿痹痛丸。当归9克、羌活9克、川断9克、川牛膝9克、补骨脂9克（酒炒）、乳香9克（醋炙）、没药9克（醋炙）、自然铜9克（醋煅）、透骨草9克、木瓜9克、土鳖虫9克、骨碎补9克、追地风9克、川芎9克、千年健9克、马钱子90克（砂烫去毛）、麻黄120克、虎骨9克（油炸酥）。

若无虎骨，亦可用猴骨、熊骨、豹骨等代替，妇女不用虎骨。上24味遵法炮制，共碾为细面，炼蜜为丸，每丸重6克（含药量每丸约2.4克）。每服1丸，早晚各1次，用黄酒或白开水送下。

［禁忌］凡素体阴虚火旺，肺结核或心脏病、高血压、肝病、严重贫血及各种出血患者禁服。孕妇或产后不满3个月的妇女及12岁以下的儿童忌服。

［注意事项］a）服药后应避风寒，手足勿着凉水，忌食生冷食物和禁

房事，不宜做剧烈活动。切忌茶水送服药丸。b）本品口服后，个别患者会出现肢体微微颤动、头晕、皮疹等反应，反应轻者不必停药，反应重者应减量为每晚睡前只服1丸或暂停服。c）初服本品，有些患者症状可加重，若继续坚持服药，或先从小剂量开始逐渐增加（如开始每服半丸，服3~5日后再增至1丸，直到痊愈），一般经服2周后即可见大效。

（2）寒湿型

［主症］关节冷痛，多有定处，甚或关节变形，患处皮肤发凉，脚肿不红，自觉寒至骨，得热则缓，饮酒则舒，舌淡苔白腻，脉沉迟。

［证候分析］寒则凝滞关节，湿则阻塞脉道，故关节冷痛；湿邪滞浊，寒痰凝聚，流注关节则痛有定处，关节肿胀，日久不愈，湿痰衃血积聚则关节变形；寒伤阳气，肢体失煦，则皮寒身冷，寒甚至骨；热能助阳散寒，酒能温通血脉，故得热或饮酒则舒；舌脉均为寒湿郁遏之象。

［治则］温经散寒、除湿止痛。

［处方］乌头汤（《金匮要略》）化裁。

炙川草乌各6克（先煎）	炙麻黄9克	川桂枝9克
北细辛3克	骨节草9克	透骨草15克
汉防己9克	羌独活各9克	露蜂房15克
炙甘草6克	生姜5片	葱白1根

［方义略释］川草乌逐寒止痛，麻黄、桂枝、细辛、生姜、葱白发表温经、宣通阳气，骨节草、透骨草、露蜂房、汉防己、羌独活透骨逐风、散寒祛湿，甘草调和诸药。

［加减法］畏寒唇紫，四肢不温加巴戟天9克、淫羊藿9克、上肉桂3克；关节屈伸不利加伸筋草9克、宣木瓜15克、川牛膝9克；关节变形，粗大僵硬加全蝎、地龙、蕲蛇各15克、蜈蚣4条，共研细末，每服3克，随汤送服，关节痛甚加服九分散2分冲服，日3次；关节有积液加服控涎丹8分，日2次。

［其他疗法］

①巴豆饭外敷法。取巴豆（干品）10~15克，捣烂成泥，加入适量热大米饭混匀，置塑料布或芭蕉叶上敷于患处（以不烫伤皮肤为宜），用纱布绷带或其他布条固定即妥（注意：时间不超过8~10小时；过敏性皮疹可口服抗过敏药；以睡前敷为好；洗净配药食具及工具以免中毒）。（根据笔者

经验，塑料布与中药易起化学反应，可造成皮肤中毒，且药物不易透过。宜用纱布、芭蕉叶之类。）

②止痛擦剂。生半夏、生南星、生川乌、生草乌各30克，用50%酒精500毫升浸泡1周后，以棉花蘸擦肿痛处，每日2～3次。功用：止痛消肿（不可内服）。

③郁红热熨剂。本品是由郁加里、红花、川乌、独活、苍术、姜黄、细辛、樟槁、薄荷、艾叶、白芥子、松节、乳香、川芎等14种中药和化学发热剂配制而成的粉状物质，置于双层塑料袋中，使用时撤去外层塑料袋，稍加揉搓敷在患处即可发热。温度达45～55℃，持续24～36小时，如需热量大，可多揉搓几次，放置在压痛点明显的部位，如果温度太高，可变换位置或加垫毛巾来调节温度。若中断使用，可将热熨剂重新放入塑料袋内，将口缚紧，可再次使用。5袋为一个疗程（每袋用24小时）。

④神效左经丸。苍术（米泔浸）、草乌（去皮）、葱白、干姜各120克，当归180克，将五味捣烂装入瓶内。按实密封瓶口，置于暖处，3日取出，晒干后入药。

金毛狗脊、藁本、白芷、补骨脂（酒浸焙干）、抚芎、小茴香（炒）、穿山甲（炮）、牛膝（酒浸）各60克；川乌（炮）、木瓜、白附子、虎胫骨（酥炙）、乳香（炙）、没药（炙）各30克，另研。为末，酒糊丸，小豆大。每服三四十丸，空心酒下。

⑤一粒金丹（又名提虎丹）。炒草乌、五灵脂、白胶香（另研）、没药（另研）、当归各30克，炒地龙、木鳖子仁、煅细墨、乳香（研）各15克，麝香（另研）3克。为细末，糯米糊和丸，梧桐子大，每日服二至三丸，温酒送下，遍身微汗为效。

（3）湿热型

［主症］关节红肿发热、酸胀疼痛、得凉则舒、屈伸不利，伴全身低热或自觉周身发热、多汗、头身重痛，心烦口微渴、颜面潮红或萎黄晦滞，口苦黏腻，食欲不振，舌红苔白厚腻或黄腻，脉滑数或濡数。

［证候分析］外感湿热或寒湿郁久化热，热灼筋脉，湿流关节，故关节红肿热痛、屈伸不利；热蕴湿中，热蒸湿动，湿热上熏，故心烦口微渴、身热面赤、口苦黏腻；湿阻中焦则食欲不振，舌脉亦为湿热浸淫之象。

［治则］清热化湿、宣痹止痛。

[处方] 宣痹汤（《温病条辨》）。

防己15克	杏仁15克	滑石15克
连翘9克	山栀9克	薏仁米15克
半夏（醋炒）9克	晚蚕沙9克	赤小豆皮9克

[方义略释] 方中防己，祛湿清热，通利关节；杏仁宣降肺气，通调水道；滑石清下焦湿热，二药配伍，畅达三焦，使湿热从小溲而出。山栀清泄三焦之热，薏米、赤小豆皮清利经络之湿，半夏、晚蚕沙化湿开郁，连翘轻清透表。诸药合用，共奏清热化湿、宣痹止痛之功。

[加减法] 痛甚加片子姜黄9克、海桐皮9克；热甚加土茯苓50克、金银花藤20克；小便短少加木通9克、车前子15克（布包）；关节肿胀积液加白芥子9克、茯苓皮15克；便结加酒军6克、元明粉15克；关节强硬加炙甲片15克、全蝎6克。

[其他疗法]

①黄药外敷法。将生干燥象皮粉1克，蜂蜜300毫升，冷开水100毫升，三者混合搅匀后备用，制成的混合液呈显著酸性，pH<5，又称“黄药”。使用时将黄药涂于发炎关节的表面，每2小时用1次，用药期间患部禁止过多活动，禁入冷水。据文献报道，一般在1~5分钟开始感到用药的关节局部清凉，肿痛减轻。功能障碍大部分有明显改善，每次药效高峰约在1~2小时，见效甚快，用药时间最短者不到1天，最长者35天，多数为1~2周。治疗24例，显效12例，有效11例，无效1例。

②穴位外敷法。对游走性关节炎，取穴大椎、阳陵、肩髃、曲池、肾俞、天宗、阿是；腰骶关节炎，取穴次髎、阳关、大肠俞；肥大性脊椎炎或类风湿性脊柱炎，取病变部位的脊椎上下左右旁开1寸为主，配合循经取穴；其余各种关节炎，局部与循经穴位配合。选好穴位后，取发泡散（斑蝥3份，腰黄5份，共研末）0.3~0.6克，置普通膏药上，贴后外用胶布固定，24小时局部起泡后揭去膏药，用消毒针穿刺，排出分泌液，并清洁局部，换敷青冰散（冰片、青黛、浙贝母、天花粉、赤芍、月石、煅石膏），24小时后换贴阳春膏（桂心、丁香、乳香、没药、牛膝、血竭、麝香），于72小时取下（如有分泌液可续贴）。每次选用2~4穴，最多不超过8穴。敷贴不愈，可再进行第2次，一般治疗2、3次（如需继续，中间可适当休息5~7天后再继续敷贴）。有报道治疗109例，17例疼痛消失，活动不受影响；25例疼痛消失，尚有酸

胀感觉；44例疼痛减轻；23例无变化。

（4）热毒型

［主症］关节发红，疼痛剧烈。痛苦攻心，手不可触，关节红肿，时出黄色黏汗。伴全身高热，面赤气粗，口渴咽干，心烦躁动，溲黄便结，舌红绛苔黄燥，脉洪数有力。

［证候分析］外感热毒，或脏腑蕴热，复感风热毒邪，热毒流注关节，灼伤筋脉，气血阻闭，关节红肿热痛；热毒充斥，上扰心神，伤津耗液故身热面赤，心烦躁动，溲黄便结，舌绛苔黄燥，脉洪数。此型多见于感染中毒性关节炎，可继发于其他感染之后，如胆囊炎、上呼吸道感染以及其他感染灶，故全身症状多较明显。

［治则］清热解毒、凉血止痛。

［处方］二十四味败毒散（《景岳全书·新方八阵·因阵》）化裁。

土茯苓100克	炒黄柏15克	肥知母15克
山栀子9克	连翘15克	忍冬藤9克
当归9克	细生地50克	杭白芍15克
生甘草9克	干地龙6克	凤丹皮9克

［方义略释］本方以土茯苓为君，佐连翘清热解毒；黄柏清下焦之火，知母清中焦之热，栀子清利三焦；重用生地配当归以滋阴养血，清血分之热；芍药、甘草缓急止痛；丹皮、忍冬藤、干地龙凉血清热、活血通络。

［加减法］关节积液多加薏仁米30克、白茯苓15克、木通9克；痛不可忍加闹洋花0.6克、生川草乌各3克；咽喉肿痛加桔梗9克、山豆根9克；舌红苔少口渴加北沙参15克、杭麦冬15克。

［其他疗法］

①复方闹羊花侧根药蛋。方一：鲜闹羊花侧根500克，牛膝60克，甘草60克，鸡蛋10个（初次服药及年老体弱者用）。方二：鲜闹羊花侧根625克，牛膝90克，甘草90克，竹鞭笋[1]60克，鸡蛋10个（适用于服上方无反应者）。

将鸡蛋煮熟后，去蛋壳，放入药物，文火熬6天6夜待蛋白变黑，蛋黄微黑即可。蛋即是药。每天蒸一个蛋，早饭后吃，应注意蛋的温度，以不烫

[1] 竹鞭笋为旱竹根部，横卧土中之茎的嫩尖部，即鞭笋。

手为宜，10 天为一个疗程。每疗程间隔 7 天，服药期间禁食肉类、鱼类及发霉有刺激性的食物。吃药蛋后如有过醉观象，可选下列一方：a）绿豆 120 克，生姜 5 片，水煎服；b）生甘草 60 克煎汤，鸡蛋 3 个用汤冲服；c）六月雪、绿豆各 30～60 克，水煎服。

文献报道用本方治疗类风湿性关节炎 58 例，治愈 32 例，好转 24 例，风湿性关节炎 42 例，治愈 31 例，好转 11 例，服药后少数病人有体温升高、关节肿胀、齿龈出血、视力模糊等副作用。关节肿痛可不处理，停药后自行消退。心血管疾患、青光眼、孕妇、身体极度消瘦者禁用。

②蜂毒疗法

a）蜂螫法：蜂螫疗法是非常古老的方法，许多学者认为蜂螫法比蜂毒的其他疗法效果均好。方法是用手或镊子夹住蜜蜂放到选定的皮肤上，蜜蜂立刻将螫针刺入皮内，蜜蜂飞走后，将其螫针和螫刺器官都留下，并继续收缩数分钟，直到毒汁排空为止，将螫针拔出。剂量和疗程如下：第一日用 1 只蜂螫，以后每日增加 1 只，10 次为一疗程。如第一疗程未效，即应停止治疗。

b）注射法：目前各国所用注射剂尚无统一的标准规格。我国的蜂毒注射剂（风湿停）中含 0.25% 盐酸普鲁卡因，每 0.1 毫升含蜂毒 1 个单位。用量从 0.1 毫升开始，每天皮内注射 1 次，每隔 1～2 日增加 0.3 毫升，至增加到 0.5 毫升作为维持剂量，每疗程蜂毒总量为 5 毫升，完成每个疗程后休息 3～4 天，再开始另一个疗程。当完成四个疗程后，休息一个较长时间，根据病情决定是否再行蜂毒治疗。据报道，上述治疗方法对于风湿性关节炎和类风湿性关节炎的有效率分别达 97% 和 71%。

（5）痰瘀型

［主症］关节肿胀明显，疼痛剧烈，屈伸不利，或关节变形。寒热不显，夜间两臂或两腿常觉抽掣，两手战掉，舌紫暗或有瘀斑，苔白腻或白滑，脉弦滑。

［证候分析］经络为风寒湿邪所阻，久必生痰生瘀，痰瘀互结故疼痛多较固定，痰瘀聚于关节则关节肿大变形；夜间痰动则四肢抽掣、两手战掉；瘀血阻络则舌紫而暗或有瘀斑，痰阻血分则脉弦滑。

［治则］化痰开瘀、活血通络。

［处方］趁痛散（《丹溪心法》）合指迷茯苓丸（《证治准绳》）化裁。

法半夏 12 克　　白茯苓 12 克　　炒枳壳 6 克
白芥子 6 克　　桃仁 9 克　　红花 9 克
制乳没各 6 克　　广地龙 6 克　　炮山甲 6 克
蜣螂虫 9 克　　全当归 6 克　　炙甘草 9 克
橘络 9 克

上药水煎后另兑入竹沥水 30 毫升、生姜汁 10 毫升，分 2 次服，每日 1 剂。

[方义略释] 半夏、茯苓、白芥子温化寒痰，“竹沥行痰，通达上下百骸毛窍诸处……痰在四肢可散，痰在脏腑经络可利，痰在皮里膜外可行”（《本草衍义》），但非姜汁配合不能行经络，故竹沥配姜汁、橘络以开经络之痰；枳壳利气行痰；桃、红、乳、没、当归活血化瘀；更以地龙、山甲、蜣螂搜风剔络，逐瘀开痹；甘草调和诸药，合之共奏痰化瘀开之功。

[加减法] 上肢臂痛加片子姜黄、川桂枝各 9 克；腰骶冷痛者加鹿角霜 9 克、小茴香 4.5 克；下肢痛者加川牛膝、宣木瓜各 9 克；多痰、时眩冒者加服控涎丹 3 克。

[其他疗法]

①隔皮吊痰膏。组成有全蝎、龙衣、蜈蚣、炮山甲、天龙、蜂房、腰黄、丁香、蟾酥、太乙药肉、硇砂、麻油。

于局部酸痛最明显之处敷贴，7 天为一疗程。敷贴后局部有温热、微痒感，3～5 天后更有灼热微痛感，不宜揭开，不能水洗。待 7 天后揭除药膏，可见黏液吊出，用药棉轻轻拭去，局部皮疹可外敷特别护肤膏（由青黛、蛤粉、川柏、煅石膏及氧化锌油膏制成）。一般 2～3 天后皮肤即可恢复正常。如需要，待局部皮肤恢复正常后，可继续贴敷膏药。

②竭竹丸（自拟）。血竭、乳香、没药、水蛭、当归、生地各 40 克，虎胫骨（酥制）25 克（或用狗脊骨 40 克代替），半夏、茯苓、白芥子各 30 克，上药共研细末，以适量蜂蜜加竹沥水 60 毫升、生姜汁 25 毫升泛丸，每丸 6 克，每次 1 丸，早晚空腹服（本方据《明医指掌》麒麟竭散化裁而来）。

（6）肾虚尪羸型

[主症] 骨节粗大变形、僵直固定、屈曲不伸，身体羸瘦，肌肉萎缩，腰脊无力，步履艰难，甚至长年卧床不起，舌淡苔白，脉沉细弱，两尺尤甚。

[证候分析] 骨痹日久，痰瘀凝聚，骨节粗大变形；累及于肾，精血亏耗，肾气虚弱，骨骼肌肉失养，腰府失荣，则身体羸瘦，肌肉萎缩，腰脊无力，舌脉均为肾虚骨弱之象。

[治则] 益肾蠲痹。

[处方] 朱氏益肾蠲痹汤加减。

生熟地各15克	炙蜂房9克	炙乌梢蛇9克
炙地鳖虫9克	炙僵蚕9克	炙蜣螂虫9克
炙全蝎6克	炙蜈蚣2条	当归15克
淫羊藿12克	虎胫骨15克（酥炙）	骨碎补9克
鹿角胶9克（烊化冲服）	炙甘草9克	鹿衔草12克

[方义略释] 地黄、当归、鹿角胶益精养血；骨碎补、鹿衔草、淫羊藿、虎胫骨补肾壮阳，健骨坚筋；六虫搜风剔络，直捣凝痰固瘀；甘草调和诸药。本方阴阳并补，痰瘀并逐，实为治疗尪痹之效方。

[加减法] 肌肉羸瘦，舌质瘦薄少苔者重用生地至50克、北沙参15克；肢冷畏寒加淡附片9克、巴戟天9克；腰骶僵硬，不能俯仰加龟板胶9克（烊化冲服）、炙山甲6克；颈项不舒加粉葛根30克。若服汤有蚁行感，此为虫类药引起的过敏反应，可取蝉衣6克、徐长卿10克、地肤子15克煎汤服，约3~4日可解除。一般服上方10帖左右，若症状减轻，则宜丸药缓图，以收全功。

附

朱氏益肾蠲痹丸

熟地黄、当归、仙灵脾、鹿衔草各120克，炙全蝎、炙蜈蚣各25克，炙乌梢蛇（蕲蛇效更好，但价格较昂贵）、炙蜂房、炙地鳖虫、炙僵蚕、炙蜣螂虫各30克，甘草30克，共研极细末。另用生地黄、鸡血藤、老鹳草、寻骨风、虎杖各120克，煎取浓汁，泛丸如绿豆大，每服6克，日3次，食后服。

妇女经期或妊娠忌服。

①阴虚：另用生地、麦冬、川石斛各10克，每日泡茶饮服；②阳虚甚：可兼服阳和汤加制川草乌；③血压偏高者加广地龙10克、龙胆草5克煎汤

送丸；④药后肤痒，可取徐长卿、地肤子各12克煎服，约3、4日能解除。

6. 其他疗法及效方

（1）药棒疗法　用特制木棒蘸上配制好的中药液，在人体适当的穴位上叩击，以此来治疗疾病。

［药液配制］由川乌、草乌、三七、细辛、乳香、没药等药物组成，用市售白酒浸泡，渗漉制得。

［叩击方法］选7寸至1尺5寸长的木棒一根，根据使用部位要求不同，其外形、长短不同。以右手拇指和食指第二关节及中指第三关节横纹处握棒为宜。右手劳宫穴紧贴棒尾，以腕力使棒对准穴位进行以下叩击，操作宜稳。①点叩：叩击时棒与皮肤接触面要小，使患者自觉有针刺样的放射感和灼热感，待叩击部位出观潮红，继后呈血疹样斑块，并向周围扩大时，叩击面也随之扩大。点叩适用于合谷、太渊及肩部和膝以下穴位。②平叩：此法一般用于关节正位和脊柱正位的叩击。木棒应做成锥体形，叩击时腕部向上翘约呈40度角，用腕力进行叩击。叩击时棒与皮肤接触面要大，使患者有明显的痛和针扎感。③横叩：持棒手法同平叩，腕部向左旋，手心向右下方，与点叩相反。一般用手关节的内外侧叩击。叩击时患者自觉疼痛，并伴有对侧振动感。④混合叩：即三种叩法混合运用。多用于全身性关节疼痛和肿胀。

［叩击选穴］根据患者受累关节不同选穴。选穴三原则：以痛为俞，由点及面；局部取穴和远道取穴相结合；经筋结聚处取穴。常用穴位如下：肩部取肩髃、肩髎、巨骨、秉风、臂臑、肩贞；肘部取曲池、肘髎、天井、手三里、少海、支正；腕部取腕骨、阳溪、阳池、神门、养老、太渊、外关；髋部取环跳、居髎、承扶；手指取各指关节处，称为指边穴；膝部取犊鼻、阳陵泉、膝眼、鹤顶、照海、阴谷、委阳、膑中、膑缘；踝部取丘墟、解溪、昆仑、跟平。痛者加肾俞、足三里；发热加丰隆、大椎；痛甚加曲池、肾俞穴、阿是穴等。

［叩击手法］实证应予重叩、快叩，频率为200次/分左右，虚证应予轻叩、慢叩，频率为90次/分左右。

（2）雷公藤合剂　雷公藤2500克，制川、草乌各320克，红花、炒杜仲各180克，当归、生黄芪各180克。

［制法］上药加水7500毫升，煎取药汁3000毫升；药渣再加水7500毫

升，煎取药汁5000毫升；药渣第三次加水4000毫升，煎取汁2000毫升。3次共取药汁10000毫升，待冷后加入50～60度白酒10000毫升，混匀，分装入洗净的盐水瓶中存放1年，毋需加防腐剂。临服时，每瓶合剂加白（冰）糖100克，溶化后分服。

［用量］15周岁以上，每次服20～50毫升（儿童减半），日3次，饭后服，3～6个月为一疗程。据报道治疗92例类风湿性关节炎，总有效率达83.7%。症状改善最快者为半个月，多数需1个月以上。

（3）麝火疗法

［药物制备］

①麝火药块　取麝香12克，明雄、朱砂各8克，硫黄210克。先将硫黄置入铜锅或铝锅内于武火上熔化，至锅内产生蓝色火焰时，将研细和匀的其余三药倒入锅内，迅速搅拌均匀，待锅内再度产生蓝色火焰时，速端锅将药立即倒在备好晾干的土砖上摊平，此时药料仍在燃烧，再将备好的黄草纸迅即盖在药料上，使火焰立即熄灭，然后待药料冷却，再将其分成小块装瓶密封备用。操作时动作应迅速，切勿使药料烧透，整个制作过程约需5～6分钟。

②拔毒膏　麻油500克，黄丹210克，同置铁锅内以文火煎熬20分钟左右，至滴水成珠、不黏手时即成。用干净竹片取少许膏药薄摊一层于约4厘米×4厘米油纸上，制好数百张备用。

③追风酒　当归、川芎、白芍、熟地、地龙、茯苓、红枣、杜仲、枸杞、川牛膝、香附、羌活、独活、寻骨风、木瓜、桂枝、萆薢各15克，水蛭、土鳖、田三七、红花、全蝎、蝉蜕、生川乌、生草乌各9克，乌梢蛇30克，蜈蚣16克，马钱子4.5克。将28味中药置于白酒4000毫升中浸泡20天即可，每次服15～20毫升，每日3次。

［施治步骤］麝火疗法施治步骤有四：一烧、二贴、三发、四饮，按先后次序分述如下：

①烧　即烧麝火。取麝火药块黄豆大小，用镊子夹好点燃后，速放在已选好部位的皮肤上，使其继续燃烧，并用指头在所烧处皮肤周围轻轻按揉以减轻疼痛，约10～15秒钟药料烧透后，火自熄灭。选择的灼烧部位以痛点为主（阿是穴），如痛点或痛点附近有经穴，则以取经穴为佳。一般每次烧10处左右。不宜在空腹时进行。操作前应做好解释，以消除患者紧张

或顾虑。对症状有明显改善而未愈者，在3~6个月后可再施治1次。禁烧部位为五心：手心、足心、脑心、脐心、真心（心脏部位）、二阴（即前后阴）、七窍（即眼、耳、口、鼻，及其周围颜面部）。

②贴　即贴拔毒膏。烧麝火后第二天，所烧处呈Ⅱ度烧伤，起泡后皮肤脱落暴露出伤口，于每处伤口贴拔毒膏1张，并视脓液多少每天换膏药1~2次，直至伤口愈合，时间约40天左右。贴膏药的作用一是使伤口不致过早愈合影响疗效，二是保护伤口避免与衣物摩擦增加痛苦。伤口内禁用消炎粉、消炎药膏及外用消毒药水，亦不能用其他纸代替膏药外贴。换膏药时，应将伤口脓液用消毒干棉球拭净，以免日久溃烂引起湿疹。

③发　即服用具有发性的食物。以雄鸡、鲤鱼为佳。若无也可因地制宜改用鲫鱼、黄花菜、猪蹄等，其原理与发乳类同。进食发物可于烧麝火后1~2天开始，连续10~15天，每2~3天进食1次：雄鸡与鲤鱼可交替服食，其他发物可补充穿插服食，约需雄鸡5~7只，鲤鱼5~7斤。其目的是促使伤口溃烂、分泌物增多。

④饮　即饮追风酒。当伤口分泌物增多后，可开始服用追风酒，直至伤口愈合，为巩固疗效，可连续服酒3个月左右。

［禁忌证与适应证］

①禁忌证　a）妊娠、哺乳、月经期妇女；b）患有严重心、肝、肾、脑等疾病的患者；c）肺结核活动期或胃十二指肠溃疡活动期病人；d）肿瘤、骨结核、骨髓炎、跌打损伤患者；e）关节红肿灼痛，辨证为风湿热痹和痛点游走不固定者。

②适应证　风寒湿所致痛痹、寒痹、顽痹，如类风湿关节炎、风湿性关节炎、风湿性坐骨神经痛、腰腿痛、强直性脊柱炎、肩周炎等患者均宜。

附

部分西医诊断参考

（一）急性风湿热的诊断标准（Jones诊断标准）

1. 主要表现

（1）心脏病。具备下列四种情形之一者：

①病人过去无风湿热或风湿性心脏病史，而在观察期中心尖区出现一个有意义的收缩期杂音或一个隆隆样舒张期杂音，或在心底部出现舒张期杂音。

②X线检查显示心脏较正常增大15%以上。

③心包炎。

④儿童或25岁以内的青年发生心力衰竭而无其他原因可寻者。

(2) 多发性关节炎。迁移性关节炎，伴有疼痛、压痛或运动受限制、红肿、局部发热侵及两个或两个以上关节。仅有关节痛而无客观征象者，不能作为主要表现。

(3) 舞蹈病。

(4) 皮下小结。

(5) 环形红斑。

2. 次要表现

(1) 发热。

(2) 关节痛。

(3) 心电图上P－R间期延长。

(4) 血沉增速，或C反应蛋白阳性，或白细胞增高。

(5) 过去有风湿热史，或现在有非活动性风湿性心脏病征。

目前按两项主要表现，或一项主要表现加两项次要表现，并最近有溶血性链球菌感染的证据，可以诊断为风湿热。

(二) 类风湿性关节炎的诊断标准（美国风湿病学会ARA）

(1) 晨僵。

(2) 至少有一个关节有压痛或活动时疼痛。

(3) 一个关节有软组织肿胀或积液。

(4) 至少有另一个关节软组织肿胀或积液，而无症状的间隔期少于3个月。

(5) 对称性的关节肿胀，即同一关节左侧、右侧同时受累。

(6) 皮下结节，常在骨突处、伸面及关节附近出现。

(7) 典型的放射线改变并包括关节端的脱钙。但退行性病变不能将类风湿性关节炎除外。

(8) 血清类风湿因子阳性。

(9) 滑膜液加入醋酸后，黏蛋白凝固形成不佳。

(10) 滑膜活检符合类风湿性关节炎改变。

(11) 类风湿结节活检呈典型病理改变。

诊断为典型的类风湿性关节炎需具备7项，肯定的类风湿性关节炎需具备5项，可能是类风湿性关节炎的需具备3项［注：上述（1）～（5）项症状与体征至少存在6周以上，晨僵表示滑膜炎症有活动性；标准（2）～（6）项必须为医生所见，远端指关节受累在类风湿性关节炎中罕见，故不能作为上述关节计算］。

（三）急性痛风性关节炎的诊断标准（Wallace等，1977年）

(1) 关节液中有特殊的尿酸盐结晶。

(2) 有痛风结节，结节含有以化学方法或偏光显微镜证明的尿酸盐结晶。

(3) 符合以下12项中6项以上者：

①炎症于1日内达高峰。

②1次以上的关节炎发作。

③单个关节炎。

④罹患关节皮肤发红。

⑤第一中趾关节肿痛。

⑥一侧的中趾关节炎发作。

⑦一侧踝关节炎发作。

⑧可疑痛风结节。

⑨高尿酸血症。

⑩X线可见关节内的非对称性肿胀。

⑪X线片不伴骨质侵蚀的骨皮质下穿凿样透亮缺损。

⑫发作期关节液细菌培养阴性。

判断：凡符合（1）、（2）、（3）项中任何一项即可诊断为痛风。

第四章　常用治痹药物

独　活　附：羌活

独活又名独摇草，为伞形科植物重齿毛当归等的根及根茎。性温，味辛苦。功能祛风渗湿、散寒止痛。

《药品化义》说："独活，能宣通气道，自顶至膝，以散肾经伏风，凡颈项难舒，臀腿疼痛，两足痿痹，不能动移，非此莫能效也。"《本草正义》说："独活气味雄烈，芳香四溢，故能宣通百脉，调和经络，通筋骨而利机关，凡寒湿邪之痹于肌肉、着于关节者，非利用此气雄味烈之味，不能直达于经脉骨节之间，故为风痹痿软诸大证必不可少之药。"以独活为主组成的治痹方剂，有《千金方》的独活寄生汤、独活酒等。

现代药理学研究证明，独活具有明显的镇痛、镇静、抗炎作用。独活寄生汤灌服对大鼠甲醛性脚肿有一定抑制作用，能使炎症减轻，肿胀消退加快。有报道用绵毛独活制备之挥发油注射液肌注治疗各类软组织损伤112例，显效率为76.5%，能使疼痛明显减轻、肿胀消退、功能恢复。

羌活为伞形科植物羌活、宽叶羌活或川羌活的根及根茎，与独活功用相似而有异。羌活药力雄厚，比较峻猛，能直上巅顶、横行手臂，善治游风；独活药力稍缓，能通行胸腹、下达腰膝，善理伏风。痹在上宜羌活，配桂枝、姜黄；痹在下宜独活，配牛膝、木瓜；上下俱病，羌独同用。痹初邪浅多用羌活，取其发散解表之力宏；痹久邪深多用独活，取其祛风除湿之力缓。血虚之痹不用或少用羌活，以防其发散太多，耗伤气血，或伍以当归、地黄、鸡血藤等养血之品。

薏苡仁

本品为禾木科植物薏苡的种仁。性凉，味甘淡。功能清热利湿舒筋，为治疗湿热型痹证之要药。

《神农本草经》曰：薏苡仁"治筋急拘挛、不可屈伸，风湿痹，下气"。

《本草新编》曰："薏仁最善利水，不至损耗真阴之气。凡湿盛在下身者，最宜用之，视病之轻重，准用药之多寡，则阴阳不伤，而湿病易去。故凡遇水湿之症，用薏仁一、二两为君，而佐之健脾去湿之味，未有不速于奏效者也。倘薄其气味之平和而轻用之，无益也。"以薏苡仁为君组成的治痹方剂，有《普济本事方》的薏苡仁散、《类证活人书》的薏苡仁酒、《张氏医通》的薏苡仁汤等。

薏苡仁生用则利湿舒筋，炒用则健脾利水。笔者常生、炒薏米同用，一般用量为各 15 克。据病情可用至各 25 ~ 50 克。久服无副作用。湿热盛者常配土茯苓、土牛膝、五加皮等，寒湿盛者常配川乌、麻黄、桂枝、细辛等，取其利湿之用而祛其寒凉之性。

五加皮

本品为五加科植物五加或无梗五加、刺五加、糙叶五加、轮伞五加等的根皮。性温味辛。功能祛风除湿、利水消肿、强筋壮骨。

《药性论》说：五加皮"能破逐恶风血……主多年瘀血在皮肌，治痹湿内不足"。《本草经疏》曰："五加皮，观《本经》所主诸证，皆因风寒湿邪伤于（足少阴、厥阴）二经之故，而湿气尤为最也。……此药辛能散风，温能除寒，苦能燥湿，二脏得其气而诸证悉瘳矣。"以五加皮为主组成的治痹方剂，有《奇效良方》治筋痹的五加皮酒等。

现代药理学研究表明：无梗五加具有抗炎及镇痛、解热作用；刺五加能增强机体抵抗力，调节病理过程，使其趋于正常化。

笔者体会，五加皮与木瓜，一偏于利湿行水，一偏于舒筋活络，两药合用，有协同作用。特别是关节肿胀、屈伸不利者，在方剂中用五加皮 15 克，宣木瓜 20 克，消肿作用理想。此外，五加皮"主多年瘀血在皮肌"，皮痹可用其以皮行皮，常与地骨皮、海桐皮、刺猬皮等同用。

木瓜

本品为蔷薇科植物贴梗海棠的果实。性温，味酸，入肝脾二经。功能祛湿舒筋活络。主用于筋痹、骨痹之关节拘挛、筋脉拘急者。

《本草正》说："木瓜，用此者用其酸敛，酸能走筋，敛能固脱，得木味之正，故尤专入肝益筋走血。疗腰膝无力、脚气。引经所不可缺，气滞能和，气脱能固。”木瓜随其配伍之不同可益肝补肾，亦可祛湿舒筋。以木瓜为主组成的治痹方剂，有《张氏医通》之木瓜散、《杨氏家藏方》之木瓜丸等。

现代药理学研究，木瓜煎剂对小鼠蛋清性关节炎有消肿作用。筋痹、骨痹以下肢为主者无论其虚实均可酌用木瓜。湿盛邪实者常配以五加皮、薏仁米、伸筋草、威灵仙、海风藤等；肝肾亏虚者常配以炒杜仲、怀牛膝、虎胫骨、熟地黄、续断、桑寄生等。木瓜入肝、肾二经，可作为筋痹、骨痹的引经药。一股用量为9~15克。

土茯苓

本品为百合科植物土茯苓的根茎。具有解毒除湿、通利关节之功。主用于湿热及热毒型痹证。

《本草正义》曰：“土茯苓，利湿去热，能入络，搜剔湿热之蕴毒。”《本草纲目》称其能“健脾胃，强筋骨，去风湿，利关节，止泄泻。治拘挛骨痛，恶疮痈肿”。《浙江民间常用草药》载：“用‘土茯苓一斤，去皮，和猪肉炖烂，分数次连滓服’，治风湿骨痛；《万氏家抄方》用土茯苓酒治风气痛。方为“土茯苓（不犯铁器）八两。石臼内捣为细末，糯米一斗，蒸熟，白酒酿造成醇酒用，酒与糟粕俱食”。

笔者用土茯苓治疗湿热和热毒型痹证疗效满意，但用量要大，一般为50克，多用可达200克，无不良反应。

地　黄

本品为玄参科地黄属植物地黄和怀庆地黄的根茎。鲜地黄经不同的加工炮制，就成了生地黄、干地黄、熟地黄、地黄炭。生地黄和干地黄均有清热养阴、除痹止痛之功效，但生地黄较干地黄性寒。

《神农本草经》曰：地黄“主折跌绝筋，伤中，逐血痹，填骨髓，长肌肉，作汤除寒热积聚，除痹，生者尤良”。《本草纲目》用生地黄治老人风湿久痹、筋挛骨痛，方为“牛蒡根一升切，生地黄一升切，大豆二升炒，以绢袋盛，浸一斗酒中，五六日，任性空心温服二三盏，日二服”。今人有用干地黄一味治疗风湿性、类风湿性关节炎。方法是干地黄90克切碎，加水600~800毫升，煮沸约1小时，滤出药液约300毫升，为1日量，1次或2次服完。

儿童用成人量的1/3～1/2。除个别病例连日服药外，均采取间歇服药法，即6天内连续服药3天，间歇3天，经1个月后，每隔7～10天连续服药3天。治疗12例风湿性关节炎及11例类风湿性关节炎，多数患者疗效显著，关节疼痛减轻、肿胀消退，肢体活动障碍好转，血沉也有所降低。

现代药理学研究证明：地黄具有良好的消炎作用，以地黄水煎剂和醇浸剂10克/千克每日灌服，连续5日，对大鼠实验性甲醛性脚肿有显著消肿作用。在地黄、穿山龙、草乌、白花蛇、苍术与透骨草的酒浸剂对甲醛性关节炎的治疗作用观察中，发现地黄的作用最强。现代名老中医姜春华教授用生地黄治疗顽痹常投以大剂量，最多可达150克。他认为生地黄具有免疫双向调节作用，具有保护肾上腺皮质功能的作用。大剂量生地黄加入温经通络复方中，温痹清营、扶正祛邪、刚柔相济，疗效较西药激素加抗风湿药为胜，而且无副作用。

新病邪实、热毒炽盛者可在清热解毒药中加生地黄50～100克；久痹虚羸、精血亏损者可用熟地黄15～20克，为防止其久服腻膈可用砂仁拌炒。生地性寒滑肠，脾虚及寒湿型痹证不宜应用。

秦艽

本品为龙胆科龙胆属植物秦艽、麻花秦艽等的根。性平，味苦。功能祛风除湿、舒筋通络、清热止痛。

《神农本草经》曰：秦艽“主寒热邪气，寒湿风痹，肢节痛，下水，利小便”。以秦艽为主组成的治痹方剂，有治疗皮痹的秦艽地黄汤（《类证治裁》）、治疗血虚筋痹的大秦艽汤（《医学发明》）等。

现代药理学研究，秦艽具有抗炎作用，是通过神经系统以兴奋垂体－肾上腺皮质功能而实现的。并具有镇痛作用，若与天仙子、延胡索、草乌等伍用可使镇痛作用增强，作用时间延长。据报道，用秦艽注射液肌注治疗风湿性、类风湿性关节炎，对镇痛、消肿、关节功能的恢复和退热都有显著作用。

秦艽长于除下肢风湿，常与独活、木瓜，牛膝、伸筋草等伍用。常用量为9～15克。

防己

本品为防已科植物粉防已、木防己及马兜铃科植物广防已、异叶马兜铃的根。粉防己又名汉防己。性寒，味苦。功能利湿祛风、通络止痛。

李杲：“《本草》十剂云，通可去滞，通草、防己之属是也。夫防己大苦寒，能泄血中湿热，通其滞塞……至于十二经有湿热壅塞不通及下注脚气，除膀胱积热，而庇其基本，非此药不可，真行经之仙药，无可代之者”。历来将防己分为汉防己、木防己，认为二者功用各有所长，如《本草拾遗》说：“汉防己主水气，木防己主风气，宣通。”

现代药理学研究，汉防己具有较强的镇痛、消炎及抗过敏作用，木防已有降温作用。

一般说来，汉防己偏于除湿利水，木防己偏于祛风止痛。关节肿胀可用汉防己、宣木瓜、五加皮、薏仁米，泽泻等。一般用量为6～15克。

寻骨风

本品为马兜铃科植物绵毛马兜铃的根茎或全草，别名猴耳草、清骨草、猫耳朵等。性平，味苦。功能祛风活血、消肿止痛。

《饮片新参》曰：寻骨风“散风痹，通络，治骨节痛”。有用寻骨风制成流浸膏、浸膏片、注射液等多种剂型治疗风湿性、类风湿性关节炎，观察306例，总有效率75%。还有用寻骨风汤剂治疗类风湿性关节炎。寻骨风30克（鲜草60克），红糖60克，米酒60克为1日量。先将寻骨风用文火浓煎后，置入红糖与米酒，待药液沸腾后，即可离火。将煎好的药液滤出，以不烫嘴为度，分成两份，在上、下午热服。

现代药理学研究，寻骨风水煎醇沉液可抑制大白鼠蛋清性关节炎和棉球肉芽肿的形成，对甲醛性关节炎有一定的治疗消肿作用，对小白鼠腹腔注射醋酸所致疼痛扭体反应有显著抑制作用。

笔者常用寻骨风治疗关节肿痛之骨痹，汤剂用量为10～30克，洗剂、熥剂用量可酌情考虑。

乌　头

乌头为毛茛科乌头属植物的块根，附子是其多年生宿根的子根。其由四川栽培者名叫“川乌”，而各地野生者称为草乌。乌头具有祛寒逐湿散风、温经止痛之功，为治疗痹证的要药。

乌头与附子最早记载于《神农本草经》。张仲景《伤寒论》、《金匮要略》中计有乌头、附子及其加减方54个，李时珍《本草纲目》附方中应用乌附者已达177个。足见历代医家运用乌附有着丰富的实践经验。云南、四川等地尚有以之作冬令温补剂食用者。以乌头为主组成的治痹方剂颇多，有《本事方》的川乌粥、《丹溪心法》的龙虎丹、《太平圣惠方》的川乌贴剂等，有报道用草乌注射液作肌内注射，成人每次2毫升（含总生物碱2毫克），每日1次，治疗风湿性关节炎、腰痛、神经痛，总有效率为95%以上，大多于治疗6～10日后疼痛即见减轻，对重症风湿性关节炎，止痛效果尤为明显。

现代药理学研究，草乌与川乌作用基本相同，前者生物碱含量达0.425%，后者为0.5991%，均具有明显的镇痛和局麻作用。乌头与秦艽配伍，其镇痛效力可互相增强。笔者体会对以疼痛为主的痹证，不论其属寒属热，均可在基本方基础上加用乌头，止痛作用强大而迅速。常用剂量为3～9克。即使热毒型痹证在大队清热解毒方药中配以乌头，去其性而存其用，亦并无助热之弊。

乌头具有较强毒性。因体质差异，其中毒剂量相差悬殊，并与药物的炮制和配伍关系很大。已故老中医祝味菊素有"祝附子"之称，善用附子，最多用至90～120克。也有报道将附片9克，水煮汤3小时后，连药渣服下而中毒者，这说明个体中毒量差异很大。敏感者小剂量即可中毒，耐受性强者使用大剂量亦无妨。据研究，乌头的总生物碱含量与其毒性强度间无平行关系，而与药物配伍有关。日本花村训充报道附子与麻黄合用中毒。国内何永田亦有类似报道。在6例因附子与麻黄相配伍而发生的中毒者之中，他选择了4例，并将所配伍的麻黄去掉，继续让他们服用原剂量的附子，服后并未再发生中毒；同是此4例，再服用原剂量麻黄而去掉配伍的附子，服后亦不发生中毒。报道者认为，产生中毒的原因是附子与麻黄的配伍。其机制有待阐明。何氏还选择了5例因服附子兼以饮酒（用约10～25毫升的白酒做药引）发生中毒者，让他们停止饮酒后继续服用原剂量附子，则不发生中毒。由此推论，酒能增强附子的毒性而导致中毒。盖由乌头碱在乙醇中的溶解度较大，乙醇能促进乌头碱吸收的缘故。药理实验证明，草乌经甘草、黑豆法炮制后，毒性降低而不影响其镇痛效力。甘草、蜂蜜对草乌有解毒作用，甘草、干姜与附子同煎也可减低附子的毒性。因此，如法炮制、合理配伍可以有效地防止乌头中毒。

苍 术

苍术为菊科植物南苍术或北苍术等的根茎。其味辛苦，性温，能芳香化浊、祛风辟秽、燥湿健脾，常用于痹证之湿盛者。以苍术为主组成的著名治痹方剂，有《丹溪心法》的二妙散、《医学正传》的三妙散以及《丹溪治法心要》的上中下痛风方等。

《神农本草经》只有术，而不分苍术、白术。苍、白术之分始于仲景。《医学启源》说："苍术，主治与白术同，若除上湿发汗，功最大，若补中焦除湿，力少。"《玉楸药解》："白术守而不走，苍术走而不守，故白术善补，苍术善行。"现代药理研究亦证明，二者所含成分和药理作用确有不同。一般说来，苍术味苦，偏于燥湿，以治外湿为长；白术味甘，偏于健脾，以治内湿为善；内外湿邪并盛则苍白同用。常用量为6~9克。

麻 黄

本品为麻黄科植物草麻黄、木贼麻黄或中麻黄的草质茎。味辛苦，性温。功能发表散寒、平喘利水。主用于寒湿型痹证。

《药性论》说：麻黄"治身上毒风顽痹，皮肉不仁"。《日华子本草》说：麻黄"通九窍，调血脉"。以麻黄为主组成的治痹方剂，有《金匮要略》的麻黄杏仁薏苡甘草汤、《三因极一病证方论》的麻黄左经汤等。

痹证初起，寒湿阻络，可冀麻黄一汗而解；但久痹、尪痹，气血亏耗则不宜大剂量应用麻黄，以防耗血散血。笔者对痹证疼痛甚者，常嘱病人用汤剂冲服九分散（乳香、没药、麻黄、马钱子），消肿、止痛效果明显。

桂 枝 附：肉桂

本品为樟科植物肉桂的嫩枝，性温，味辛甘。功能发汗解肌、温经通脉。主治上肢痹证，尤以风寒、寒湿型为切当。

《长沙药解》曰："桂枝，入肝家而行血分，走经络而达荣郁。善解风邪，最调木气。……舒筋脉之急挛，利关节之壅阻。入肝胆而散遏抑，极止痛楚，通经络而开痹涩，甚去湿寒。"《药品化义》称桂枝"专行上部肩臂，能领药至痛处，以除肢节间痰凝血滞。"

现代药理学研究，桂枝有降温、解热作用。此作用系通过中枢及末梢，而使皮肤血管扩张，调整血液循环，使血液流向体表，有利于散热与发汗，并能加强其他活血化瘀药的功效。

桂枝配刺猬皮、五加皮、地骨皮、炙山甲等可软皮行皮、活络化瘀以治皮痹；配葛根、麻黄、马钱子、炙乳没等能发表解肌、行瘀止痛以治肌痹；配川芎、地龙、水蛭、归身等可活血逐瘀、通脉解结以治脉痹；配伸筋草、牛膝、木瓜、五加皮等舒筋活络以平筋痹；配透骨草、寻骨风、川草乌、威灵仙、独活等逐寒祛湿以治骨痹。因其横行手臂，故为上肢痹证之引经药，常与片子姜黄并用。

肉桂与桂枝来源均是樟科植物肉桂，嫩枝为桂枝，干皮及桂皮为肉桂，但功用各有所长，一偏于发汗解肌，一偏于温阳逐寒；一偏于表，一偏于里。肉桂香气浓烈醇厚，用熏洗法治疗痹证，欲其透达力专，肉桂较桂枝为上。

威灵仙

本品为毛茛科植物威灵仙的根。性温，味辛咸。功能祛风除湿、通络止痛、消痰散积。其性走窜，无处不到。主用于风湿、痰湿型之痹证。

《药品化义》说："灵仙，性猛急，盖走而不守，宣通十二经络。主治风、湿、痰壅滞经络中，致成痛风走注，骨节疼痛，或肿，或麻木。风胜者，患在上，湿胜者，患在下，二者郁遏之久，化为血热，血热为本，而痰则为标矣，以此疏通经络，则血滞痰阻，无不立豁。"古已有用威灵仙一味治疗痹证，如《太平圣惠方》的威灵仙散。今人有用威灵仙注射液，治疗肥大性脊椎炎和腰肌劳损，穴位注射取肥大椎体旁的华佗夹脊穴，一般取2~4穴，每穴注射1毫升，每日或隔日1次。治疗脊柱肥大一百余例，有效率为83%~93.81%；治疗腰肌劳损32例，显效14例，有效18例。还有用天南星0.25克，白芷、威灵仙各1克，制成浓度为62.5%的2毫升新方威灵仙注射液，肌内注射每日或隔日1次，每次4毫升，治疗类风湿关节炎。有报道用威灵仙叶作"冷灸"发泡法治疗鹤膝风。因此法和艾叶直接灸相似，但不用火燃，故定名为冷灸。方法是采取威灵仙叶（以嫩为佳）捣成泥状，再加入少量的红糖，捣融。如冬日无嫩叶，可在深秋时采来备用。或是将干黑的威灵仙叶用水泡透再捣烂，即可。以患侧的内外膝眼为冷灸点。当局部有风行蚁动感后，在5分钟内必须除去"灸料"。

风湿盛者，威灵仙常配羌活、防风、苍术、秦艽；痰湿盛者，常配白芥子、制南星、云茯苓、晚蚕沙、节菖蒲等。威灵仙善走窜消克，故久痹虚羸、气血衰弱者用时宜慎。常用量为6～12克。

鸡血藤　附：活血藤

鸡血藤又名血风藤，为豆科植物密花豆、白花油麻藤等的藤茎。性温，味苦甘。具有养血活血、祛瘀舒筋止痛之功。临床常用于血虚、血瘀之痹证。

本药始载于《本草纲目拾遗》。其称谓：鸡血藤“每岁端阳日携带釜甑入山斫取，熬炼成膏，泡酒饮之：大补气血……鸡血藤胶治风痛湿痹，性活血舒筋”。后世据此制成鸡血藤膏，主治血不养筋而致的筋骨酸痛、手足麻木。《饮片新参》曰：鸡血藤能“祛瘀血，生新血；流利经脉，治暑痧、风血痹症”。现代药理研究认为：鸡血藤酊剂给大鼠灌胃（40%，0.5毫升/100克）对甲醛性“关节炎”有显著疗效。

活血藤亦称血藤、气藤，为木兰科植物翼梗五味子或华中五味子的藤茎或根。能通经活血、强筋壮骨。论养血，鸡血藤优于活血藤；论活血，活血藤胜于鸡血藤。对血虚而兼瘀者，二药并用，相得益彰，补血而不滋腻，活血而不伤气。寒瘀可用鸡活血藤配淡附片、炙麻黄、川桂枝、北细辛、巴戟天等；虚瘀可配以当归、干地黄、川芎、赤白芍、党参等。一般用量为鸡、活血藤各15克。

鹿角胶

鹿角胶，又名白胶。为鹿科动物梅花鹿或马鹿的角煎熬而成的胶块。味甘咸，性温。入肝、肾、督脉。功能补血益精、温通督脉。

《神农本草经》：白胶“治伤中、劳绝、腰痛、羸瘦，补中益气，妇女血闭无子，止痛安胎”。《本经逢原》：“鹿角，生用则散热行血、消肿辟邪，熬胶则益阳补肾、强精活血，总不出通督脉、补命门之用，但胶力稍缓，不能如茸之力峻耳。……茸有交通阳维之功，胶有缘合冲任之用。然非助桂以通其阳，不能除寒热惊痫；非龟、鹿二胶并用，不能达任脉而治羸瘦腰痛；非辅当归、地黄，不能引入冲脉而治妇人血闭胎漏。”著名的阳和汤、龟鹿二仙胶即以鹿角胶生精补血、温通督脉。

笔者对腰脊变形的脊柱型类风湿或腰间盘突出症等常龟、鹿二胶合用，疼痛有瘀者加炙山甲通督开瘀，疗效满意。久痹骨弱虚羸可嘱其长服鹿角胶丸：鹿角胶一斤，鹿角霜、熟地黄各半斤，牛膝、茯苓、菟丝子、人参各三两，当归四两，白术、杜仲各二两，炙虎胫骨、炙龟板各一两，为细末，另将鹿角胶用好酒烊化，共为丸，梧桐子大，每服一百丸，空腹姜盐汤送下。无虎胫骨可用猪骨代替。

鹿角胶常用量为6～12克，开水或黄酒溶化内服，或入丸、散，膏剂。

狗脊

本品为蚌壳蕨科植物金毛狗的根茎。性温，味苦甘。功能补肾壮腰、祛风除湿。主用于肝肾不足、年老体虚之筋痹、骨痹。

《神农本草经》曰：狗脊“主腰背强，机关缓急，周痹寒湿，膝痛。颇利老人”。《本草经疏》称：“狗脊，苦能燥湿，甘能益血，温能养气，是补而能走之药也。”《太平圣惠方》用狗脊丸治五种腰痛，利脚膝。

笔者对日久不愈、骨节变形之骨痹，常在应用虫类药搜风剔络的同时，配用狗脊、熟地、川断、杜仲、鹿角胶、龟板胶等益精养血、强腰补肾。尤其是对年老体弱之人，祛邪时要不忘扶正。

桑枝

本品为桑科植物桑的嫩枝。性平，味甘辛。功能祛风湿、利关节、行水气。主要用于治疗四肢拘挛之筋痹、骨痹。

《本事方》载：“治臂痛，桑枝一小升。细切，炒香，以水三大升，煎取二升，一日服尽，无时”。

桑枝与桂枝、片子姜黄合用能横行手臂，疗上肢痹痛；与牛膝、木瓜、五加皮同用，解下肢拘挛；与竹沥、姜汁、白芥子同用能化痰开结；与赤芍、桃仁、乳没、红花同用能活血行瘀。笔者常以桑枝30克、干草薢根15克、杜仲15克、鹿衔草30克、猪脊骨250克，合炖，每日1剂，治疗腰脊强痛，寒湿痹于腰府之骨痹。

路路通

本品为金缕梅科植物枫香的果实。性平，味苦。功能祛风通络、利水消肿。

《本草纲目拾遗》称："其性大能通十二经穴，故《救生苦海》治水肿胀用之，以其能搜逐伏水也。"并记载了用路路通烟熏治疗痹证的方法，"周身痹痛，手脚及腰痛，焚之嗅其烟气，皆愈"。

水湿下注，关节肿胀，可以路路通配福泽泻，云茯苓、汉防己消肿利水；络脉瘀闭，屈伸不利，可以路路通配丝瓜络、桑枝、橘络、木瓜、红花等舒筋活络。一般用量为9～15克。

钻地风　附：钻石风

本品为虎耳草科植物钻地风的根皮。性凉，味淡。功能祛风除湿、活血止痛。主用于痹证初起，风气盛者。

民间有用钻地风为主治疗四肢关节酸痛：钻地风根或藤750克，八角枫、五加皮、丹参各250克，白牛膝180克，麻黄15克，切细，入黄酒6000克，红糖红枣各500克，装入小坛内密封，再隔水缓火炖4小时。每天早晚空腹饮酒120克左右。头汁服完后，可再加黄酒5000克，如上法烧炖，服用。

临床常与防风、穿山龙、羌活、海风藤、威灵仙、秦艽等配伍使用。煎汤一般为9～15克，也可用至30克，或浸酒内服。

钻石风为虎耳草科植物亨利茶藨子的根，与钻地风作用大致相同。但钻石风性温，适于寒湿盛者，偏治筋骨；钻地风性凉，适于风湿、湿热盛者，偏治皮肉。

当　归

本品为伞形科植物当归的根。性温，味甘辛。功能补血活血、温经通络、散瘀消肿。五体痹凡属血瘀血虚者均宜用之。

《别录》称当归能"温中止痛，除客血内塞，中风痓、汗不出，湿痹，中恶客气、虚冷，补五藏，生肌肉"。《本草正》曰："当归，其味甘而重，故专能补血，其气轻而辛，故又能行血，补中有动，行中有补，诚血中之气药，亦血中之圣药也。……大约佐之以补则补，故能养营养血，补气生精，安五脏，强形体，益神志，凡有形虚损之病，无所不宜；佐之以攻则通，故能祛痛通便，利筋骨，治拘挛、瘫痪、燥涩等证。"说明当归既能补又能通，关键在配伍。以当归为主组成的治痹方剂，有《太平圣惠方》的当归散、《医学发明》的当归拈痛汤、《医学衷中参西录》的活络效灵丹等。据报道，用当归制成5%～25%当归注射液于穴位、棘突、棘间韧带、关节腔、神经干、交感神经干、动脉或静脉注射治疗骨关节、肌肉、神经、血管及其他软组织病等20多种病1万多例，均取得不同程度的疗效。沈阳军区总医院内二科用复方当归注射液静滴治疗缩窄性大动脉炎（脉痹）15例，治疗后自觉症状改善，血管搏动能扪到或增强，血压能明显测到，脉压差增加，肢体血流图有不同程度改善。用当归及毛冬青注射液治疗皮病（皮痹），也取得了较好效果。

痹必兼瘀，久瘀必有虚，当归既养血又活血，通补兼备，实为补虚祛瘀的理想之药。特别是虫类破瘀之药，易伤气破血，尤应注意配伍当归、地黄、芍药等药。一般说来，“归身主守，补固有功，归尾主通，逐瘀自验”，补血用归身，活血用归尾，攻补并施可用全当归。常用量为6～12克。当归滑肠，用量不宜过大，脾虚者尤应慎用。

络石藤

本品为夹竹桃科植物络石的茎、叶。性凉，味苦。功能祛风通络、止痛消肿。适用于筋脉拘急、关节肿胀、腰膝酸痛之筋、骨痹。

《要药方剂》云：“络石之功，专于舒筋活络。凡病人筋脉拘挛，不易伸屈者，服之无不获效，不可忽之也。”《本草正义》云：“此物善走经脉，通达肢节。”《本草纲目》云：“络石，气味平和，其功主筋骨关节风热痈肿……服之当浸酒耳。”

关节红肿热痛，可用络石藤20～30克，配以石膏、知母、土茯苓、地龙等；筋屈不伸可与其他藤类药并用，如鸡血藤、青风藤、天仙藤、忍冬藤、海风藤、宽根藤、丁公藤等。

络石藤与丁公藤均能利湿舒筋，但丁公藤性温有毒，偏治寒湿，用量为3～6克（煎汤）；络石藤性凉平和，偏治湿热，汤剂可用至30～60克。

川　芎

本品为伞形科藁本属植物川芎的根茎。又名芎䓖。因四川所产质量最优，故名川芎。性温，味辛。功能活血行气、祛风止痛，为血中之气药，走而不守。

《本草正》云："芎归俱属血药，而芎之散动尤甚于归，故能散风寒，治头痛，破瘀蓄，通血脉，解结气，逐疼痛，排脓消肿，逐血通经。"《普济本事方》以川芎为主组成的方剂芎附散主治五种痹。

现代药理学研究，川芎及川芎红花注射液等能扩张外周血管，使脑、股动脉及下肢血流量增加。

川芎性温，其通脉行血之力强，为脉痹之要药，常与地龙、活血藤、归尾、桂枝、水蛭等相配伍。但川芎性善走窜，易耗伤气血，故用量不宜过大，一般为3～9克，也不宜久服，"久服则走散真气"（见《品汇精要》）。

丝瓜络　附：橘络

本品为葫芦科植物丝瓜老熟果实的网状纤维或粤丝瓜的枯老果实。性平，味甘。功能清热化痰、通经活络。主用于筋、骨痹。

《本草便读》云："丝瓜络，入经络，解邪热。热除则风去，络中津液不致结合而为痰，变成肿毒诸症，故云解毒耳。"

痰凝阻络之筋骨痹，常配以淡竹沥、生姜汁、姜半夏、橘络、路路通、露蜂房、白芥子等。常用量为6～12克。

橘络为芸香科植物福橘或朱橘等多种橘类的果皮内层的筋络。能理气疏筋、通经活络，驱皮里膜外积痰，常与丝瓜络并用。

牛　膝　附：土牛膝

本品为苋科植物牛膝的根。味甘苦酸，性平。生用活血祛瘀、通经止痛，熟用补益肝肾、强筋壮骨。

《神农本草经》云：牛膝"主寒湿痿痹，四肢拘挛，膝痛不可屈……"朱震亨曰："牛膝能引诸药下行，筋骨痛风在下者，宜加用之。"《本草经疏》曰："盖补肝则舒筋，下行则理膝，行血则痛止。"《太平圣惠方》用牛膝叶一斤切，以米三合，于豉汁中煮粥，和盐酱空腹食之，治气湿痹痛、腰膝痛。

现代药理学研究：牛膝具有抗炎及镇痛作用。对于大鼠的甲醛性脚肿，牛膝酒剂有明显的治疗作用。腹腔化学刺激法实验表明，牛膝煎剂腹腔注射对酒石酸锑钾或醋酸所致"扭歪反应"有抑制作用，表明牛膝具有镇痛作用。

牛膝入肝肾二经，能引药至下半身，故常作为引经药，凡痹在下半身均可酌用。川牛膝偏于活血祛瘀、通经止痛，怀牛膝偏于补益肝肾、强筋壮骨。取其活血通痹，常用川牛膝配以当归、川芎、活血藤、桃红、乳香、没药、丹参等；取其补肾强筋，常用怀牛膝配以杜仲、虎胫骨、鹿角胶、肉苁蓉、熟地、白芍、木瓜等。

土牛膝又名野牛膝，为野生牛膝的干燥根茎及根。能活血散瘀、祛湿利尿、清热解毒。民间有用鲜土牛膝18~30克（干品12~18克）和猪脚一个（七寸），红酒和水各半煎服，治疗风湿性关节炎。笔者于湿热型和热毒型之痹证，在方剂中加土牛膝15~30克、土茯苓50~100克，清热利湿解毒效果理想。

姜黄

本品为姜科植物姜黄或郁金的根茎。片姜黄又名片子姜黄，为植物郁金的干燥切片。性温，味辛苦。功能活血行气、通经止痛。主治痹在上肢和肩背。

《医林纂要》曰：姜黄“治四肢之风寒湿痹”。《要诀》曰：“片子姜黄能入手臂治痛，其兼理血中之气可知。”《赤水玄珠》用姜黄散治臂背痛。可见，片姜黄为上肢痹痛之要药。

现代药理学研究，姜黄素对角叉菜胶引起的大鼠和小鼠脚肿有明显的抗炎作用。

临床治疗上肢痹痛常将片子姜黄与桂枝同用，引药旁达上肢。笔者常以自拟肩宁散治疗肩关节周围炎。处方为：片子姜黄15克、川桂枝9克、羌活9克、归尾12克、炙山甲6克、祁蛇15克、干地龙15克、红花9克、威灵仙12克、川芎9克、生地黄25克、白芥子12克，共为细末，每服6克，黄酒送下，每日2次。

芍药

芍药分白芍、赤芍。白芍为毛茛科植物芍药（栽培种）的根；赤芍为毛茛科植物芍药（野生种）或草芍药、川赤芍等的根。二者来源有别，功效亦异。白芍养血柔肝、缓急止痛，偏重于补；赤芍行瘀消肿、凉血止痛，偏重于通。

《本草求真》说："赤芍与白芍主治略同但白则有敛阴益营之力，赤则只有散邪行血之意；白则能于土中泻木，赤则能于血中活滞。故凡腹痛坚积，血瘕疝痹，经闭目赤，因于积热而成者，用此则能凉血逐瘀，与白芍主补无泻，大相远耳。"以芍药为主组成的治痹方剂，有《儒门事亲》的愈风丹，治诸痹寒热交作；《本草纲目》："芍药二分，虎骨一两，炙为末，夹绢袋盛酒三升，渍五日，每服三合，日三服，治风毒骨痛"。日本学者将芍药的药理作用归纳为9个方面，即镇痛作用、镇静作用、抗痉挛和解痉作用、血管扩张作用、抗炎作用、对子宫的特异作用、祛瘀血作用、利尿作用、解热作用。

白芍用于肝肾亏虚、关节拘挛疼痛之筋痹、骨痹，配甘草名曰芍药甘草汤，有良好的缓急止痛效果，笔者对关节疼甚者大剂量应用白芍30～50克。赤芍用于脉痹、筋痹、骨痹以血瘀为主者，一般用量为9～15克。

鹿衔草

本品为鹿蹄草科植物鹿蹄草或圆叶鹿蹄草等的全草。性温，味甘苦。功能补虚益肾、祛风除湿、强筋壮骨。肝肾不足、骨节变形之骨痹最为适宜。配鸡活血藤、熟地黄、肉苁蓉、骨碎补、莱菔子、鹿茸、千年健等治疗骨质增生，如刘柏龄的骨质增生丸。民间有以鹿衔草为主治疗风湿性、类风湿性关节炎。共处方为鹿衔草、白术各12克、泽泻9克，水煎服。

一般用量：煎汤内服15～30克，或入丸散剂。

胡桃肉

胡桃肉即胡桃仁，为胡桃科植物胡桃的种仁。性温，味甘。功能补肾强腰、温阳养血。用于久痹肾虚。

《医学衷中参西录》说："胡桃，为滋补肝肾、强健筋骨之要药，故善治腰腿疼痛，一切筋骨疼痛。"《局方》用青娥丸治肾气虚弱，腰痛如折，或腰间似有物重坠，起坐艰辛：胡桃肉二十个（去皮膜），破故纸（酒浸，炒）八两，蒜四两（熬膏），杜仲（去皮，姜汁浸，炒）十六两。上为细末，蒜膏为丸。每服三丸，空心温酒下，妇人淡醋汤下。

肾虚骨痹，若腰脊冷痛、四末不温可用胡桃肉配以巴戟天、淡附片、上肉桂、炒杜仲、菟丝子、鹿茸等，若发枯齿槁、腰脊空痛、身体尫羸，可用胡桃肉配以熟地黄、淮山药、鹿角胶、龟板胶、当归、枸杞子、虎骨等。常用量为9~15克。

防风

本品为伞形科植物防风的根。味辛甘，性温。功能发表祛风、胜湿止痛。

《长沙药解》称其能“行经络，逐湿淫，通关节，止疼痛，舒筋脉，伸急挛，治肢节，起瘫痪……”，《太平圣惠方》之防风散治疗白虎风，走转疼痛，两膝热肿；《宣明论方》用防风汤治行痹，行走不定；《杂病源流犀烛》用防风天麻丸治白虎历节风，均是以防风为主的治痹方剂。

现代药理学研究，防风具有解热、消炎、镇痛、抗病原微生物等多种作用。

痹证初起、风气胜者，关节游走性疼痛，常以防风配羌活、威灵仙、桂枝、天麻、川芎、葛根、麻黄等。一般用量为6~9克。久痹血虚气弱不宜用。

海桐皮

本品为豆科植物刺桐的干皮。性平，味苦辛。功能祛风除湿、通经活络、解肌行皮。

《海药本草》云：海桐皮“主腰脚不遂，顽痹腰膝疼痛”。《日华子本草》载：“治血脉麻痹疼痛”。《贵州草药》载：“解热祛瘀，解毒生肌”。以海桐皮为主的治痹方剂很多，如治风湿痹不仁，肢体疼痛的海桐皮汤；治腰膝痛不可忍，似肾脏风毒攻刺的海桐皮酒；治风湿两腿肿满疼重，百节拘挛痛的海桐皮散等。取其以皮行皮之意，与五加皮、刺猬皮、露蜂房、地骨皮、炙山甲等配合治疗皮痹；与桑枝、牛膝、木瓜、五加皮、伸筋草等配合治疗筋痹。一般用量为9~15克，也可于熏洗剂中随证加入。

透骨草

本品为大戟科植物地构叶或凤仙花科植物凤仙的全草。味甘辛，性温。功能祛风除湿、透骨舒筋、活络止痛。

《本草纲目》云：能“治筋骨一切风湿疼痛挛缩，寒湿脚气。”《本草纲目拾遗》载：透骨草二两、穿山甲二两、防风二两、当归三两、白蒺藜四两、白芍三两、豨莶四两（去茎用叶，九蒸九晒），海风藤二两、生地四两、广皮一两、甘草一两，以上为末，用猪板油一斤炼蜜为丸，梧子大，早晚各五钱，酒下，治风气疼痛，不拘远年近日。

透骨草透达之力颇强，内服可透筋骨之伏邪外达，外洗可引诸药直达筋骨。笔者常用六草汤治疗筋骨痹。处方为：透骨草、伸筋草、鹿衔草、老鹳草、豨莶草各30克，苍耳草25克，煎汤熏洗痛处，每天1次，每次半小时，每剂药可连用4次。

伸筋草

伸筋草为石松科植物石松的带根全草。性温，味苦辛。功能祛风散寒、除湿消肿、舒筋活血。

凡筋脉拘急、关节肿痛、僵硬不舒、屈伸不利之筋痹、骨痹，无论何型，均可酌情用之。湿热型常配土茯苓、薏苡米、土牛膝、川萆薢、汉防己、忍冬藤等；肝肾不足型常配熟地、山萸肉、鹿角胶、龟板胶、当归、白芍等；痰瘀互结可配白芥子、淡竹沥、鲜姜汁、法半夏、炙南星、橘络、干地龙、桃红、乳没等。一般用量15～25克，也可用至50克。

刺猬皮

本品为刺猬科动物刺猬或短刺猬的皮。性平，味苦。功能降气定痛、软化皮肤。主要用于皮痹。

《证治准绳》用猬皮丸治疗皮肤变黑、痛痒如虫行、手足顽麻或两肘如绳缚的乌癞病，《医宗金鉴》用苦参酒治疗乌癞，均取刺猬皮以皮行皮、软化皮肤之性。皮痹常以刺猬皮配地骨皮、五加皮、海桐皮等以及活血化瘀之品，如穿山甲、桃仁、红花、川芎、地龙等。一般用量：煎汤为6～9克，或入丸散剂。

䗪　虫

本品为鳖蠊科昆虫地鳖或姬蠊科昆虫赤边水䗪的雌性全虫。性寒，味咸，有毒。功能逐瘀破积、通络开闭。

《神农本草经》曰：䗪虫“主心腹寒热洗洗，血积癥瘕，破坚，下血闭。”《分类草药性》：“治跌打损伤，风湿筋骨痛，消肿……”《金匮要略》用大黄䗪虫丸治疗虚劳腹满，内有干血，肌肤甲错。近人有用此方加减治疗皮痹。皮痹属痰瘀凝结者可伍用鳖甲、海藻、昆布、丝瓜络；属瘀血阻络者可伍用活血化瘀之品，如丹参、红花、当归、炙山甲等。日久不愈之骨痹、骨节变形者可与其他虫类药合用，如露蜂房、全蝎、蜈蚣、地龙、蛴螬等。煎汤内服，一般为3～6克；或入丸、散剂。孕妇忌用。年老体弱应伍用养血之药。

全　蝎

为钳蝎科动物钳蝎的干燥全虫。性寒，味咸辛。功能搜风剔络、解毒止痛。其性善于走窜，穿筋透骨，为治久痹顽痹之要药。

《太平圣惠方》治疗风痹肢痛、营卫不行，用“川乌头二两炮去皮，以大豆同炒，至汁出为度，去豆焙干，全蝎半两，焙为末，酽醋熬稠，丸绿豆大。每温酒下七丸，日一服”。《仁斋直指方》载：“治风淫湿痹，手足不举，筋节挛痛：先与通关，次以全蝎七个，瓦炒，入麝香一字，研匀，酒三盏，空心调服，如觉已透则止，未透再服。”清代叶天士，善用虫类药，尤善用全蝎，在《临证指南医案》痹门用虫类药的7案中，6案用全蝎。著名老中医朱良春谓，全蝎“走窜之力最速，搜风定痉、开瘀通络，内而脏腑，外而经络，皆能开之，通则不痛，故为治顽痹之要药”。

笔者体会，全蝎不但能搜风剔络，用于久痹顽痹，还能化瘀解毒，故热毒型痹证用之亦佳，可与蜈蚣、地龙、犀角、生地黄、土茯苓相伍用。一般用法：全蝎研末，每服1～2克；若入汤剂，可用6～9克。

蜈　蚣

为大蜈蚣科动物少棘巨蜈蚣或其近缘动物的干燥全虫。性温，味辛，有毒。功能祛风止痉、攻毒散结。

《医学衷中参西录》云：“蜈蚣，走窜之力最速，内而脏腑，外而经络，凡气血凝聚之处皆能开之。”《疡医大全》用蜈蚣散治蛇头疔，红肿发热疼痛。可见其解毒之力颇强。日本民间用蜈蚣内服治疗神经痛、风湿性关节炎、浆液性关节炎等。用法是：一日10条，以文火煎2小时，一日3次分服。要注意根据体质调整剂量和用药时间，体质弱的应当减量。一般数日可见效果。朝鲜用法是用鸡炖食。男病人用雌子鸡、女病人用雄子鸡，去内脏后入蜈蚣10条，加高丽参3只（约40克）入布袋内，另加粳米一合，加适量水炖10~12小时，至干，3、4日分服，有时加甘草、大枣。蜈蚣对遇冷即发的神经痛效果较好，闪腰亦常用之。朱锡祺医师认为，蜈蚣之性最猛，其镇痛作用较其他虫类药为强，故常用于风湿、瘀血等引起的剧烈疼痛。散剂效果好，但剂量宜小，每天不超过0.9克，否则可能出现皮肤过敏之红色斑块，奇痒难忍。

蜈蚣攻专力雄，开瘀破结、搜风定痛，为治久痹、顽痹之要药，但要防其耗血散血，尤其是证实体虚之人，要适量配伍党参、黄芪、当归、熟地等补气养血之品。常用剂量：散剂0.5~1克，汤剂1~2条。

露蜂房

本品为胡蜂科昆虫大黄蜂或同属近缘昆虫的巢。性平，味甘，有毒。功能祛风攻毒、散肿止痛。

《乾坤生意秘韫》用露蜂房治手足风痹，黄蜂窠大者一个，小者三、四个（烧灰），独头蒜一碗，百草霜4.5克，同捣敷上。忌生冷荤腥。朱良春认为：蜂房“对顽痹之关节肿僵疼痛，甚则变形者，乃必用之药”。常与全蝎、蜈蚣、蜣螂虫、地鳖虫、地龙、乌梢蛇等虫类药配伍应用。汤剂用量为3~6克，或入丸散。

白僵蚕

本品为蚕蛾科昆虫家蚕蛾的幼虫感染白僵菌而僵死的干燥全虫。性平，味辛咸。功能活络通经、化痰散结、驱风开痹。主治痰凝血滞型之皮痹、骨痹。

《神农本草经》曰：“白僵蚕……灭黑皯”，《本草经疏》说：“辛能祛散风寒，温能通行血脉，故主如上诸症也。肺主皮毛，而风邪客之，则面色不光润，辛温入肺，去皮肤诸风，故能灭黑皯及疮瘢痕也。”

皮痹痰凝血瘀以白僵蚕配软坚化痰、软皮行皮之品，如海藻、昆布、鳖甲、刺猬皮等；骨痹关节变形者可配熟地、当归、鸡活血藤、鹿衔草、骨碎补、怀牛膝、虎胫骨等益肾强腰壮骨之品及搜风剔络、逐瘀开痹的虫类药物。一般煎剂用量5~10克；散剂0.5~1克，白水或黄酒送服。

地　龙

本品为巨蚓科动物参环毛蚓或正蚓科动物背暗异唇蚓等的全体。性寒、味咸，功能清热活血、通络止痛。

现代药理研究，蚯蚓能治“大热”。其解热成分蚯蚓解热碱及蚯蚓水浸剂对大肠杆菌内毒素及温热刺激引起的人工发热的家兔均有良好的解热作用，而且具有镇静抗惊厥作用，与中医传统的认识相一致。因此，地龙常被用于热毒型和血瘀型的痹证。《兰室秘藏》用地龙散治腰脊痛或打扑损伤，坠落伤，瘀血积于太阳经中，或胫踹臂股中痛不可忍，说明地龙活血通经止痛功效卓著。热毒型之痹证常用地龙配犀角、生地黄、双花、连翘、丹皮、土茯苓等；关节变形可用地龙配其他虫类药；肌痛难忍，可在九分散基础上加用地龙。一般煎汤内服6~12克，散剂2~3克。

白花蛇　附：乌梢蛇

白花蛇又名蕲蛇，为蝮蛇科动物五步蛇或眼镜蛇科动物银环蛇幼蛇等除去内脏的全体。味甘咸，性温，有毒。功能搜风逐湿、通经活络、透骨舒筋。主要用于血瘀顽痹。

《本草经疏》曰：“蛇性走窜，亦善行而无处不到，故能引诸风药至病所，自脏腑而达皮毛也。”有报道用枫蛇酒治疗腰腿疼痛：干枫荷梨根150克，蕲蛇、乌梢蛇各100克，金钱白花蛇3条，置容器中，加白酒适量，略高于药面10厘米左右，密封，浸1个月左右饮用（服完后可用白酒浸1次），每次30~50毫升（可根据酒量大小适量增减），每日3次。不善饮酒或畏恶腥味，亦可改将三蛇研粉装入胶囊之中，每次4、5丸，日3次，用枫荷梨根30克水煎送服，同样可以收效。

乌梢蛇为游蛇科动物乌风蛇除去内脏的干燥全体。功用与白花蛇类同。有用蛇肉治疗类风湿性关节炎：活乌梢蛇去头尾、皮及内脏后放砂锅中加水煮熟（可加少许葱、姜、酒），每周吃1~2条，10条为一疗程，两疗程之间隔1、2周。502蛇粉：用活蛇（不论何种）杀后或泡酒后的蛇（均去内脏）焙干、磨粉，每日服3次，每次1.5~3克。个别人服后出现皮疹，可作对症处理。

治疗血瘀顽痹可用白花蛇、乌梢蛇与其他活血化瘀药配伍应用。以服散剂为佳，日服0.5~1克。煎剂一般用3~9克。或入丸剂、酒剂。

穿山甲

本品为鲮鲤科动物鲮鲤的鳞甲。处方常写炮甲珠、炙山甲或炒甲片。功能通经化瘀、搜风去湿。

《医学衷中参西录》云："穿山甲，味淡性平，气腥而窜，其走窜之性，无微不至，故能宣通脏腑，贯彻经络，透达关窍。凡血凝血聚为病，皆能开之。"故五体痹之湿痰瘀血凝聚，非一般活血化瘀开痰之药所能奏效者，皆可用山甲透达。《德生堂经验方》载："凡风湿冷痹之证，因水湿所致，浑身上下，强直不能屈伸，痛不可忍者，于五积散加穿山甲七片，炮熟，同全蝎炒十一个，葱、姜同水煎，入无灰酒一匙，热服取汗，避风。"现代名老中医焦树德治疗病程较长、病情较重的风湿性关节炎、类风湿性关节炎时，常在应证汤（丸、散）药中，加入适量的炙山甲，认为除加强通脉活血外，并有引药"直达病所"的作用。

穿山甲用于治血瘀痰凝之皮痹，可配刺猬皮、地骨皮、川芎、桃红、橘络、海藻、昆布等，用于治疗骨节变形之骨痹，可配用补肾壮骨和虫类搜剔之品。一般用量为汤剂6~9克，或入丸、散、黐剂。

天仙藤　附：天仙子

天仙藤又名马兜铃藤、青木香藤，为马兜铃科植物马兜铃的茎叶。功能行气止痛、活血化瘀。

《本草汇言》曰："天仙藤，流气活血，治一切诸痛之药也。"《本草求真》日："即其所治之理，亦不过因味苦主于疏泄，性温得以通活，故能活血通道，而使水无不利，风无不除，血无不活，痛与肿均无不治故也。"《仁斋直指方》创制天仙散治痰注臂痛，方为天仙藤、羌活、白术、白芷梢各三钱，片姜黄六钱，半夏（制）半两。上锉，每服三钱，姜五片煎服。间下千金五苓丸。笔者对筋痹、骨痹痰湿重、疼痛甚者常加用天仙藤15克，有良好的止痛效果，可与其他藤类药如络石藤、忍冬藤、海风藤、鸡活血藤等配伍应用。

天仙子为茄科植物莨菪的种子，与天仙藤名近实异。其主要成分为莨莨碱、阿托品及东莨菪碱，具有较强的镇静止痛作用。《圣济总录》治风痹厥痛，用天仙子三钱（炒），大草乌头、甘草各半两，五灵脂一两为末，糊丸，梧子大，以螺青为衣，每服十丸，男子菖蒲酒下，女子芫花汤下。天仙子止痛作用迅速强大，肌痹、筋痹、骨痹以痛为主者均可酌情使用。用法：天仙子0.9克，闹羊花0.6克研末，用汤剂送服，痛减即停药。因本品有毒，不可过剂，用时宜慎。

雷公藤

雷公藤又名黄藤根、菜虫药、蝗虫药、断肠草，为卫矛科植物雷公藤的根、叶及花。功能祛风除湿、消肿止痛、通经活络。主用于筋痹、骨痹。

《本草纲目拾遗》记载：雷公藤用于清热解毒、祛瘀接骨。近年来，各地将雷公藤试用于治疗类风湿性关节炎、慢性肾炎、系统性红斑狼疮、白塞氏病和麻风病等收到明显效果，有效率均在90%左右。服药后关节疼痛、肿胀、功能障碍等有不同程度的好转或减轻，血沉下降，部分病人测定类风湿因子或乳胶凝集试验阴转，对活动期病人疗效尤佳。目前应用雷公藤主要有以下剂型。

（1）煎剂：用去净两层皮的根木质部分15～25克，文火水煎2次，共成400毫升煎液，一日分2次饭后服用，7天为一疗程，停药3、4天再服下一疗程。

（2）浸膏剂：将本品干浸膏或干浸膏的乙醇提取物，做成25%药液，每次口服20～40毫升，每日3次。

（3）片剂：将本品浸膏加入赋型剂做成，每片含生药1.5克，每次3、4片，每日3次。

（4）合剂：雷公藤250克，生川、草乌各60克，当归、红花、桂皮、川牛膝、羌活、杜仲、地骨皮各18克，加水煎至1000毫升，滤渣后加入红糖250克溶化，冷后，加入白酒1000克。内服，成人每次30～50毫升，每日3次，老年、儿童酌减。

（5）酒剂：雷公藤60克，浸入白酒500克中7～10天，成人每次10～15毫升，每日3次。

雷公藤毒性较大，内服宜慎。

苍耳子

苍耳子为菊科苍耳属植物苍耳的果实。性温，味辛苦，有毒。功能散风止痛、除湿蠲痹。

《神农本草经》曰：苍耳“主风头寒痛，风湿周痹，四肢拘挛痛，恶肉死肌”。《本草正义》称：“苍耳子，温和疏达，流利关节，宣通脉络，遍及孔窍肌肤而不偏于燥烈，乃主治风寒湿三气痹著之最有力而驯良者。”取其镇痛消肿之功，《杂病源流犀烛》以苍耳子为君组成定痛散；《食医心镜》用苍耳子三两，捣末，以水一升半，煎取七合，去滓呷，治疗风湿痹痛、四肢拘挛。中国人民解放军159医院用自制的苍耳子注射液治疗163例慢性腰腿疼患者，有效率为89%，认为对扭伤和风湿痛疗效较好，对坐骨神经痛和肥大性腰椎炎的疗效较差。

苍耳子对关节肿胀疼痛之骨痹和肌肉酸胀疼痛之肌痹均有较好的治疗效果，一般汤剂用6～9克。本品有毒，不宜久服或过量，年老体弱之人勿服。

马钱子

马钱子又名番木鳖，为马钱科植物马钱的成熟种子。性寒，味苦，有毒。功能为通经络、止疼痛、散血热、消肿毒、祛风湿、强筋骨。常用于以疼痛、肿胀为主的肌痹、筋痹、骨痹。

以马钱子为主药组成的治痹方剂很多，如《救生苦海》的马钱散：番木鳖（入砂锅内，黄土拌炒焦黄为度，石臼中捣磨，筛去皮毛，拣净末）、山芝麻（去壳，酒炒）、乳香末（箬叶烘出汗）各五钱，穿山甲（黄土炒脆）一两。共研末。每服一钱，酒下，不可多服，服后避风，否则令人发战栗不止。如人虚弱，每服五分。黄伟康用马钱子300克，牛膝、甘草、苍术、麻黄、僵蚕、乳香、没药、全蝎各35克，配制成粉，每次1克，用白酒冲服，每晚服1次，20天左右为一疗程，治疗肥大性腰椎炎20例，显效18例。

笔者于肌痹、筋痹、骨痹寒凝血瘀疼痛者常嘱病人用汤剂冲服九分散1～2克，若肌肉松弛、缓弱无力可用汤剂冲服马钱子粉0.6～0.9克。马钱子毒性较大，应严格如法炮制并掌握用量。

附1

常用有毒治痹药物的中毒及解救

在常用治痹药物中，有些药物是有毒的。患者可因服法不当或服量过大、过久而中毒。这些病例若得不到及时抢救，就会造成严重的后果甚至死亡。故治疗应尽早尽快。

一般说来，西医的一些急救方法简便、速效，而某些中药则具有特异性的解毒作用，因此，对中毒患者目前多采用中西医结合的方法进行抢救，以各取所长，配合应用。

中毒处理的基本原则，概括起来就是8个字：排毒、解毒、对症治疗。

(1) 排毒　排毒就是采用催吐、洗胃的方法将毒物排出体外，然后采用延缓毒物吸收及导泻等措施。当估计胃内尚有大量食物或所用剧毒中药的量较大时，先行催吐比洗胃更恰当。催吐后，不论效果显著与否，都应给予洗胃。

催吐的最简易方法是用压舌板、筷子或鸡毛甚至手指等刺激病人的咽喉部，以引起呕吐；也可用盐汤探吐法，即在每碗开水里放食盐两汤匙，烊化后让患者连服数碗，然后医者用干净鸡毛、鹅毛或筷子之类，刺激患者咽后壁，使其呕吐，反复数次；亦可用白矾6克，研末，开水冲服以催吐。

常用的西药催吐剂及其催吐方法是：①硫酸铜：每次用量为0.25～0.5克，溶于100～200毫升水中，口服，可反射性引起呕吐。药后15～30分钟如仍未呕吐，可照半量再服1次。②吐根糖浆20～30毫升，或取吐根散1克溶于水一杯中，口服，有心脏病者忌用。③吐酒石，即酒石酸锑钾，每次用量为0.1克，溶于一杯水中，口服（有心脏病者忌用）。必要时可使用盐酸阿扑吗啡。该药是一种兴奋延髓呕吐中枢的强烈催吐剂，于皮下注射，每次用量为2.5～5毫克，一般于用药后数分钟即出现剧烈的呕吐。由于该药催吐作用强烈，故年老体弱、孕妇、高血压及冠心病患者原则上禁用。已昏迷或有严重呼吸抑制的患者忌用；本品于贮存期间变为绿色者不应再用。

洗胃一般多在服下剧毒中药4小时内进行。常用1:4000高锰酸钾溶液，每次灌下洗胃液约500毫升，待病人产生呕吐后再灌。如插入胃管洗胃，灌下洗胃液可稍多些，但也不宜一次灌下太多，以免过多的洗胃液进入小肠，反使毒物加速吸收。如果是具有较强烈腐蚀作用的剧毒药，要注意保护胃黏膜，可适量服用豆浆、牛奶、蛋清、稠米汤、面糊等保护剂。

导泻、灌肠可使停留于肠腔内的毒物尽快地排出体外。常用硫酸镁20～30克或硫酸钠10～15克，溶于一杯水中，供服。也可以元明粉（或朴硝）15～30克冲服，或用生大黄末9～15克冲服，或用番泻叶15克泡水服，或用当归90克，大黄30克、白矾30克、甘草15克，水煎分数次服。

为了增强身体解毒功能，加速毒物排出，可给病人口服、静脉注射或静脉滴注药物。一般说来，在心、肺、肾功能较佳的情况下，可输给葡萄糖液，这除具有营养肝脏、增强肝脏解毒的功能外，还可起到稀释毒物的作用；由于尿量的增加，又可促使毒物尽快地排出体外。当心肺功能不好时，输液量过大则容易发生肺水肿，故应严格控制输液量。在口服、输液量较多的情况下，为了尽快使毒物排出，也可酌用利尿药物。中药可用车前草、白茅根各30克水煎服。

（2）解毒　主要是运用解毒药物，尤其是特效解毒药进行解毒。这应根据中毒药物的不同，尽早选用。中药可服“绿豆甘草解毒汤”：绿豆120克，生甘草15～30克，丹参、连翘、草石斛、茅根各30克，大黄20克（后下），用清水煎熬，早晚各服1剂（必要时可6小时服1剂），口服或插胃管鼻饲。如能进食时，可尽量让患者多饮绿豆汤。其他尚有几种简便易行之法可供参考：①“取甘草㕮咀，浓煎，多饮其汁，无不生也，又食少蜜佳。”②“煮桂（肉桂），多饮其汁，并食葱叶中涕也。”③“煮荠苨浓汁饮之，秘方。卒不及煮，便嚼食之。”④“煮大豆令浓，多饮其汁。无大豆，豉亦佳。”⑤“蓝青蓝子亦通解诸毒，常预储之。”（此5方均出自《补辑肘后方》。）

（3）对症治疗　急性中毒时，医者一时难以明确中毒系何种中药所为，而具特效解毒功用的药物也不多，加之中毒症情发展迅速，患者会很快出现一系列中毒症状，故务须对症处理，以挽救病人生命。

病人的呼吸、循环系统的危象，是对症处理的依据和关键。呼吸衰竭时常用尼可刹米25% 1.5～3毫升或山梗菜碱3～6毫克作皮下、肌内或静脉注射；循环衰竭，如血压骤降应用血管活性药物，常用间羟胺（阿拉明）

20毫克或去甲肾上腺素1毫克加入5%葡萄糖100毫升中静滴。用量多寡，根据血压情况掌握。病人伴有心力衰竭或肺水肿时，可用去乙酰毛花苷丙（西地兰D）0.4毫克于25%葡萄糖液40毫升中缓慢静脉注射。病人烦躁不安者，可给予苯巴比妥钠0.2毫升肌肉注射；狂躁者给予氯丙嗪25~50毫克，加入5%葡萄糖溶液或生理盐水500毫升静脉滴注，滴注速度每分钟2~3毫升，每日1次，连续数天。本品高浓度使用有局部刺激作用，使用时不可接触皮肤。亦可用副醛注射或水合氯醛灌肠。剧烈呕吐不止者，可用硫酸阿托品0.5毫克肌注；剧烈腹泻者，可口服复方樟脑酊2~5毫升。

常见的治痹药物中毒主要见于乌头、威灵仙、苍耳子、马钱子雷公藤等。现分述如下。

1. 乌头类中毒

乌头一般为草乌，药用其根块，主根为乌头，旁根为附子，附子变形而无稚根者为天雄，生于附子根旁的块根为侧子。乌头和附子所含的生物碱为乌头碱、新乌头碱、次乌头碱等，其中以乌头碱的毒性最强，毒理作用是引起中枢神经及周围神经的兴奋。而后抑制；并能直接作用于心肌，造成心律失常。近代研究亦证明乌头碱的致死量为2.5毫克。引起中毒的常见原因是用量过大或服法不当。

[中毒表现] 消化系统症状为口腔、咽喉烧灼感，大量流涎，恶心呕吐，腹痛腹泻，肠鸣；神经系统症状为头痛眩晕，口唇、肢端麻木，皮肤灼热，肌肉疼痛，抽搐，言语不清等；循环系统症状为心跳气短，出汗，面色苍白，心律过缓，心音弱，血压下降。心电图检查主要出现室性早搏、房室传导阻滞。严重者可出现瞳孔散大，休克昏迷，呼吸衰竭或出现急性心源性脑缺血综合征。

[急救处理]

（1）1%鞣酸充分洗胃，以除去乌头碱。除病人已有严重吐泻外，洗胃后服5%硫酸镁40~60毫升与活性炭混合液。

（2）阿托品可抑制平滑肌的过度紧张状态，阻断迷走神经对心脏的影响，并能消除或缓解流涎、恶心呕吐、心律失常等中毒症状，每次用1毫克，酌情多次应用。

（3）对症处理，如给氧、补液、复温、人工呼吸等。

（4）中药：①肉桂刨丝5~7克，沸水冲入200~300毫升，焖5分钟分

3次小心灌服，约每10分钟1次。②生姜汁，每次1汤匙缓缓灌入，半小时1次，服2次以后视好转情况，改用党参、干姜、炙甘草煎汤内服。③白蜂蜜每次1~4汤匙，温开水冲服。④甘草15克、犀角1.5克、川连3克或生姜、芫荽、红糖煎服。

［参考方］

（1）《葛洪肘后备急方》卷七：①“中附子、乌头毒，大豆汁、远志汁并可解之”。②“孙思邈论云，有人中乌头、巴豆毒。甘草入腹即定方，称大豆解百药毒，尝试之，不效，乃加甘草为甘豆汤，其效更速。”

（2）《药鉴》：“服附子后，身目红者，乃附毒之过，急用萝卜捣汁一大碗，入黄连甘草各五钱、犀角三钱，煎至八分饮之，其毒即解。如解之迟，必然血从七孔中出，决死何待。若无生萝卜汁，用子亦可。用生黄豆浸透，捣烂取汁一盅饮之，亦可。或用澄清泥浆水饮之，亦可。”

2．威灵仙中毒

［中毒表现］茎叶的水液与皮肤接触引起皮肤发泡溃疡；误食或用药量过大刺激消化道出现呕吐、腹痛、腹泻、黑粪，类似石龙芮的中毒症状。重者出现呼吸困难，瞳孔散大，十余小时内死亡。

［急救处理］

（1）西医处理：排毒，解毒、对症治疗。

（2）中药：红糖、甘草煎汁内服。

3．苍耳子中毒

［中毒表现］

（1）轻度：只有头痛、恶心、呕吐、腹痛等。

（2）中度：较为剧烈的头痛、倦怠无力、烦躁不安、嗜睡，肝大、黄疸、谷丙转氨酶增高，广泛出血、尿少及排尿困难等。

（3）重度：昏迷，强直性痉挛，呼吸、循环衰竭。

［急救处理］

（1）西医处理：排毒、解毒、对症。

（2）中药：①板蓝根120克水煎服或服绿豆甘草汤。②小野鸡尾草片，一次量可达300~400片。③鲜菊花苗根捣碎挤汁，每日2次，每次4大碗。④紫金锭，磨成稀浆，每次用半锭或一锭。

4．马钱子中毒

［中毒表现］先有颤抖，胸部有压迫感，知觉过敏，继则咬肌及颈肌抽

搐，有时呕吐。痉挛时，神志清楚，脸部苦笑露齿，双目凝视，渐至呼吸痉挛，全身发绀，瞳孔散大，脉搏加快。中毒者受外界声、光、风等刺激，立即引起再度强直性痉挛，每次可持续几分钟。

［急救处理］

（1）有效地控制惊厥，保护延髓中枢。

（2）避免声光刺激，各种检查及治疗应轻，减少对病人的刺激。

（3）静脉注射戊巴比妥钠0.3～0.5克，也可用水合氯醛、乙醚等制止惊慨。

（4）对症处理。

（5）中药：①香油一盏加白砂糖适量，混匀灌服。②甘草120克，煎汤即服。每小时1次，可连服2～4剂。⑧轻度痉挛，用肉桂煎汤内服。惊厥严重，用蜈蚣3条，全虫6克研末，1次冲服。④黄芩60克水煎服。⑤蜂蜜、绿豆、甘草水煎服。

5. 雷公藤中毒

［中毒表现］局部胃肠道刺激症状，如心窝不适、头昏头晕、恶心呕吐、腹痛腹泻；中枢兴奋损害；后期引起心、肝、肾损害，发生心悸、胸闷、气短、紫绀、急性肾衰等，严重者在24小时内死亡。如能度过5天，预后较好。

［急救处理］

（1）西医处理：排毒、解毒、对症治疗。

（2）中药：①凤尾草90克，田螺60个，鲜乌桕嫩芽10个（或根皮90克），捣烂取汁内服，或鲜凤尾草500～1000克煎水内服。②金粉蕨叶120克，捣成糊状，纱布包裹，在300毫升冷开水中绞取其汁内服。⑧取枫杨嫩枝一握，洗净，捣碎，滤汁口服，每次约50毫升。④新鲜鸡、鸭、羊血200～300毫升或兔的胃黏膜浸出液内服。⑤鲜萝卜汁120克内服。

附2

《神农本草经》有关治痹药物一览表*

上　品

药　名	性　味	主　治
曾青	味酸，小寒	治……风痹，利关节，通九窍
白石英	味甘，微温	除风湿痹
柏子	味甘，平	除风湿痹
天门冬	味苦，平	治诸暴风湿偏痹，强骨髓
术	味苦，温	治风寒湿痹、死肌
干地黄	味甘，寒	逐血痹，填骨髓，长肌肉；作汤除寒热积聚，除痹；生者尤良
菖蒲	味辛，温	治风寒湿痹
泽泻	味甘，寒	治风寒湿痹
菊花	味苦，平	治……皮肤死肌、恶风湿痹
石斛	味甘，平	治伤中，除痹
石龙芮	味苦，平	治风寒湿痹，心腹邪气，利关节……
石龙刍	味苦，微寒	治……风湿……
牛膝	味苦	治寒湿痿痹，四肢拘挛，膝痛不可屈伸，逐血气……
细辛	味辛，温	治……百节拘挛，风湿痹痛、死肌
独活	味苦，平	治风湿寒所击、金创，止痛……
酸枣	味酸，平	主……四肢酸疼、湿痹
枸杞	味苦，寒	治……周痹；久服坚筋骨……
菴蕳子	味苦，微寒	治……风寒湿痹，身体诸痛
薏苡仁	味甘，微寒	治筋急拘挛，不可伸屈，风湿痹……
车前子	味甘，寒	除湿痹
蛇床子	味苦，平	除痹气，利关节
菥蓂子	味辛，微温	除痹……
青蘘	味甘，寒	主五脏邪气、风寒湿痹，益气，补脑髓，坚筋骨
茜根	味苦，寒	治寒湿风痹……
白蒿	味甘，平	治五脏邪气，风寒湿痹……
漏芦	味苦，寒	治皮肤热……湿痹……

续表

药 名	性 味	主 治
天名精	味甘，寒	治瘀血……去痹……
王不留行	味苦	止血，逐瘀，出刺，除风毒内寒
牛膝	味辛，温，无毒	治……风寒湿痹
姑活	味甘，温	主大风邪气、湿痹寒痛
屈草	味苦	主……阴痹.
秦椒	味辛，温	治风邪气，温中，除寒痹……
蔓荆实	味苦，微寒	治筋骨间寒热、湿痹、拘挛……
熊脂	味甘，微寒	治风痹不仁、筋急……
葡萄	味甘，平	主筋骨湿痹……
鸡头实	味甘，平	治湿痹、腰脊膝痛……
苦菜	味苦，寒	治五脏邪气，厌谷胃痹

中 品

药 名	性 味	主 治
磁石	味辛，寒	治周痹、风湿、肢节中痛、不可持物
防风	味甘，温	治大风……风行周身，骨节疼痹……
秦艽	味苦，平	治寒热、邪气，寒湿、风痹，肢节痛……
吴茱萸	味辛，温	除湿血痹，逐风邪，开腠理
芍药	味苦，平	除血痹……
芎䓖	味辛，温	治……寒痹、筋挛缓急……
葛根	味甘，平	治……诸痹……
厚朴	味苦，温	治……气血痹……
竹叶	味苦，平	治风痓痹
山茱萸	味酸，平	逐寒湿痹……
狗脊	味苦，平	治腰背强、关机缓急、周痹寒湿膝痛，颇利老人
萆薢	味苦，平	治腰背痛强、骨节风寒湿周痹……
莨菪子	味苦，寒	治……肉痹、拘急……
秦皮	味苦，微寒	治风寒湿痹、洗洗寒气……
蜀椒	味辛，温	逐骨节皮肤死肌、寒湿痹痛……
枲耳实	味甘，温	治风头寒痛、风湿周痹、四肢拘挛痛、去恶肉死肌
蠡实	味甘，平	治皮肤寒热……风寒湿痹，坚筋骨……
白鲜	味苦，寒	治……湿痹死肌，不可屈伸起止行步

续表

药名	性味	主治
薇衔	味苦，平	治风湿痹、历节痛……
王孙	味苦，平	治五脏邪气、寒湿痹、四肢疼酸、膝冷痛
王瓜	味苦，寒	治消渴、内痹、瘀血、月闭……
药实根	味辛，温	主邪气、诸痹、疼酸……
干姜	味辛，温	逐风湿痹
蛴螬	味咸，微温	治恶血、血瘀痹气……
蠡鱼	味甘，寒	治湿痹、面目浮肿，下大水
龟甲	味咸，平	治……湿痹，四肢重弱
大豆黄卷	味甘，平	治湿痹、筋挛、膝痛

下品

药名	性味	主治
礜石	味辛，大热	治……死肌、风痹……
蔓椒	味苦，温	治风寒湿痹、历节疼痛，除四支厥气、膝痛
商陆	味辛，平	治水胀、疝瘕痹……
天雄	味辛，温	治大风、寒湿痹、历节痛、拘挛缓急
乌头	味辛，温	除寒湿痹
附子	味辛，温	治……寒湿、踒躄、拘挛、膝痛不能行步
羊踯躅	味辛，温	治贼风在皮肤中淫淫痛……诸痹
茵芋	味苦，温	诸关节风湿痹痛
假苏	味辛，温	下瘀血，除湿痹
皂荚	味辛，咸温	治风痹、死肌
石楠草	味辛，平	养肾气，内伤阴衰，利筋骨皮毛；实，……逐风痹
别羁	味苦，微温	治风寒、湿痹、身重、四肢疼酸、寒邪历节痛
陆英	味苦，寒	治骨间诸痹，四肢拘挛疼酸，膝寒痛
夏枯草	味苦辛，寒	脚肿湿痹
麋脂	味辛，温	治……寒风湿痹，四肢拘缓不收……
马先蒿	味苦，平	治寒热……湿痹

* 此表不包括治喉痹药物。

痿病通论

主　　编　李济仁

副 主 编　吴福宁　李　梢

编写人员　牛淑萍　朱长刚

　　　　　胡剑北　李有伟

　　　　　李　艳　傅南琳

目录

第一章 概 说

一、痿病的概念

痿病，系中医病名之一。它是临床上一类较为常见的疑难病症。由于历代中医文献论述痿病的概念及临床表现多有出入不一之处，为此，有必要先了解一下“痿”的含义。

早在春秋战国时期，《内经》就首先提出了“痿”的概念。在《内经》一书中，“痿”的含义主要包括以下两个方面：一是指症状。如《素问·生气通天论》曰：“因于湿，首如裹，湿热不攘，大筋緛短，小筋弛长，緛短为拘，弛长为痿。”又在《素问·阴阳别论篇》中提到：“三阴三阳发病，为偏枯痿易，四肢不举。”可见这里的“痿”乃指四肢弛软、无力升举之症状。二是指病名。如《素问·痿论》云：“黄帝问曰：五脏使人痿，何也？……发为骨痿”，“……论言治痿者独取阳明，何也？……”这里的“痿”乃指以肢体痿弱不用为主要临床表现的痿病和它的不同类型。后历代医家论痿基本上都是指第二种含义而言，鲜有逸出《内经》之义者。

在明确“痿”的含义之后，还需要了解一下痿病的范畴。通常情况下，痿病是专指肢体筋脉弛缓，软弱无力，严重者手不能握物，足不能任身，肘、腕、膝、踝等关节如觉脱失，渐至肌肉萎缩而不能随意运动的一种疾病。这已为历代医家及现代中医临床工作者一致确认。然而从理论上讲，痿病并不仅仅局限于这种狭义的范畴，它应还包含有更广泛的 含义。关于这点，我们可以从众多的古医籍中对痿病的有关论述中来加以认识，如：金代张子和称“弱而不用者为痿”；明代吴崑谓“痿与萎同”，可见，这里的“痿”并不专指肢体不用，而更有广示形体枯萎之意。也就是说，凡属外在形体的某一部分“痿弱不用”或“枯萎瘦削”的疾病，皆属于痿病之列。故阴茎弱而不举者，有名为“阴痿”（即“阳痿”，亦有名曰“筋痿”者）（《灵枢·邪气脏腑病形篇》）；痹病日久不愈肢体瘦削失用者，有名曰“痹痿”；小儿先天不足，发育迟缓，脚弱行迟者，有名曰“软瘫”

（痿病的一种类型）；另外，中风后遗症之偏瘫（名曰“偏枯”、“偏虚”）亦应属于广义的痿病的范畴。因为疾病后遗症是指主病在好转和痊愈过程中给机体造成的一种附加损害，并不是主病本身的迁延或慢性经过，这种附加损害固然与主病有着种种内在联系，但从其病理实质来看，它与主病本身有所不同，而属于一种新的疾病过程。所以，“偏枯”在实质上已是有别于中风本身的一种新的具有其自身病理特征和病理过程的疾病了，这种病理特征和病理过程与痿病的病理特征及病理过程有着诸多相同之处，故将“偏枯”列入痿病的范畴当易理解。

本书以临床上较为常见的发生在四肢部位的痿病为重点研究对象，至于以阴茎痿弱为主要表现的阳痿，因已有众多的论著，故此书中不再赘述。

二、痿病的命名与分类

从痿病立论至今已有两千余年的历史，现存历代医籍对痿病的命名与分类没有作统一规范。《素问·痿论》根据受病脏腑和五体相应的关系提出了以下观点：心气热生脉痿，肝气热生筋痿，脾气热生肉痿，肾气热生骨痿，并总名肺热叶焦而产生的痿病为痿躄。后代医家将《内经》上述论点归结为五痿，并以此作为痿病的命名与分类之依据。但也有提出与《内经》不同观点者。如元·朱震亨在《脉因证治》中称痿为软风，明·方隅在《医林绳墨》中提出了风痿、湿痿和热痿的概念，后来，清代的李用粹在《证治汇补》中进一步将方隅的观点予以发挥，提出痿病的病理关键是内热，因其兼挟标症的不同而又有湿热痿、湿痰痿、气虚痿、血虚痿、阴虚痿、血瘀痿、食积痿和痢后痿的区分，这是现存古医籍中依据痿病病因和病理特征对痿病进行最为细致的分类命名，具有一定的临床实际应用意义。其后，清代秦皇士在其所著《症因脉治》中首次提出了外感痿和内伤痿的分类法，从而使痿病的分类较之前人更为全面。另外，秦氏在此书中所提筋挛一证，从其病因、病机和病理特征分析等诸方面来看，无疑是《内经》所提筋痿的别名。关于痿病的名称，还有痿厥（《医钞类编》）、瘫痿（《医林改错》）、缓风（《见智录续编》恽铁樵手稿）、冷麻风（《徐洄溪医案》）、骨软风（《赤水玄珠》）以及民间的风瘫、瘫痪等。实际上这些名称有的为痿病之异名，而有的仅指痿病的某一证型或某一症状，这种混乱状态，给痿病的临床和科研工作带来了一定的困难和不便。为了便于对痿病进行辨证治疗，有利于增进对痿病的认识，我们拟从以下 3 个方面对痿病重新进行较为切合临床实际的分类命名。

按患病部位分：病在肢体者统称为痿躄；病在阴茎者称为阳痿。

按发病年龄分：阳痿只在成人发生，而痿躄则儿童与成人皆可罹患，且儿童痿躄发生的病因病机与成人有一定程度的区别，故当将痿躄按发病年龄分为儿童痿躄（14 岁以下）和成人痿躄。

以虚实为纲，对痿躄按病因病机进行辨证分类：痿躄是痿病的主要病种，病因病机十分复杂，病程往往迁延漫长，其预后如何与患病机体邪正力量对比状况直接相关。外感邪盛，机体正气未衰，此属实痿，起病多较急骤，治疗以祛邪为主，佐以扶正，预后可能良好；若邪盛伤正，或邪气不盛而正气先衰，或机体自身禀赋不足，脏腑气血诸虚劳损致痿者，此属虚痿，起病多隐袭，病程缓慢，治疗以扶正为主，佐以祛邪，预后每多不佳。故临床诊治痿躄时，首当辨分虚实，在此基础上再进一步辨证治疗，以从不同侧面来反映痿躄的本质。

痿病分类命名示意图如下：

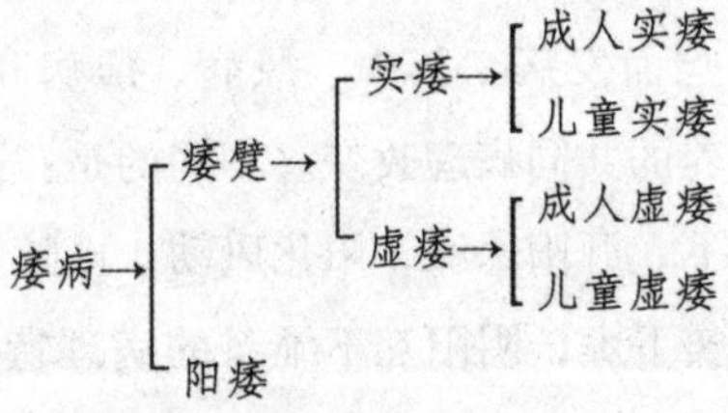

三、风、痹、痿、厥的区别

风、痹、痿、厥是四种不同的病证。由于它们在临床表现、病因病机及治疗遣方用药方面有着某些易于混淆之处，所以，明朝以前很多古医籍中对这几种疾病均有不同程度的混识。由于认知上的不清，必然导致临床诊断与治疗容易发生失误。明清以后，有不少医家从病因、病机及临床表现等多方面对它们之间不同点及相似之处进行了有益的辨析，其中不乏有诸多明慧的见解，但从总体上来看都还不够全面。下面，我们拟从概念、病因病机、临床表现、治疗大法及预后转归等 5 个方面来谈谈这四种疾病之间的区别以及它们之间的一些共同点。

1. 概念方面

（1）风：风在中医学中有几种含义。其中易与痹、痿、厥病相混淆的一种含义，是指以卒然昏仆，不省人事，伴有口眼㖞斜、半身不遂、言语不利，或不经昏仆而仅以㖞僻不遂为主症的中风病。

（2）痹：痹在中医学中也有几种含义。其中易与风、痿、厥相混淆的一种含义，乃指由风寒湿邪侵袭肢体经络，使气血运行不畅而导致肢体疼痛、酸楚、重着、麻木和关节肿大、屈伸不利的病证。

（3）痿：是指形体某一部分枯萎瘦削、萎弱不用为主要临床表现的病证。它依发病部位不同而有多种病型。其中易与风、痹、厥病发生混淆的一种病型乃专指以肢体筋脉弛缓，软弱无力或肢体挛急，日久因不能随意运动而致肌肉萎缩为主要表现的痿躄。

（4）厥：指以机体阴阳失调，气机逆乱为病机，以突然昏倒、不省人事，或伴有四肢逆冷为主要表现的一种病证。病情轻者在短时间内即可苏醒，醒后无偏瘫、失语、口眼㖞斜等后遗症；重者可一厥不回而致死亡。

2．病因病机方面

这四种不同疾病的病理基础颇有某些相同之处。它们都具有气血素亏，脏腑阴阳失调的内在病理基础，在这种正虚易损的体内环境下，感受多种诱因和致病因素的影响而发病。其中，风病、痹病和痿病又都具有气血运行受阻，肌肤筋脉失养的共同病理改变。不同的是：

风病多有阴亏于下，肝阳暴涨，阳化风动，血随气逆，挟痰挟火，横窜经隧，蒙蔽清窍，上实下虚，阴阳互不维系的病理特点。在病因病机方面，它依邪从外感和风从内生的不同而有真中和类中之分；在病位和病势方面，它依病位浅深和病势轻重之不同，又有中经络和中脏腑之分；在邪正斗争方面，它依邪正之盛衰而又有闭证和脱证之别。

痹病的病因病机特点主要为风寒湿邪直入肌表，或化热后流注滞着于人体的筋脉、肌肉关节等处，阻碍气血的运行而出现上述部位疼痛、酸楚、肿胀、屈伸不利等症状，久而不愈，则可导致受累肢体失用的病理结局。其主要病理机制为气血运行不畅。

痿病的病因病机虽有虚实之别和外感与内伤之分，但究其实质，莫过于一个“虚”字。脾胃虚弱、肝肾亏虚、五脏内热、久病正衰、气血双损等导致四肢百骸得不到充足的精血濡养，则肢体痿弱不用乃成痿病。

厥病大多有明显诱因可寻，如久病体弱、高热酷暑、情感过激等。其主要病理特点为气机突然逆乱，升降乖异，气血运行失常。其病理类型包括气盛有余和气虚不足两种。前者为气逆上冲，血随气逆，或挟痰挟食，壅滞于上，以致清窍蒙闭；后者为清阳不升，气陷于下，血不上达以致精明失养而生厥病。

3. 临床表现方面

风病突出表现为突发昏仆，神志不清，口眼㖞斜，语言不利，半身不遂；或仅有㖞僻不遂之病状。

痹病主要表现临床上为全身或某一局部肢体肌肉、筋骨、关节之处酸楚、疼痛、重着、麻木不仁，关节肿大或变形僵硬、屈伸不利等症状，若久而不愈亦可导致患肢逐渐瘦削，萎弱失用。

痿病中的成人和儿童痿躄均以缓慢进行的肢体弛缓无力，渐致患肢皮毛枯槁，肢体大肉尽脱，痿废不用为主要临床表现。

厥病临床表现为在较明显的诱因刺激下，患者突然昏厥、神志不清，伴有四肢逆冷的症象，每在短时间内即可自行苏醒回复。也有较长时间需接受治疗才恢复神志的，醒后多不留后遗症。

4. 治疗原则方面

风、痹、痿、厥都有本虚的病理基础，故在治疗时均应顾及扶持人体正气，但在具体辨证时，又当据情施治。

风病本因肝肾不足、气血衰少，而为风火相煽、痰湿壅盛、气血郁阻所引发，发病部位有中经络与中脏腑之别。中经络者病情较轻，在临床证型上又当分外风和内风两类。感受外风者多无先兆症状，而有外感表现，治宜扶正祛邪，疏风解表，和营通络；风从内生者常有先兆症状，而无六经之形证，治宜滋阴潜阳，镇肝熄风，祛痰开窍。中脏腑者病情多较危重，在证型表现上若以邪实内闭为主，则其证属实，治疗当以祛邪为主；若以阳气欲脱为急，则其证属虚，治疗又当以扶正为先。其中闭证又应根据具体病因病机细加审辨。凡因内风痰火为由之阳闭者，法当辛凉开窍，清肝熄风；若属内风痰湿所致之阴闭者，则应辛温开窍，豁痰熄风。

痹病当考虑风寒湿邪之偏盛和人体正气的盛衰以及体质特异等诸因素而采取相应的治疗原则。如邪气实，正气尚盛者，当依风寒湿之所胜而分别采用祛风、散寒、除湿、通络止痛的大法以祛除外邪：若外邪化热则应清热通络，疏风胜湿；若感邪初期即有正衰表现，或痹病日久不愈者，又当扶正与祛邪并举。

痿病的主因乃由脾胃虚弱、五脏内损、气血无化、精气亏损等导致四肢百窍失养而变生诸痿，故治疗总则当以补益脾胃、调补诸脏、益精补气滋血、通经活络举痿为要。若外感邪气急，则应灵活变通，治当以逐邪外出为先；若内伤与外感齐急，又当扶正与祛邪并重。另外，痿病属疑难病证，大多数呈慢性病程，在疾病的发展、恢复过程中，除药物治疗外，还须配合针灸、按摩推拿、功能锻炼等治疗康复方法才能取得更加满意的治疗效果。

厥病临床辨证施治首当分别虚实。实证者，气壅息粗，四肢僵直，牙关紧闭，脉多沉实或沉伏。一般先用搐鼻散取嚏以宣通郁闭之气，如不应，即当调灌苏合香丸或玉枢丹，以开窍醒神，同时配合针刺十宣、人中等穴位以回厥。虚证者气息微弱，张口自汗，肤冷肢凉，脉沉微细，可急用参附汤灌服急救，以回阳固脱；如见面白气微，汗出而热，舌红，脉象微细数者，宜用生脉散以益气救阴。在应用药物治疗的同时，均可配合运用针灸以苏厥醒神。苏醒后的处理，则当辨其所因而治之。

5. 预后转归方面

风病随病情轻重而有不同的预后转归。中经络者相对于直中脏腑而言病情要轻，一般情况下，经过一段时间的正确治疗后，只要能防止外风再度侵袭或内风复起，基本上都能不同程度地恢复，仅有一部分患者留下程度不一的后遗症。而中脏腑者不论是闭证还是脱证，病情都较危重，预后亦以凶险为多。有的患者如能及时针对病因采取有效的治疗措施，尚可挽回生命，只遗留一定程度的后遗症，但如果邪气过盛而中脏腑又深，或元阴元阳相互离决，或虽有救路而贻误时机，治疗不得法器，均将危殆立至，预后险恶。

痹病总的说来，只要能做到早期诊治并坚持治疗，注意起居环境的改善与调节，一般预后比较良好。一部分受邪轻浅，正气充盛的患者能够完全康复；若邪盛正衰，始病即重，或久病不医，致使病邪蔓延，渐入五脏，而出现关节肿大变形，顽固疼痛，活动不灵，久则患肢逐渐瘦削枯槁，痿废不用，或有瘀斑、胸痹、心悸、气短等症，舌质青紫，脉象沉涩，此时则痼疾已就，病难向愈了。

痿病因先天禀赋素弱，脏腑功能失调，气血化源不足，又复加感受外邪；或饮食、情志内伤；或纵欲无度，伤精败气而成，故病情每多较重，病程迁延难愈。若能及早诊治，辨证精当，治疗中的，调养适宜，配合渐进有序的科学功能锻炼，则一些实痿患者能够不同程度地恢复患肢功能，有的也能完全康复。若实痿贻误失治，或虚痿体质太虚，迁延太久，则每多正气日下，气血渐衰，病势日进，终致衰竭而亡。

厥病的预后当视病因、病情与病势而定。实厥者只要及时抢救，苏醒后再针对原发病因进行积极治疗，避免诱因再次刺激，基本上都能完全康复，且不留后遗症。少数患者由于体虚过极，或病邪过盛，将会导致阴阳离决，气机逆乱，生机消殒。

四、与痿相关之五脏、五体及精、气、血、津液生理与病理概述

（一）肺与皮毛

1. 肺

肺为五脏之一，位于胸中，上通咽喉，开窍于鼻，主诸气而司呼吸。肺吸入的清气和脾所运化的饮食精微（谷气）相结合而输布全身，供养其余的脏腑和肌肤百骸。肺还有通调水道，参与水液代谢的功能，又能辅佐心脏主持血液循环，因此，肺气宜清肃下降，才能保持正常的功能。《素问·经脉别论》“经气归于肺，肺朝百脉，输精于皮毛，……脾气散精，上归于肺，通调水道，下输膀胱”之语，即是对肺脏功能的高度概括。

肺脏特点：肺为清虚之体，为五脏之华盖，百脉朝会之所，外合皮毛，开窍于鼻，故六经外邪从皮毛口鼻而入常先犯肺，其他脏腑病变，内伤七情，郁气化火也常波及于肺，因其不耐寒热，易于受邪，故称其为娇脏。

中医“肺”的概念大致相当于西医的上呼吸道、下呼吸道、胸腔和肺。西医认为上呼吸道是气体交换的通道，肺是气体交换的器官，肺脏吸进新鲜空气，其中氧气透过肺脏丰富的肺泡与微细血管壁进入体内血液循环，维持人体新陈代谢，这是肺主气、司呼吸、主治节、输布精微与通调水道等功能的物质基础。另外，呼吸道黏膜有丰富的血液循环，并有黏液腺分泌黏液，对吸入的空气有加温、加湿作用，有利于保持肺泡的温度与湿度。还可粘着吸入呼吸道的颗粒，其上的纤毛有规则协调地摆动，不断排出吸入空气中所含的固体物及病理排出物，具有自洁和保护作用，这与肺主宣

发、清肃功能相吻合。

2．皮毛

皮毛是人体表层组织和外层屏障，对人体有护卫作用，在生理上与肺主卫气有密切关系，依赖于肺所输布的精微物质给予营养，受卫气的调节。《素问·经脉别论篇》谓："脉气流经，经气归于肺，肺朝百脉，输精于皮毛。"肺卫之气充盛，则肌表固密，身体抵抗力强，不易受外邪侵害，若肺之气阴虚损，则皮毛枯槁急薄，发为痿躄等症。

中医"皮毛"的概念大概相当于西医解剖学的皮肤和毛发。西医认为，皮肤是人体抵御外来侵害的第一条防线，既可防止外来的各种侵害，又可防止体内维持机体代谢物质（如水分、有机物和无机物等）的过度丢失，皮肤所含的丰富毛细血管、汗腺及神经末梢既能有效地调节体温，又能保持机体对多种有害的物理和化学性刺激作出快速、及时的保护性反应，这种调节体温的功能似与卫气主司肌腠开阖的功能相一致。

3．肺与皮毛的关系

肺气主表而合于皮毛。皮毛依赖肺布卫气得以温养，皮毛的荣枯反映着肺气的盛衰。肺气充则卫外密固，邪不易干，皮毛的散气作用也与肺司呼吸有密切关系，故相合。《素问·五脏生成篇》曰："肺之合皮也，其荣毛也……"

（二）脾与肌

1．脾

脾乃人体五脏之一。其经脉络胃，与胃相为表里，在体内合肉，主四肢，开窍于口，脾主运化水谷精微和水湿，主升清。故《素问·精脉别论篇》曰："……饮入于胃，游溢精气，上输于脾，脾气散精，上归于肺……"脾主统血，使血液能正常运行于血脉之中，不使外溢；主四肢，主肌肉的活动和营养。脾与胃为营血及后天精气化生之源，故被称为后天之本。

中医"脾"的概念相当于西医的消化、心血管、内分泌、血液和泌尿等多系统某些功能的综合表现。这种多系统的综合功能保证了人体得以正常地从外界消化吸收所需的营养物质，代谢产物得以顺利地排出体外，血液循环得以正常地运行。

2．肌

肉也，位于皮下，生理上肌为脾主，脾将水谷精微物质上输于肺，再由肺宣发布施以营养肌肉四肢。《素问·六节脏象论》曰："脾……其充在肌"。肌肉的厚薄、丰瘦能反映脾气的强弱盛衰。所以，所谓脾主四肢，是指脾掌管着四肢肌肉的营养与运动。肌肉对人体起着支撑、保护与协调、辅助运动的作用，人体的站立及姿势平衡亦有赖于肌肉的辅佐，四肢的运动是肌肉在神经调节下舒缩的结果。中医"肌肉"的概念大致相当西医学的骨骼肌和肌腱。

3. 脾与肌的关系

脾与肌是内脏与外在组织之间功能相合的关系。故肌肉及四肢的营养与功能直接受脾脏功能的影响。《素问·太阴阳明论》曰："四肢皆禀气于胃，而不得至经，必因于脾，乃得禀也。"这句话简要地阐明了脾与肌肉的主属关系。临床上常见脾气虚弱的患者出现四肢乏力、肌肉瘦薄等症状；脾受湿困者则四肢倦怠，甚成水肿等，若继续发展则可衍生痿病。

（三）心与脉

1. 心

心为五脏之一，是五脏中最重要的脏器。《灵枢·邪客篇》曰："心者，五脏六腑之大主也，其精神之所舍也。"《素问·六节脏象论》亦曰："心者，生之本，神之变也。其华在面，其充在血脉。"心的主要功能是主血脉，主神明。血液的运行有赖于心气的推动，神明指人的神志思维活动，心的病变主要表现为这两方面的异常变化。此外，心主汗，汗为心之液。心在窍为舌，舌为心之苗，心的病变可以在舌体上反映出来，如舌糜烂，舌体僵硬等。

心的概念相当于西医的心血管系统及高级中枢神经系统的部分功能。在西医理论中的解剖体系中，心脏是人体血液循环的动力泵，它有节律地舒缩，从而推动血液在血管中循环，为人体各种器官的生理代谢运输必需的养分，维持人体的生理功能。

2. 脉

脉既指脉管又指脉象。脉管是气血运行的通道，《素问·脉要精微论》指出："夫脉者，血之府也。"《灵枢·决气》曰："壅遏营气，令无所避，是谓脉。"血液在脉管内运行有赖于心气的推动、脾的统摄和肝的调节。另外脉象又是气血、脏腑功能活动之外应。

中医"脉"的概念大致相当西医的血管系统。

3．心与脉的关系

《素问·痿论》曰："心主身之血脉。"心与脉管是内脏与外在组织相合的对立关系。血脉的功能与心气的盛衰密切相关。心气充盛则血脉充盈，鼓动有力；心气亏虚，则血脉空虚，血行滞涩，肢体百节得不到营血的正常滋养，则渐致痿弱不用。

（四）肝与筋

1．肝

五脏之一，居胁内，其经脉布于两胁之下，与足少阳胆经相表里，在体合筋，开窍于目。它的生理功能表现在：①主藏血。肝有贮藏和调节血液循环的功能，故有"肝主血海"之说。②主筋的滋养与运动。筋为束骨、维系机关的一种组织，性坚韧刚劲，故称肝为"罢极之本"。《素问·痿论》曰："肝主身之筋膜。"肝的精气盛衰与筋力的强弱有密切关系。正常情况下，肝血足则筋力柔韧，肝气衰则筋弱不能动，肝血亏少，则筋失濡养而见爪枯拘挛，继成痿病，若肝风内动，则见肢体抽搐震颤。③肝主疏泄。肝能舒畅调节人体气机，其气升发。疏利三焦气机，助脾胃运化水谷。肝气舒畅条达，则神清气爽，运化正常；肝气郁结，则气郁易怒，不思饮食。④主谋虑。肝与精神活动亦有密切关系。肝气精，则谋略有节，决断自如。肝气过旺则气急而急躁易怒，或气郁而怫怒寡欢。无论气急还是气郁均能影响人之心智而难以正确决断谋略。

2．筋

筋是五体之一。它联络关节、肌肉；专司运动，对骨节肌肉有约束和保护功能。《灵枢·经脉》谓："筋为刚"，即指筋之生理功能的有力表观。筋和筋膜功能由肝所主，并由肝血濡养。

中医"筋"的概念相当于西医的肌腱、韧带和神经等。

3．肝与筋的关系

肝与筋乃五脏与五体相合关系。《素问·五脏生成》篇："肝之合筋也，其荣爪也。"筋束骨、利机关，维持正常的肢体屈伸运动功能。须依赖肝的精气滋养。《素问·经脉别论》篇："食气入胃，散精于肝，淫气于筋。"肝气充则精力强劲，关节屈伸有力而灵活自如；肝气衰，肝血少则筋力疲惫，屈伸困难，痿病立成。

（五）肾与骨

1. 肾

五脏之一，与膀胱相表里，其主要生理功能表现于以下几个方面：①主藏精。肾为先天之本，内藏元阳、元阴与生殖之精，司人体生长发育与衍宗传代。肾气盛、肾精充则人体生长发育正常，身体强壮而有子；肾气衰、肾精亏则生长发育迟缓，身体羸弱而无子。②主水。合三焦、膀胱二腑主津液，与肺、脾两脏及三焦共同参与调节人体的水液代谢过程。这种生理功能称为肾的气化。肾之气化正常则水液代谢有序，若肾之气化失职，则见小便不利，肢体水肿或小便清长，夜尿频频甚或出观小便失禁症状。③肾主骨，生髓，其华在发，开窍于耳及二阴。肾藏精，精生髓，髓生骨而通于脑，故骨的生长发育及功能活动与肾之精气有密切关系，肾气盛则齿更发长，体盛骨壮，耳聪目明；肾气衰则发脱齿槁，体衰骨弱，耳闭目暗。④肾寄命门之火，一水一火，故有“肾为水火之脏”之称。肾主纳气，为元气之根。上连于肺，肾气盛则肺卫充实，呼吸自如有根；肾气衰则不能摄纳肺气而见气短、动则喘息而汗出、呼多吸少。

中医肾的概念涉及西医学的呼吸、心血管、泌尿、生殖、内分泌、运动等多系统的功能，是一个多系统多功能之有机集合体。

2. 骨

指全身骨髓，是人体的支架，对人体起着支撑、保护的作用。骨内藏有骨髓，为骨髓所化。骨之坚刚有赖骨髓的滋养。若肾精虚衰，骨髓亏损，则骨失所养，而见不能久立，行则振摇不稳，甚或全身瘫软，不能站立之症，此即为痿病。故《灵枢·海论》说：“髓海有含，则轻劲多力，自过其度；髓海不足，则脑转耳鸣，胫酸眩冒，目无所见，懈怠安卧。”

中医“骨”的概念相当于西医的骨骼系统。

3. 肾与骨的关系

肾主骨生髓，《素问·灵兰秘典论》：“肾者作强之官，伎巧出焉。”即骨的生长及发育运动均为肾所司。骨骼的强弱与关节活动（动作）的灵巧与否可以反映肾之精气的虚实情况。

（六）精、精气

1. 精

中医认为，精有两种含义与来源：①泛指构成人体和维持生命活动的最基本物质。《素问·金匮真言论》谓："夫精者，身之本也。"由饮食水谷化生的精微，又称"水谷之精，""后天之精"。《灵枢·大惑》："五脏六腑之精，皆上注于目而为之精。……精散视歧。"这里的精气既指构成五脏六腑和维持其功能活动的基本物质，又是五脏六腑的功能表现。②指生殖之精，即先天之精。《灵枢·决气》："两神相搏，合而成形，常先身生，是谓精。"

中医"精"的概念相当于西医中构成人体的一切基本元素和维持人体生命所需的一切营养素。

2. 精气

泛指生命的精华物质及其功能。《素问·通评虚实论》："邪气盛则实，精气夺则虚。"这里的精气即指正气。精气还具体体现为生殖之精和饮食化生的精微物质——营气、卫气等。如《素问·上古天真论》曰："丈夫八岁，肾气实，发长齿更；二八，肾气盛，天癸至，精气溢泻，阴阳和，故能有子。"《素问·经脉别论》："饮入于胃，游溢精气，上输于脾。"《灵枢·营卫生会篇》："营卫者，精气也。"

综上所述，精和精气的生理功能主要是构成人的生命并维持生命功能的正常进行。精及精气充盛，则人的生命功能生机勃旺，体质强壮；如精及精气亏损，或禀赋薄弱，在小儿则见生长发育迟缓、五体痿软等，成人则表现为形体消瘦，精神憔悴，骨弱脑衰，齿摇发脱，生长迟缓，发育不良，多病早夭以及生殖功能衰退等病变。其中阴精亏损可见潮热、盗汗、失眠心烦、遗精等症状，而阳气亏损则可有神志萎靡、懒于言动、畏寒肢冷、腰脊痿软、面㿠无华等表现。由于肾阴由阴精所生，肾阳为阴精所化，故精气亏损又多程度不同地伴有肾阴和肾阳的不足，肾阴和肾阳在生理上相互渗透，在病理上亦相互影响，互相波及，故阴精亏损多同时伴随和包涵阳气的不足，而阳气损衰亦多同时伴随和包涵阴精的亏损。

（七）气、血

1. 气

中医学里所说的气包含两种含义：一是指构成人体和维持人体生命活动的精微物质，如呼吸之气、水谷之气，营气、元气等；二是指脏腑、经络组织的功能活动，如心气、肺气、经脉之气、卫气等。二者相互联系，前者是后者的物质基础，后者是前者的功能表现。气的生理功能主要表现为以下5个方面：①推动作用。人体的生长发育，脏腑、经络的生理活动，血液的循环，津液的输布和排泄，都有赖于气的激发和推动作用。②温煦作用。《难经·二十二难》论曰："气主煦之。"即指气有维持人体正常体温的作用。③防御作用。《素问·评热病论》曰："邪之所凑，其气必虚。"说明气在护卫肌表、防御外邪入侵以及与侵入人体之病邪作斗争以驱邪外出，促进身体康复的过程中，起着十分重要的作用。④固摄作用。主要表现在控制血液而不致其溢出脉管外，控制汗液和尿液而有节制地排出，以及固摄精液等。⑤气化作用。具体表现在精、气、血、津液的相互化生和脏腑的某种功能活动如肾和膀胱的气化两方面。气易损而常匮乏，匮乏则人体各组织功能减退，肢体功能亦减弱，久之不振则变生痿病。

2. 血

血是脉管中流动着的红色液体。它是由脾胃运行的水谷精微化为营气后，再经过肺气的作用注入心脉中而生成的。《灵枢·营卫生会》篇："中焦亦并胃中，出上焦之后，此所受者，泌糟粕，蒸津液，化其津液，上注于肺脉乃化而为血，以奉生身，莫贵于此。"此外，精亦能化血，二者可以相互转化，如《张氏医通》云："气不耗，归精于肾而为精；精不泄，归精于肝而化血。"所谓肝肾同源，概义精于此。

血液的主要功能主要表现在它能周行全身，内至五脏六腑，外达皮肉筋骨，对各脏腑、组织器官起着营养和滋润的作用。《素问·五脏生成》篇中有云："肝受血而能视，足受血而能步，掌受血而能握，指受血而能摄。"即简要而形象地概括了血液的这种滋养人体器官的作用。另外，血液还是人的神志活动的主要物质基础。所以血液充足则脏腑器官滋养有源，体健肌实，肢体轻劲有力，关节活动自如，面色红活，肌肤润滑，毛发黑泽，精神充沛，思维敏捷。若血液亏虚，则百骸失养而见面色萎黄，心悸失眠，或双眼干涩视物模糊，四肢麻木，乏软无力，手足等关节活动不利，皮肤枯萎，毛发稀少焦枯等。

血液正常生理功能的发挥。不仅依赖于其化生有源、充盛，而且还有赖于它能循环有道，畅通无阻，这就需要心气的推动、肺气的敷布、脾气的统摄、肝气的疏藏来共同地调节才能得以顺利完成。因此，其中任何一个脏腑功能失调，都可能引起血行失常的病变，进而变生诸病。血易亏而常不足，不足则肢体得不到血液的正常滋养而功能减退，久之不复则痿病必生。

（八）津液

津液是人体内正常水液的总称，如唾液、胃液、肠液、关节腔内的液体，以及泪、涕、汗液、尿液等。其中稀而清薄的为“津”，浊而较厚的为“液”。两者之间可以互相转化，故一般多“津液”并称。

津液来源于饮食，通过脾胃的消化、吸收、转输、散精而成。《素问·经脉别论》：“饮入于胃，游溢精气，上输于脾，脾气散精，上归于肺，通调水道，下输膀胱，水精四布，五经并行。”这是对津液的生成与输布的高度概括。

津液的生理功能主要有滋润、濡养作用。能润泽皮毛、肌肤，滋润脏腑、经脉，充养骨髓、脑髓，润滑眼、鼻、口等孔窍，滑利关节等，并且是血液的重要组成部分。

津液正常生理功能的发挥，依赖于水谷化源充足，及脾、胃、肺、三焦、肝、肾、膀胱等脏腑功能的正常发挥，其中尤以肺脾的宣降转输和肾的气化作用最为重要。若素体脾胃虚弱，或大病、久病后纳谷锐减，津液化源难续，或汗出过多，或吐泻剧烈，或热邪内炽就会出现伤津、液脱等证，表现为毛发枯脆，肌肤干薄，肢体瘦削，甚或筋急拘挛等，久则四肢不用；如输布障碍，水液停滞，浸渍肌肉筋脉，亦会导致肢体重困，痿弱乏力。

五、痿病的病因病机

痿病的病因分内因与外因两个方面。内因当责之于人体正气亏虚，脏腑、经络功能不足及精血亏损，这是诸痿由生之本。如《圣济总录》云：“盖由真气虚弱，为风湿侵袭，久不差，入于经络，搏于阳经，致机关纵缓，不能维持，故全身体手足不遂也。”陈无择云：“痿因内脏不足所致，诚得之矣。”有此病理基础，而复随情妄用形体，房劳过度，或喜怒不节，七情内伤，或饮食失宜，内伤脾胃，或起居失调，外感六淫邪气等均能致痿。概括起来，痿病的病因不外“虚”与“邪”，而以虚为主。痿病的病机归纳起来主要有以下几点。

（1）肺热叶焦，津伤气耗，宣降布散无力，治节失司（见病因病机示意图1）。

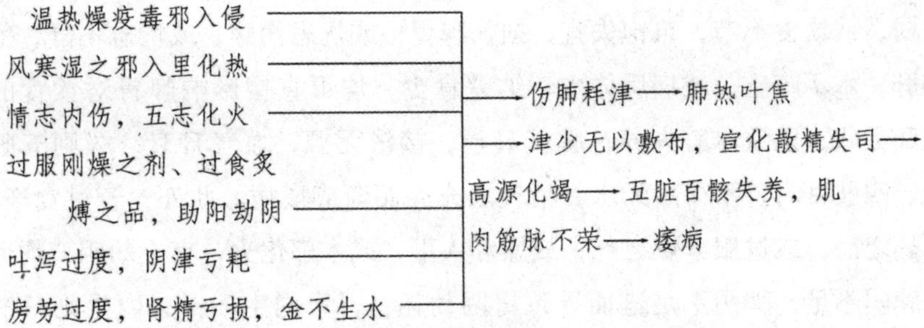
温热燥疫毒邪入侵
风寒湿之邪入里化热
情志内伤，五志化火
过服刚燥之剂、过食炙
煿之品，助阳劫阴
吐泻过度，阴津亏耗
房劳过度，肾精亏损，金不生水
伤肺耗津——肺热叶焦
津少无以敷布，宣化散精失司——
高源化竭——五脏百骸失养，肌
肉筋脉不荣——痿病

病因病机示意图1

肺为娇脏，不耐寒热，且位居上焦，易受外邪所伤。由于正气不足，风湿、瘟疫燥热之邪自口鼻而入，直犯肺脏，或风寒之邪由皮毛而入，循经传脏，郁结化热，或病后余邪未尽，低热不解，肺受热灼，伤津耗气。此外，五脏失和，五志过极亦可导致内火燔炽而伤肺，其中尤以心火偏亢、脾胃炽热、肝胆火炽及肾中相火燔炎等致肺热津伤为多见。其他如久咳津亏，虚火内生，或大病攻伐太过，或服过量刚燥之剂，嗜食炙煿之品，助阳劫阴，或吐泻伤津，以致胃液干枯，土不生金，以及房劳过度，肾水枯竭，金水不得相生，均可导致肺阴亏损，虚火内炽，久则肺叶枯焦，上不能宣化津液，输精于皮毛，下不能肃降，滋养肾水以生精养骨，更不能佐心治节以行周身血气，久致四肢百骸失养而成痿。沈金鳌《杂病源流犀烛》云："五脏因肺热自病，气不行，发为痿躄也。"

（2）脾胃虚弱（包括脾虚失运、气血亏少和脾阴不足、虚火内生两个方面）。（见病因病机示意图2）

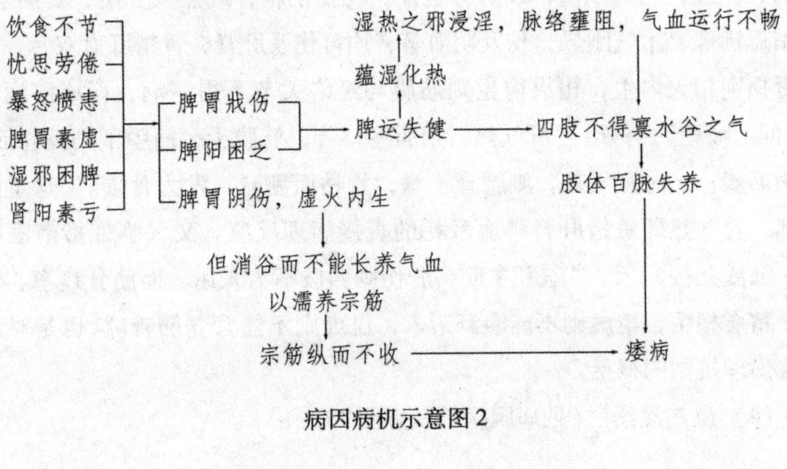
饮食不节
忧思劳倦
暴怒愤恚
脾胃素虚
湿邪困脾
肾阳素亏
脾胃戕伤
脾阳困乏
脾胃阴伤，虚火内生
湿热之邪浸淫，脉络壅阻，气血运行不畅
蕴湿化热
脾运失健
四肢不得禀水谷之气
肢体百脉失养
但消谷而不能长养气血
以濡养宗筋
宗筋纵而不收
痿病

病因病机示意图2

脾胃乃仓廪之官，后天之本，津液气血及精气化生之源。如素体脾胃虚弱，或饮食不节，饥饱失宜，损伤脾胃；或忧思伤脾，或情志不舒，郁怒伤肝，木不疏土，或病后体虚，纳差食少，均可直接影响脾胃对饮食的运化和吸收，以致本脏失养；脾气日损，接济无源，血气日衰，久则五脏六腑、四肢百窍皆不得后天水谷精气之充养而渐成痿病。此外，若过食辛辣、燥热之品，或过服辛燥之剂，或燥邪入里，或木郁化火，克土劫阴，均可导致脾阴不足，脾阴不足进而导致胃阴劫耗，胃火内生，胃火内生则只消谷而不能长养气血以濡养宗筋，宗筋不得濡养则纵而不收，四肢不用而为痿也。《医宗必读》："……脾与胃以膜相连，而开窍于口，故脾热则胃干而渴。脾主肌肉，热蓄于内，则精气耗伤，故肌肉不仁，发为肉痿。"《素问·太阴阳明论》云："今脾病不能为胃行其津液，四肢不得禀水谷气，气日以衰，脉道不利，筋骨肌肉皆无气以生，故不用焉。"

（3）肝肾亏虚。（见病因病机示意图3）

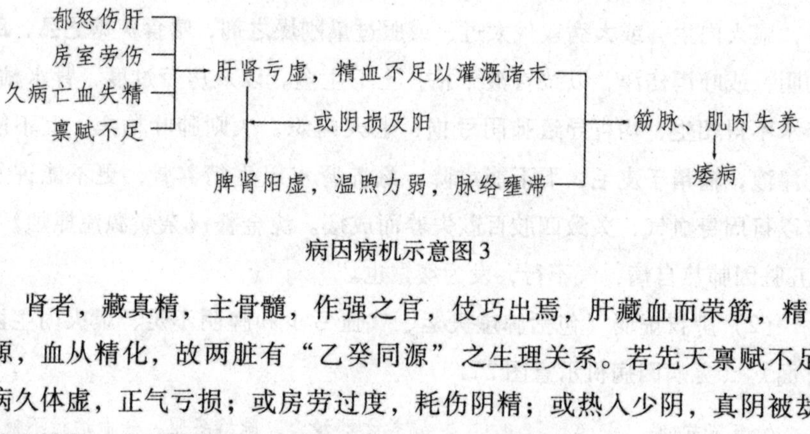

病因病机示意图3

肾者，藏真精，主骨髓，作强之官，伎巧出焉，肝藏血而荣筋，精血同源，血从精化，故两脏有"乙癸同源"之生理关系。若先天禀赋不足，或病久体虚，正气亏损；或房劳过度，耗伤阴精；或热入少阴，真阴被劫；或情志怫郁，木气刚燥，伤及阴血等，均可伤及肝肾，肾精肝血双亏，又精血亏损则相火内生，相火内生则筋膜与经络关节不得濡润，而成痿病。故《素问·痿论》有云："肝气热，则胆泄口苦，筋膜干，筋膜干则筋急而挛，发为筋痿；……肾气热，则腰脊不举，骨枯而髓减，发为骨痿。"这里的肝气热、肾气热即是指肝肾精血亏耗的直接病理反应。又《临证指南医案·痿·邹滋九按》云："盖肝主筋，肝伤则四肢不为人用，而筋骨痉挛。肾藏精，精血相生，精虚则不能灌溉诸末，血虚则不能营养筋骨。"也是对这一成痿病理机制的概括。

（4）湿热浸淫。（见病因病机示意图4）

久居湿地，或冒雨露，或受外来之湿邪，著而不去，积久化热；或饮食不节，过食肥甘辛辣醇厚之品，损伤脾胃，湿从内生，或贪凉饮冷，湿停中焦，蕴结不化，久而积热，以致湿热浸淫筋脉，影响气血运行，使筋脉肌肉弛纵不收，因而成痿。《素问》云：“有渐于湿，以水为事，若有所留，居处相湿，肌肉濡渍，痹而不仁，发为肉痿。”“因于湿，首如裹，湿热不攘，大筋緛短，小筋弛长，緛短为拘，弛长为痿。”即概括地论述了湿热浸淫成痿的病理机制。

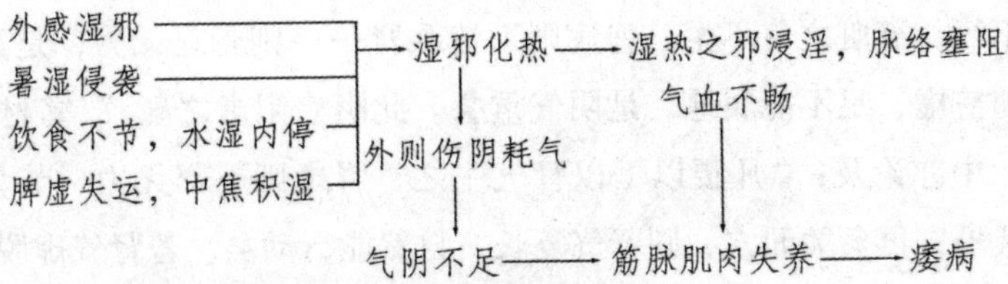

病因病机示意图4

(5) 气血两亏。(见病因病机示意图5)

久病不愈，主气渐衰，气血俱损；或先有失血，气随血耗；或先因气虚，不能生血，或脾胃素虚，中气受损而不能运化水谷精微，气血化源衰竭，最终导致气血两虚，气虚则不能温分肉、充肌肤、肥腠理、司开合；血虚则血海无所受，上下内外之络脉空虚，经脉机关不得濡养，渐致肌体瘦削枯槁，痿病乃成。《证治准绳》有云：“痿者，气之软弱也，肢体沉重而瘦弱难行也”。《素问》云：“血虚则目不能视，足不能步，掌不能握，指不能摄。”

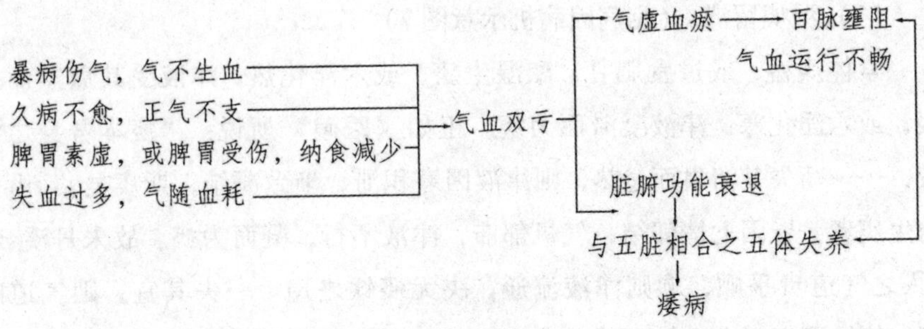

病因病机示意图5

(6) 脾肾阳虚。(见病因病机示意图6)

脾与肾有相互资生与协同作用的关系。脾需借助肾阳的温煦才能得以正常运化；肾中所藏元阳、元阴亦有赖脾脏运化后天水谷之精气以不断补给充盈。故二者不但在生理上有着密切的关系，在病理上，其中任何一脏发生病理改变都势必影响到另一脏正常生理功能的充分发挥。如肾阳不足，不能温煦脾阳，就会导致火不生土，火衰土虚的病理结果；脾阳久困，进而就会损及肾阳，造成子虚必盗母气的病理改变。最终将导致脾肾阳虚的共同病理结局。阳虚则皮毛、肌肤、分肉腠理不得温煦，精血化源无续，久之即成痿病。李杲《脾胃论》论曰："大抵脾胃虚弱，阳气不能生长，是春夏之令不行，五脏之气不生。脾病则下流乘肾……则骨乏无力，是为骨痿。令人骨髓空虚，足不能履地，是阴气重叠。此阴盛阳虚之证。"窦材在《扁鹊心书》中亦论及："凡腰以下以肾气主之，肾虚则下部无力，节骨不用，可服金液丹，再灸关元穴，则肾气复长，自然能行动矣。若肾气虚脱，虽灸无益。"这里的肾虚主要指肾阳虚和肾精亏损，所以他运用硫黄一味以壮肾阳，再灸关元穴以求肾气复长，与病机丝丝相扣，临证中也常见到一些痿病患者呈现畏寒、水肿之类的阳虚症状。

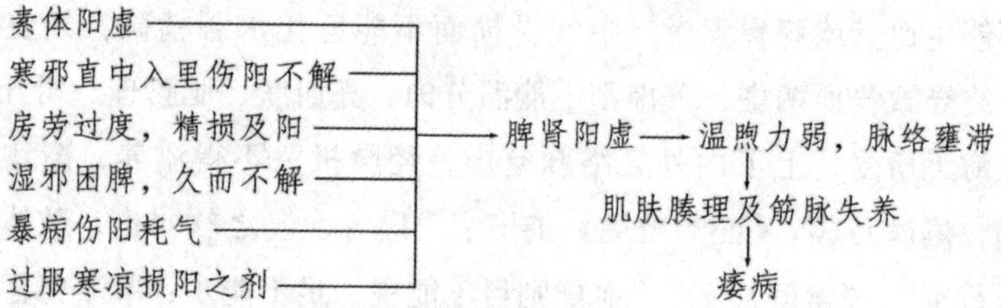
素体阳虚
寒邪直中入里伤阳不解
房劳过度，精损及阳
湿邪困脾，久而不解
暴病伤阳耗气
过服寒凉损阳之剂
脾肾阳虚
温煦力弱，脉络壅滞
肌肤腠理及筋脉失养
痿病

病因病机示意图6

（7）湿痰留滞。（见病因病机示意图7）

素体痰盛，或过食肥甘，酿湿生痰；或六淫化热，津液受其煎熬而成痰；或六淫化寒，津液凝滞而为痰。正如《医碥》所说："痰本吾身之津液，……苟失其清肃而过热，则津液因寒积滞，渐致凝结，斯痰矣。"由七情生痰者，皆因七情郁结，气机郁滞，津液不行，凝而为痰。故朱丹溪云："人之气道贵乎顺，顺则津液流通，决无痰饮之患。一失其宜，则气道闭塞，停饮聚于膈上，结而成痰。"此外，嗜欲无度，劳倦至极，少于运动，均可使津液运行不畅，聚而生痰。此即《三因方》所云："饮食过伤，嗜欲无度，叫呼疲极，运动失宜，津液不行，聚为痰饮，属不内外因。"以上诸因变生痰湿客于经脉，留而不去，阻滞气血运行，久则肢体、脉络经筋失养而致四肢痿弱不用。

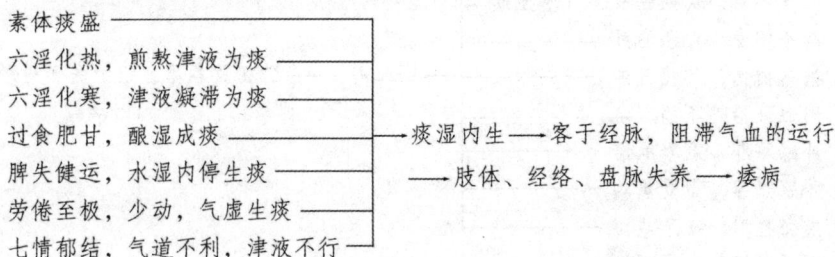

素体痰盛
六淫化热，煎熬津液为痰
六淫化寒，津液凝滞为痰
过食肥甘，酿湿成痰
脾失健运，水湿内停生痰
劳倦至极，少动，气虚生痰
七情郁结，气道不利，津液不行
→痰湿内生→客于经脉，阻滞气血的运行
→肢体、经络、盘脉失养→痿病

病因病机示意图7

（8）瘀血阻络。（见病因病机示意图8）

跌扑损伤，伤折经脉，多有瘀血存内，《杂病源流犀烛·跌扑闪挫源流》有论曰：“忽然闪挫，必气为之震，因所壅而凝聚一处。气运乎血，血本随气以周流，气凝则血亦凝矣。”同理，若情志内伤，先令气病，气滞或气损亦可致瘀；临床上，亦可见到不少病人因久病气虚，或心气不足，无力推动血液正常运行；或因脾气亏损，不能统血而失溢于脉外，从而导致气虚血瘀的病理结果。以上主要从气血相互依存，气为血帅的角度来认识气滞和气虚成瘀的机制，但是，瘀血形成的机制十分复杂，其生成途径亦有多种多样。如妇人产后，每有瘀血存内，若恶露排出不畅，则必有留瘀；或出血证，医者不究根源而专事止涩，过用寒凉之剂，使离经之血凝结而不能排出体外，脉内之血郁滞不畅，因而形成瘀血；或出血后未掌握时机予以及时活血散瘀治疗以促使离经之血消散，亦可留瘀血变生化疾；或外感寒热之邪，客于血脉而致瘀，如《圣济总录·冻烂肿疮》说：“经络气血，得热则淖泽，得寒则凝涩”；或因温热病、杂病及其他原因使津液亏耗，不能载血运行，而致血行不畅甚而壅塞而成瘀血；或因诸病生痰，著于经脉血行之道，终致痰瘀互结等。以上诸多因素皆可导致体内变生瘀血这一病理产物。由于血液担负着灌溉营养全身，维持机体各脏腑组织正常功能，并供给生长、发育所需养料的重要作用，故瘀血不行即可导致各脏腑、经筋肌肉、机关百窍失去濡养滋荣，痿病乃成。

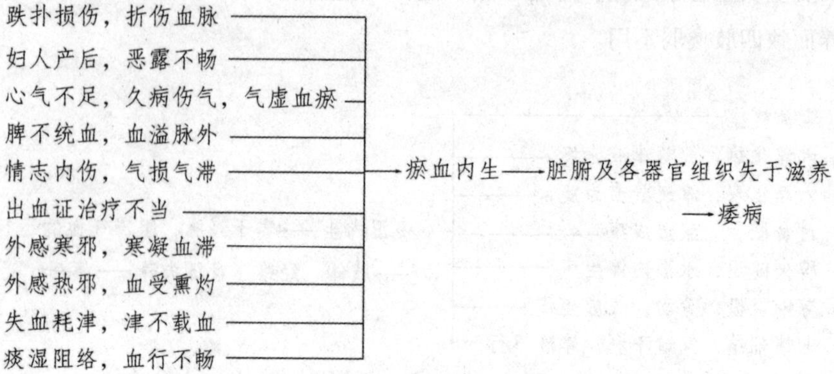
跌扑损伤，折伤血脉
妇人产后，恶露不畅
心气不足，久病伤气，气虚血瘀
脾不统血，血溢脉外
情志内伤，气损气滞
出血证治疗不当
外感寒邪，寒凝血滞
外感热邪，血受熏灼
失血耗津，津不载血
痰湿阻络，血行不畅
瘀血内生
脏腑及各器官组织失于滋养
痿病

病因病机示意图8

（9）恐伤心肾。（见病因病机示意图9）

肾在志为恐，恐动于心则应于肾。肾为作强之官，藏精之所。心主血脉，神明之官。若其人平素即心肾不足，再加恐之过激，初起气机收引于下焦，胸中空虚，心无所主，畏惧不安，惕惕然如人之将捕，血脉失畅，肢体不得气血之濡养而无力瘫软，继而气下泄而肾气亦伤，精关不固而滑精阳痿，肾不作强而动作不能，若伤之过重过久，亦可导致肾之阴阳俱虚及肾精亏虚。肾脏阴阳久虚不复则脑转耳鸣、骨痿不用。

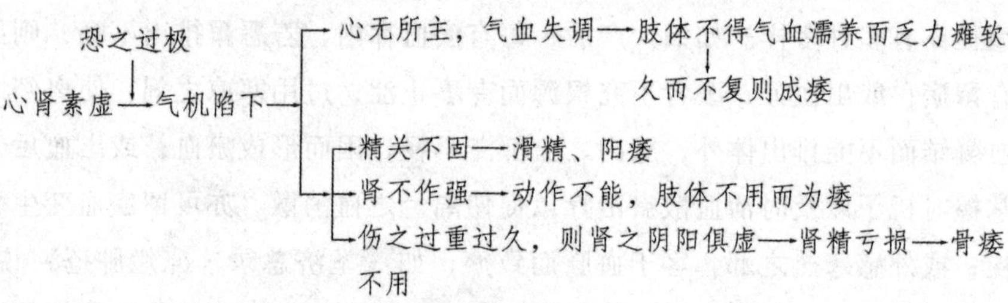
恐之过极
心肾素虚
气机陷下
心无所主，气血失调
肢体不得气血濡养而乏力瘫软
久而不复则成痿
精关不固
滑精、阳痿
肾不作强
动作不能，肢体不用而为痿
伤之过重过久，则肾之阴阳俱虚
肾精亏损
骨痿不用

病因病机示意图9

（10）肝郁不调。（见病因病机示意图10）

肝主条达，疏泄气机，在五体主筋，藏血之所，肝脉过宗筋，绕阴器。若情志不畅，忧思气结，则肝气怫郁，气机失于条达，气血失调，则筋脉失养，宗筋弛纵，筋脉失养，则肢体弱而不用；宗筋弛纵，则阴茎不举。《素问·痿论》曰：“宗筋弛纵，发为筋痿”。

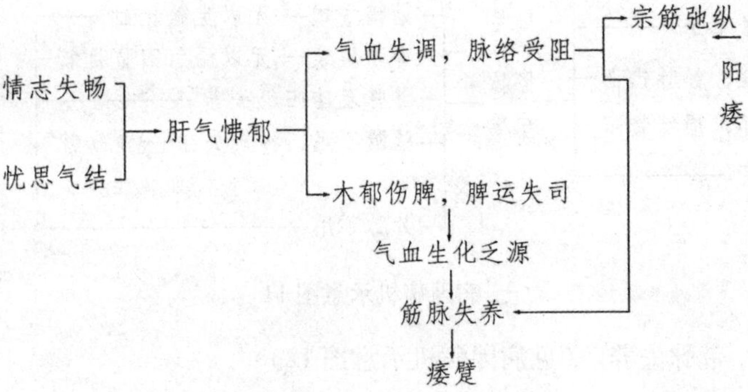

病因病机示意图 10

(11) 督脉亏虚。(见病因病机示意图 11)

督脉下络于肾，上通于脑，总督诸阳。若其人先天不足，或后天戕伤，或跌坠闪挫，均可导致督脉亏损，进而可引起下列三方面的病理变化：①督脉自身及诸阳经失养。督脉行于脊中，诸阳经行于周身肢体以运行气血、动作肢体，今督脉及诸阳经自身失养则可见腰脊酸软，肢体弱而不用。②督脉亏虚，必致肾精亏损，肾阳虚衰。肾精亏虚则无以生髓而骨不能负重、直立，肾阳虚衰则血气不得温运，四肢百骸不得温养而成痿。③脑髓空虚。督脉是联系肾与脑的通道，肾、督脉、脑三者在某种意义上构成了三位一体的密切联系。张锡纯认为："肾为髓海，乃聚髓处，非生髓之处，究其本源，实乃肾中真阴真阳之气酝酿化合而成……缘督脉上升灌注于脑"。张介宾云："精藏于肾，肾通于脑……故精成而后脑髓生"。这里肾通于脑就是通过督脉的联系而实现的。可见督脉亏虚则脑髓不充，脑是精髓和神明高度汇聚之处，脑髓不充则精神将夺，精神夺则生命功能低下而不能化生精气营血，进而导致形体受损，渐而痿弱不用。故《素问·上古天真论》提出"形与神俱"的观点，即是这一生理病理机制简要而形象的概括。根据上述的病理机制，临床上，在治疗某些具有肾—督脉—脑之体虚损证象的痿病时，适当运用补脑温肾、填精益髓之剂，配合益气、活血、通络之品，常常获得令人较为满意的疗效。这从疗效反馈的角度上验证了督脉空虚致痿这一病理机制的存在。

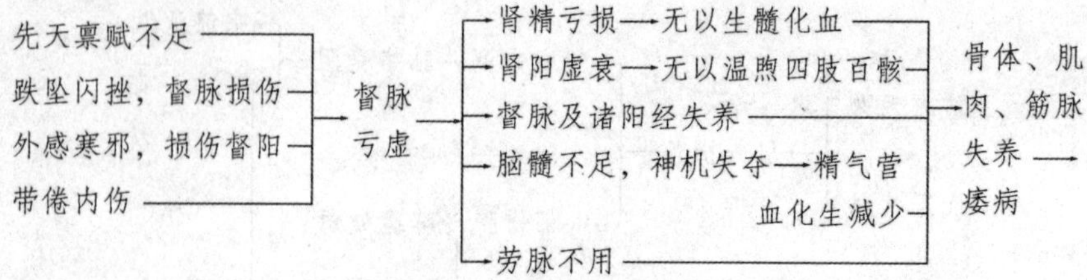

病因病机示意图 11

（12）带脉失养。（见病因病机示意图 12）

带脉起于季胁之下，围绕腰腹一周，功能约束任、督、冲三脉。在生理上，它与任、督、冲三脉联系密切，在病理上亦与三脉相互影响。若气血化源不足，或失血过多，血海不充，则冲脉空虚而带脉不引，带脉不引则下肢不能自收持而弛缓不用；或督脉虚亏，督阳衰损，带脉失于温养而失去约束作用，亦可导致双下肢痿弱不用；此外，脾胃先天素亏，或后天受损，久不自复，亦将引致带脉失用，如《素问·痿论》云：“阳明者，五脏六腑之海，主闰（闰，与“润”通）宗筋，宗筋主束骨而利机关也。冲脉者，经脉之海也，主渗灌谿谷，与阳明合于宗筋，阴阳揔揔同“总”宗筋之会，会于气街，而阳明为之长，皆属于带脉而络于督脉，故阳明虚，则宗筋纵，带脉不引，故足痿不用也。”

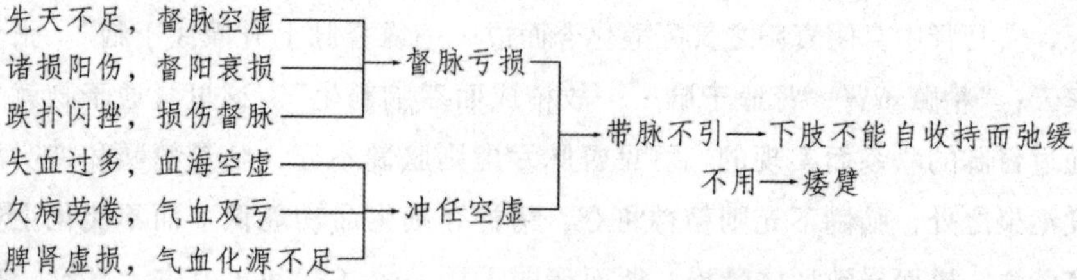

病因病机示意图 12

（13）跷维不和。（见病因病机示意图 13）

阳维为阳脉之维系，阴维为阴脉之维系。《难经·二十九难》云：“阴阳不能自相维，则怅然失态，溶溶不能自收持。”指出阴阳二维不用的主要病机变化是阴阳不和，失其维系，以致神不制形而失态。阳跷为足太阳经之别，阴跷为足少阴经之别，两跷脉络分别主持着人体的阴气和阳气。由于人体的营卫之气，只有通过阴跷阳跷的调节，才能得以相互协调职司其濡养温煦筋肉的功能，故二跷失和，则可引起肢体筋肉屈伸和眼睑开合失常的病候，而见肢体拘挛筋急、弛缓不用、口眼歪斜、舌窍不利、眼睑下垂等症状。此即《难经·二十九难》所云：“阴跷为病，阳缓而阴急；阳跷为病，阴缓而阳急”；以及《灵枢·脉度篇》所谓：“气并相还则为濡目，气不荣则目不合”的病机。

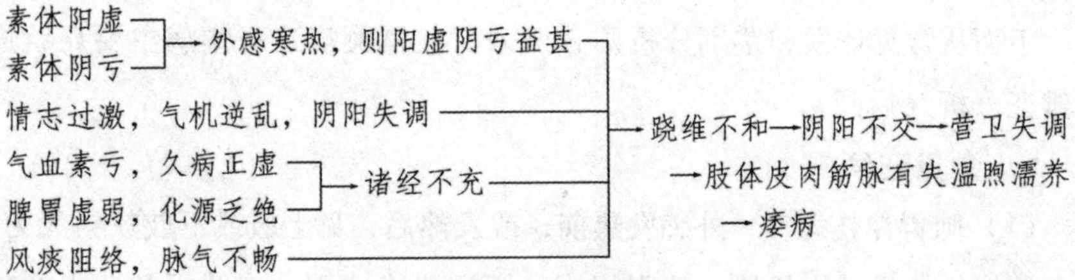

病因病机示意图 13

（14）冲任虚损。（见病因病机示意图 14）

冲任虚损主要是指冲任脉中气血不足的病机，可由先天禀赋薄弱，或多产、崩漏、产后失血过多、房劳过度，损伤肝肾及脾胃受损等引起。此即叶天士《临证指南医案》所云：“肝肾损伤，八脉无气”，“肝血肾精受戕，致奇经八脉中乏运用之力”之意旨。冲任虚损，则血海不盈，精血衰少，而致百脉失养，宗筋弛缓，在女子常表现为肢体痿软及胎产、经水方面的异常改变；在男子则表现为痿躄和阳痿。

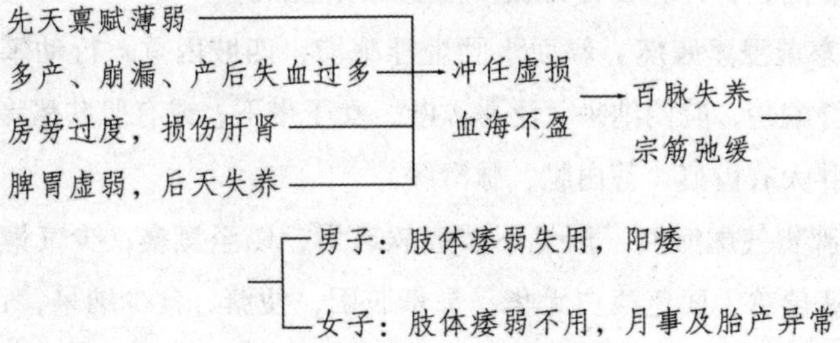

病因病机示意图 14

六、痿病主要症状辨证分析

（一）肢体瘫痪

“瘫痪”或称“摊缓”，是指肢体软弱无力，肌肉弛缓不收，难于活动或完全不能活动而言。《圣济总录》释曰："摊则懈惰而不能收摄，缓则弛纵而不能制物，故其证四肢不举，筋脉关节无力，不可动者，谓之摊；其四肢虽能举动，而肢节缓弱，凭物方能运动者，谓之缓，或以左为瘫，右为缓。"

古代医籍所称的"四肢不用"，"四肢不举"、"足不收"，"䠯曳"，"痿躄"等皆属本症范畴。

下面从常见证候和鉴别分析两方面来对肢体瘫痪这一痿病主要症状进行辨证分析（后同）。

1．常见证候

（1）肺胃津伤瘫痪　外感发热期，或发热后，见上肢或下肢软弱无力，手不能持物，足不能任地，甚则瘫痪，渐致肌肉瘦削，皮肤干枯，心烦口渴，咳呛痰少，手足心热，两颧心赤，咽干唇燥，尿短赤热痛，舌红而少津，苔黄，脉细数。

（2）肝肾阴虚瘫痪　病势缓慢，逐渐下肢或上肢痿弱不用，腰脊酸软不举，久则骨肉瘦削，有时麻木，拘挛，筋惕肉瞤，头晕耳鸣，两目昏花，遗精早泄，潮热盗汗，两颧潮红，低热咽干，尿少便干，舌红绛少津，脉弦细数。

（3）湿热浸淫瘫痪　四肢或下肢痿软无力乃至瘫痪，肢体灼热，得凉稍舒，身热不畅，脘闷纳呆，面黄身困，首如裹，颜面虚浮，口干苦而粘，小便赤涩热痛，舌红，舌苔黄腻，脉濡数或滑数。

（4）寒湿浸淫瘫痪　颜面水肿虚浮晦滞，四肢困重，行动笨拙，乃至瘫痪，腰脊酸楚，脘闷纳呆，泛恶欲吐，女子带下，或有肌肤瘙痒，足跗微肿，舌体胖大有齿痕，苔白腻，脉滑缓。

（5）脾胃气虚瘫痪　渐见下肢痿软乏力，以至瘫痪，少气懒言，语声低微，神疲倦怠，面色淡白无华，头晕肢困，便溏，食少纳呆，舌淡苔薄，脉细软。

（6）肾阳虚衰瘫痪　四肢痿瘫，面色苍白，目眩耳鸣，倦怠乏力，腰酸腿软，足跗微肿，四肢冰冷，阳痿遗精，皮肤毛发脱落。出汗异常，舌淡白，尺脉弱。

（7）瘀血阻络瘫痪　多于外伤后立即出现下半身瘫痪，二便失禁或秘结，不知痛痒，足跗水肿、苍白，皮肤枯而薄。继而肌肉瘦削，肌肤甲错，四肢不温，胸腰或肌肤刺痛，舌质红，或有瘀血斑点，脉沉细涩。

（8）肝郁血虚瘫痪　病人多愁善感，喜悲伤欲哭，一遇刺激则突发四肢瘫痪，然四肢肌肉虽久病亦多不瘦削，肌肤润泽，伴两胁胀痛、嗳气纳呆、口苦，舌淡红，脉弦细。

2. 鉴别分析

（1）肺胃津伤与肝肾阴虚瘫痪　肺胃津伤多由温热病邪引起，温热病邪犯肺，或病后余邪未清，肺热熏灼所致。《素问·痿论》曰：“肺热叶焦，则皮毛虚弱急薄，著则生痿躄也”。张子和亦云：“大抵痿之为病，皆由客热而成。”温热病邪最易耗伤津液，肺朝百脉而为娇脏，胃为水谷之海，津液之化源，热邪客于肺胃，中焦无以宣散，百脉空虚，肌筋失养，致手足瘫痪。肝肾阴虚之瘫痪则每因禀赋不足或房劳过度，导致肝肾亏虚，精血不足，无以濡养骨髓，筋脉而成。肺胃津伤瘫痪，多由外感温热之邪引起，故常见发热及津液耗伤的症状，如高热，面红目赤，口渴喜冷饮，咽干唇燥，尿黄便干，舌红少津，脉细数；而肝肾阴虚瘫痪主要表现为腰酸腿软，头晕目眩，耳鸣遗精，麻木，筋惕肉瞤，兼见阴虚内热之症状，如颧红唇燥，低热盗汗，五心烦热，舌红少津少苔，脉弦细数而无力。因此，二者虽均有阴津不足的表现，但致病因素不同，前者因外感所致，临床表现以实热为主；后者因内伤所致，临床表现以虚热为主。前者当祛邪保津，治宜清热润燥，养肺益胃，方用清燥救肺汤加减，若燥热伤胃，可加玉竹、沙参；后者应滋补肝肾，育阴清热，方用知柏地黄丸加减，日久阴阳皆虚者，方用虎潜丸为主加味。

（2）湿热浸淫瘫痪与寒湿浸淫瘫痪　湿热浸淫瘫痪因外感湿热病邪，或久居湿地、汗出入水，遇雨跋涉，以至湿郁化热，湿热互结，浸淫筋脉，造成四肢弛缓不用。亦可因醇酒厚味饮食失节，生湿化热，蕴结经脉，气血无以濡养筋脉，而造成四肢瘫痪。《素问·生气通天论》所谓：“湿热不攘，大筋緛短，小筋弛长，緛短为拘，弛长为痿。”寒湿浸淫瘫痪多为外感寒湿之邪，或久居湿地，以致寒湿浸淫筋脉积渐而造成，或饮食生凉，饥饱无度，致脾失健运而寒湿内停，湿邪浸渍肌肉而致四肢瘫痪。《素问·痿论》云：“有渐于湿，以水为事，若有所留，居处相湿，肌肉濡渍，痹而不仁，发为肉痿。”此证之发生，多先有肢困、乏力，以后渐致瘫痪。然少数可因劳累出汗，寒湿乘虚而袭，突然出现四肢瘫痪的。前者表现为湿热之症状（身热不扬，面虚浮晦滞，口黏而干，肢困，脘闷纳呆，舌胖大，苔黄腻，脉多濡数或滑数）；后者主要为寒湿之症状（面色虚浮而晦滞，纳呆脘冷，形寒肢冷，舌胖大有齿痕，苔白厚腻，脉缓）。前者当清热燥湿，二妙散加和营通络之品；后者当健脾燥湿，温散寒邪，方用胃苓汤加和营通络之品。

（3）脾胃气虚瘫痪与肾阳虚衰瘫痪　前者多因脾胃素虚，受纳运化失职，食少纳呆，水谷之气无以化生精微，生化之源枯涸，四肢肌肉筋脉失养，日久而致瘫痪。肾阳虚衰瘫痪多因禀赋不足，久病阳气耗损，肌筋失于温煦所致。前者辨证要点为：四肢瘫痪，脾胃虚则食少纳呆，便溏，神疲乏力，面色淡白，四肢瘦削，舌淡白，脉虚弱；后者之辨证要点为：四肢瘫痪，肾虚（耳鸣、遗精、脱发、腰脊酸痛等）及寒象（形寒肢冷，面白目清，尿清便溏，脉沉迟）明显，可资区别。前者治以补益脾胃法，《素问·痿论》曰："治痿者，独取阳明"，"阳明者，五脏六腑之海，主润宗筋，宗筋主束骨而利机关也"。故调摄后天脾胃极为重要，临床上常用补中益气汤或益胃汤加减。后者当以温补肾阳法，方用金匮肾气丸加减。

（4）瘀血阻络瘫痪与肝郁血虚瘫痪　前者多由外伤引起，也可由于久病瘀血留着，或气滞血瘀，经脉运行不畅，肌筋失养所致；而后者则多由情志所伤引起，起病前病人有明显的情志不舒症象，肝郁则疏泄功能失调，肝血不能濡养筋脉，筋脉失养，则四肢瘫痪不用。瘀血阻络瘫痪，因外伤所致者，病情较重，久病瘀血停着者，病情较轻，且伴有局部肌肤刺痛，其瘫痪常因不同阶段而呈现弛纵或拘挛，若迁延二年以上则难以恢复。后者调理情志可迅速恢复，不留后遗症状，然易受情志影响而常复发。前者可见外伤瘀血证候，如有明显的外伤部位，或肌肤甲错，舌质瘀紫，脉细涩；后者可见肝郁气滞证候，如胸胁胀满，纳呆嗳气，口苦，脉弦细。前者用活血化瘀，通经活络法，方用桃红四物汤加牛膝、鸡血藤、狗脊、地龙等，而后者则须用舒肝养血法，甘麦大枣汤合逍遥散加减。

肢体瘫痪是痿病的最主要症状，较难治，临床上须仔细辨别。辨证准确，早期治疗，方可取得疗效。如初期误治，迁延时机则多难以恢复。至于瘫痪日久，久病必瘀，正气亦虚，临床治疗常须参以活血化瘀、和营通络及补气之品，可提高疗效。

3. 西医认识

西医认为肢体瘫痪是由于随意运动功能丧失和受累肢体肌张力减弱所

致。其中随意运动功能丧失因其表现不同，在程度上可分为完全性及不完全性（轻）瘫痪，在形式上可分为单瘫、偏瘫、截瘫及交叉瘫痪。

（1）偏瘫　为一侧肢体随意运动丧失，并伴有同侧中枢性面瘫及舌瘫。见于脑出血、脑动脉血栓形成、脑栓塞、蛛网膜下腔出血、脑肿瘤等。

（2）单瘫　为单一肢体的随意运动丧失，多见于脊髓灰质炎。

（3）截瘫　多为双侧下肢随意运动丧失，是脊髓横贯性损伤的结果，见于脊髓外伤、脊髓炎、脊椎结核等。

（4）交叉瘫　为一侧颅神经损害所致的同侧周围性颅神经麻痹及对侧肢体的中枢性偏瘫。

肌张力减弱，触诊时肌肉松软，被动运动时肌张力减低，可表现为关节过伸，见于周围神经、脊髓前角灰质及小脑的病变，脊髓后索病变，先天性肌无张力症等病症。

（二）四肢拘急

四肢拘急是指手足拘紧挛急，屈伸不利的症状。此症在《内经》中已有较多的论述。如“拘急”（《素问·六元正纪大论篇》），“筋挛”（《示从容论篇》），“骱急挛”（《素问·厥论篇》），“挛节”（《素问·逆调论篇》）。《伤寒论》中亦有“四肢拘急”、“两胫拘挛”、“脚挛急”等记载。

拘急与强直、抽搐、振颤不同。强直为肌肉坚硬、伸直而不能屈伸。抽搐为四肢伸缩相引。振颤为四肢振颤抖动。临床应加以区别。

1. 常见证候

（1）外感风寒四肢拘急　发热恶风寒、项背强几几，四肢拘急，有汗或无汗，头身痛，舌苔薄白而润，脉浮紧。

（2）寒湿蕴结四肢拘急　首如裹，四肢困重，脘闷纳呆，面虚浮而晦滞，手足逆冷，四肢拘急，或伴骨节、肌肉重着酸痛，舌淡胖，苔白腻，脉沉迟。

（3）湿热浸淫四肢拘急　身热肢困，头重如裹，脘闷纳呆，泛恶欲呕，四肢拘急挛紧，手足心热，溲色黄，舌质红胖大，苔黄腻，脉滑数。

（4）热盛阴亏四肢拘急　发热壮盛，颈项牵强，四肢拘急甚则抽搐，尿短赤，便燥结，或昏狂，谵语，目上视，头动摇，唇红咽干，舌红，苔黄燥，脉弦数。

（5）亡阳液脱四肢拘急　呕吐，泻利，漏汗不止，恶寒，四肢厥冷而拘急，舌淡白，薄白苔，脉沉或微细。

（6）肝血亏虚四肢拘急　目视昏花，头晕耳鸣，肌肤麻木，筋惕肉瞤，四肢拘挛，指甲淡白，舌质淡，脉弦细。

2. 鉴别分析

（1）外感风寒与热盛阴亏四肢拘急　前者多因风寒之邪入侵太阳经脉，经气失宣，寒性收引，故发为四肢拘急，项背强几几，头痛而关节酸痛；后者多因外感温热病邪，或五志过极，劳倦内伤，脏气不平，阳胜火旺，灼伤阴液，筋脉挛缩，甚则引动肝风抽搐不已。外感风寒四肢拘急的辨证以恶寒、苔白润、脉浮紧为要点，治宜祛风散寒，舒筋和络。寒甚无汗，方用葛根汤，有汗则方用瓜蒌桂枝汤；热盛阴伤四肢拘急的辨证以高热抽搐、神昏谵语、尿黄便干、舌红苔黄燥，脉数实为要点。治宜清温泄热，平肝熄风，方用清宫汤合羚角钩藤汤加减。

（2）寒湿蕴结与湿热浸淫四肢拘急　前者多因寒湿乘袭，或素体阳虚湿盛，寒性收引，湿性黏滞，筋脉为寒湿所侵，气血不和，故四肢拘急收引；后者多由感受湿热病毒，或脾虚湿盛，湿郁化热，湿热蕴结，筋膜干则筋急而挛。临床虽有湿象，然一偏于寒，故见面虚浮而晦滞，手足逆冷，舌质淡胖，苔白腻，脉沉迟，治宜温阳利湿，方用胃苓汤加减；一偏于热，故见手足心热，溲色黄，舌红胖大，苔黄腻，治宜清热燥湿，方用二妙散加味。

（3）亡阳液脱与肝血亏虚四肢拘急　前者多因呕吐、泻利、漏汗不止导致亡阳液脱，亡阳则筋失温煦，液脱则脉失濡养，故筋脉收引，四肢拘急；后者多因失血过甚，或脾虚不能转输水谷精微，生化无源，筋脉失充，故四肢拘急挛曲。鉴别要点：亡阳液脱为阳气衰微，其病也危，治宜回阳救逆，方用四逆汤加人参；肝血亏虚乃营养不足，其来也渐，治宜补血养肝，方用四物汤加味。

拘急一症的鉴别，首先在于区分外感与内伤。外感风寒、温热、寒湿、湿热皆可致病。而内伤则多因阴血不足，或阳气衰微，应从病因及临床证候详加辨别。

3. 西医认识

西医认为肢体拘急乃由于肢体骨骼肌张力异常增加，电解质失衡和某些结缔组织疾病引起关节功能受阻和某些运动肌肉变性引起。

肢体运动肌张力异常增加多由上运动神经元瘫痪引起，大脑皮质运动区或锥体束受损害即引起对侧肢体单瘫或偏瘫，称为上运动神经元瘫痪或中枢性瘫痪。其主要特点为瘫痪肌肉张力增高，腱反射亢进，浅反射消失，出现病理反射，瘫痪肌不萎缩，电测验无变性反应。

在急性严重的脑病变（如脑血管意外），由于神经休克作用，瘫痪开始是弛缓的，腱反射降低或消失，休克期过后即逐渐转为肌张力增高，腱反射亢进。休克期的长短取决于损害的部位与损害的程度。

在皮质下白质及内囊处，锥体束病变引起的偏瘫，常常是上肢比下肢重；远端比近端重，上肢伸肌比屈肌重，下肢的屈肌比伸肌重，且受影响的往往是整个一个肢体的活动，不像电解质失衡或某些结缔组织病变引起肢体的某一局部呈急挛状态。偏瘫的肌张力增高程度在各肌群是不一致的，上肢的屈肌比伸肌张力高，下肢的伸肌比屈肌张力高，故作被动运动检查肌肉张力时，伸直上肢及弯曲下肢所遇的阻力最大，被动运动时，刚起始阻力大，以后阻力迅速下降，故称折刀样肌张力增高或折刀样痉挛。由于伸肌屈肌的张力不同，旋后旋前肌肉张力的不同，故偏瘫肢体保持一特殊的姿态及偏瘫性步态，即上肢肩关节内收和内旋，肘关节屈曲和旋前，腕及手指屈曲；下肢髋关节伸展和内收，膝及踝关节伸展，足及足趾呈蹠屈并略内翻姿势，走路时下肢向外划圈样向前移动，足尖着地，步伐较小。肌张力增高的机制有多种解释。

当脊髓有病变时，由于其位于椎管内，面积小，故常损伤双侧锥体束，产生两侧肢体瘫痪，病变在胸髓时引起受损平面以下两下肢痉挛性瘫痪（截瘫）；病变在颈膨大以上引起四肢及躯干的痉挛性瘫痪（四肢瘫）。截瘫的下肢一般是伸性的，偶出现屈性截瘫，髋膝踝关节呈屈曲姿势，见于脊髓完全性横贯性损害，此时前庭脊髓束、红核脊髓束亦中断，下肢屈肌便产生非自主的痉挛。脊髓病变多见于脊髓炎、外伤及肿瘤等原因的脊髓压迫症。

由于酸碱和电解质失去平衡引起的四肢拘急主要见于暴吐、暴泻导致电解质大量丢失的低钙血症和碱中毒，其主要症状表现为发作性手足肌肉紧张性痉挛，在上肢表现为腕部屈曲、手指伸展、指掌关节屈曲、拇指内收靠近掌心并与小指相对，形成“助产士手（obstertrician's hand）”。在下肢则表现为踝关节与趾关节皆呈屈曲状。

某些结缔组织病如风湿，类风湿性关节炎，初期受累关节疼痛而采取某一保护性姿态以减轻疼痛感，但这不属于中医痿病范畴。而在晚期受累关节面遭到破坏，结缔组织增生进而关节活动明显受限，关节周围肌肉萎缩所造成的肢体拘挛性强迫体位则属于痹痿范畴。

（三）肢体麻木不仁

肢体麻木不仁是指肢体肌肤知觉消失，不知痛痒的一种症状。麻者，非痛非痒，肌肉内如有虫行，按之不知，掐之不觉，如木厚之感，不仁指不知痛痒，不知寒热。

麻木在《内经》及《金匮要略》中称“不仁”，隶属于“痹”、“中风”等病范畴。《诸病源候论》言：“不仁”之状为“其状搔之皮肤，如隔衣是也”。《素问病机气宜保命集》始有麻木症名。朱丹溪云：“曰麻木，以不仁中而分为二也。”可见麻木与不仁同义。故以下简称肢体麻木。

1. 常见证候

（1）风寒入络肢体麻木　四肢麻木伴有疼痛，遇天阴寒冷加重，兼有恶风寒、手足发凉、腰膝酸沉，舌质紫黯，苔白润，脉浮或弦。

（2）气血失荣肢体麻木　四肢麻木，抬举无力，面色萎黄无华，伴有气短、心慌、头晕失眠、健忘等，舌质淡红，苔薄白，脉细弱。

（3）气滞血瘀肢体麻木　肢体麻木伴有郁胀疼痛，按之则舒，面色晦暗，口唇发紫，舌质可见紫色瘀斑，舌苔薄偏干，脉涩。

（4）肝风内动肢体麻木　肢体麻伴有震颤，并有头晕、头痛、烦躁、易怒、失眠、多梦等，舌质黯，苔少，脉弦劲有力。

（5）风痰阻络肢体麻木　肢体麻木伴有痒感，或兼见不时震颤，并有头眩，肩背沉重，或见呕恶、痰多等，舌质偏黯，苔薄腻，脉弦滑或濡。

（6）湿热郁阻肢体麻木　下肢麻木，伴有灼热疼痛感，患肢扪之发热，甚则两足欲踏凉地，舌质黯，苔黄白而腻，脉濡数或滑数。

2. 鉴别分析

（1）风寒入络肢体麻木　本证由腠理疏松，风寒外袭，经脉失荣，气血不和所致。发病有明显的感受外邪病史，但临证有风邪偏盛与寒邪偏盛之分。风邪偏盛者呈走窜性麻木，无固定患处，或伴有轻度的口眼歪斜，脉多浮象，治宜祛风护卫法，方用黄芪桂枝五物汤；寒邪偏盛的多伴有疼痛，患处固定，手足发凉，恶寒与腰膝酸沉明显，脉多弦紧，治宜温经散寒法，方用当归四逆汤。

（2）气血失荣肢体麻木　多发生于劳倦失宜，或见于吐泻伤中，或失血过多，或生育频接，或热病久羁，或出现于其他虚损疾患之后。气血双亏，脉络空虚，四肢无有所秉，遂可发生麻木。偏于气虚者面色㿠白，四肢软弱，抬举无力，伴有心慌气短，脉弱，舌质淡红；偏于血虚者面色无华，皮肤偏干，伴有头晕目眩、失眠健忘，脉细或兼有数象，舌质嫩红。两者的共同点是：皆为虚证，一为气虚，一为血虚，麻木而无疼痛，呈现一派虚象。气虚四肢麻木，治宜补气养血，用补中益气汤；血虚肢体麻木，治宜养血理气，方用神应养真丹；若气血虚亏无所偏重者，可用八珍汤双补气血。

（3）气滞血瘀肢体麻木　气为血帅，气滞即可导致血瘀，但也有因血瘀而致气滞者，虽然气滞与血瘀常相并而见，但临证则有气滞偏重与血瘀偏重之分。气滞偏重的多责之于情志失调，气机不利；血瘀偏重的多见于外伤及病久入络者。气血郁滞，壅塞经络，营阴失养，卫气失温，故见肢体麻木。两者的共同点为：麻木兼有郁胀，按之则舒。两者的关系是：初病在气，病久入血，由气滞而发展到血瘀。辨证要点为：气滞偏重的麻木时轻时重，但少有疼痛，脉弦不柔，舌淡黯无瘀斑；血瘀偏重的麻木则兼有疼痛，无有轻时，皮色发黯，口唇青紫，脉沉涩，舌质必有瘀斑。气滞者宜行气通络法，常用羌活行痹汤加减；血瘀者宜活血通络法，常用桃红四物汤加减。

（4）风痰阻络肢体麻木与肝风内动肢体麻木　肢体麻木伴有震颤是两者的共同点。风痰阻络麻木为痰饮久伏，风邪引动，风痰搏于经络而发病。辨证要点为麻木多伴有痒感，并有头眩、背沉、舌苔腻等，治以祛风化痰，方选导痰汤合玉屏风散化裁。肝风内动麻木为肝阳素旺，又遇喜怒失宜，阳动生风而发病。辨证要点为麻木伴有明显震颤，并有头晕、头痛、烦躁、易怒、脉弦有力等。治宜清肝熄风，方选羚角钩藤汤加减运用。

（5）湿热郁阻肢体麻木　此证由于湿热郁阻，脉络壅塞，气血不能达于肢端而致。辨证要点为：见于下肢麻木，且有灼热疼痛感，尤以两足灼热明显，甚则必踏凉地而缓解，脉兼数象，舌苔偏黄腻。治宜清热利湿通络，方用加味二妙散。

临床上四肢俱见麻木者不多，而以双上肢或双下肢或单侧肢体麻木者多见。临证鉴别要分清寒热虚实，其中尤当首辨虚实。虚证麻木患肢软弱无力，实证麻木患肢疼痛郁胀，这是两者的主要区别。治疗上：虚者补之，实者泻之。补法宜补气血、健中焦为主；对实证有祛风、散寒、化痰、活血、行滞、熄风等。但在实证症状解除后还是应当采取补法，因为实邪祛除后，患部气血营卫受邪实病理因素遗留的影响而运行仍不通畅，故当及时益气行气，滋补营血。至于虚实夹杂证，则当辨别孰轻孰重，权衡缓急，辨证施治。

3. 西医认识

西医学认为感觉是作用于各个感受器的各种形式的刺激在人脑中的直接反映。一般感觉包括：

（1）浅感觉（来自皮肤和黏膜）包括痛觉、温度觉和触觉。

（2）深感觉（来自肌腱、肌肉、骨膜和关节）包括运动觉、位置觉和振动觉。

（3）复合感觉（皮质感觉）包括形体觉、两点辨别觉、定位觉、图形觉、重量觉等。它是大脑顶叶皮质对深浅等各种感觉进行分析比较和综合而形成的。

各种一般感觉（触觉、痛觉、温度觉、深部感觉）均有其末梢特有的感受器，接受刺激后神经冲动分别通过各自的感觉传导径路传向中枢。各种感觉的传导径路均由 3 个向心的感觉神经元互相连接组成，其中第 2 个神经元都是交叉的，故感觉中枢与外周的关系与运动系统同样是对侧性支配的。

浅感觉传导通路传导痛温觉和轻触觉，其传入纤维由后根的外侧部（细纤维部分）进入脊髓，然后在后角胶状质区更换神经元，再发出纤维在中央管前交叉到对侧，分别经脊髓丘脑侧束（痛、温觉）和脊髓丘脑前束（轻触觉）上行抵达丘脑外侧核，由此处的第 3 神经元发出纤维经内囊后至丘脑辐射上升，至大脑皮质中央后回的感觉区。

当某些病变影响，阻碍了浅感觉上行传导通路时，就会出现浅感觉障碍的麻木症状。临床上常见的有脊髓空洞症和脊髓压迫症、急性脊髓炎等。

在脊髓空洞症患者，中央管部分有空腔形成，破坏了在中央管前进行交叉的浅感觉传导通路，造成浅感觉障碍。但由于痛、温觉传入纤维进入脊髓后分成上行与下行纤维，分别在好几个节段内更换神经元交叉至对侧，因此比较局限地破坏中央管前交叉的浅感觉传导径路，仅使相应节段双侧皮节的痛、温觉消失，而轻触觉基本保留（辨别觉完全不受影响），造成脊髓空洞症患者出现痛、温觉和触觉障碍分离的现象。

脊髓压迫症是一组由于各种病因所产生的脊髓受压迫的病症，其主要病因按解剖病位可分为3类：脊椎疾病、椎管内脊髓外疾病和脊髓内疾病，以器质性异常增生病灶为多见。当病灶压迫上行的浅感觉传导径路时即可产生病变节段以下的感觉障碍。脊髓蛛网膜炎产生的感觉障碍可呈不规则斑块状，感觉平面不固定或有多处。

急性脊髓炎是一种病因未明的急性非特异性横贯性脊髓炎症，病前短期内常有发热，全身不适或上呼吸道感染的症状，类似于中医辨证的外感证型。脊髓症状很快发生，常先有背部疼痛或腹痛或胸腹部束带感，接着出现病变节段以下的双下肢麻木无力，各种感觉减退或消失，以痛、温觉消失尤为明显。感觉消失区上缘有一过敏带，还伴有受损平面以下植物神经功能障碍症状，急性病例早期多出现脊髓休克现象。

（四）四肢瘦削

四肢瘦削是指上、下肢由于某种病因引起的肌肉萎缩的症状。

《内经》有“脱肉”、“肌肉削”、“肌肉萎”、“破䐃脱肉”、“大肉陷下”的记载，即是指肘膝、髀等高起处肌肉严重萎缩，及腿、臂、臀部肌肉明显消瘦的病证。《素问·阴阳别论》中尚有“风消”之证，系指因热极生风，阴精亏损，肌肉消铄，发为全身消瘦而不独指四肢瘦削的病证。

《金匮要略》一书中亦有“消铄肌肉”的记载，乃指热盛伤津而致肌肉消铄。其中“酸削”是指肌肉萎缩又有酸软的症状。

瘦削与肉痿又有不同，瘦削乃专指肌肉萎缩；肉痿则以肢体瘫痪或痿软无力为主要表现，当然，肉痿后期因瘫痪肌肉萎缩亦可出现肢体瘦削现象。后世文献常论及的“羸瘦”、“尪羸”，乃指全身瘦削、神形俱衰之症状，不独指四肢而言。

1．常见证候

（1）脾胃虚弱四肢瘦削　多见于青少年，四肢瘦削，以肩臀部为明显，上肢无力，下肢行走如鸭步，足踝内翻或外翻，足背呈弓形，面色苍白，神疲倦怠，纳食少馨，少气懒言，语声低微，舌淡苔白边有齿痕，脉细软。

（2）肾精不足四肢瘦削　多见于婴儿，肌肉瘦削，手不能举，足不能立，发育迟缓，智力低下，常伴五迟（立、行、发、齿、语迟）。五软（头项、手、足、口、肌肉软）症，舌淡苔白，脉沉细。

（3）肝肾阴虚四肢瘦削　肌肉瘦削，四肢乏力而颤抖，步履踉跄，筋惕肉瞤，甚则语言謇涩，吞咽时见呛咳，腰酸腿软，头晕目眩，五心烦热，夜寐不安，舌红少苔，脉细数或弦细。

（4）脾肾阳虚四肢瘦削　肌肉瘦削，四肢无力，肢冷形寒，大肉脱陷，耳鸣耳聋，腰酸腿软，遗精阳痿，溲清便溏，舌淡胖，苔薄白，脉沉迟。

（5）气血两虚四肢瘦削　肌肉瘦削，伴面色苍白，神疲困惫，头晕眼花，心悸气短，自汗盗汗，纳食少进，舌淡少苔，脉微细。

2. 鉴别分析

（1）脾胃虚弱四肢瘦削与肾精不足四肢瘦削　脾胃虚弱四肢瘦削多因饮食不节，后天失调，脾胃虚弱，气血生化乏源，以至水谷精微不能充养四肢肌肉而造成。《素问·太阴阳明论》：“四肢不得禀水谷之气，气日以衰，脉道不利，筋骨肌肉，皆无气以生，故不用焉。”脾主四肢，脾运失健，不能为胃行其津液，故纳食少馨，四肢无力。中气不足，故神疲乏力，少气懒言，语声低微，舌淡苔白，边有齿痕，脉细软，治宜补中益气，健脾和胃，方用补中益气汤合香砂养胃丸加减；肾精不足四肢瘦削，多因先天禀赋不足，后天哺养失宜，导致肾精不足，髓海空虚，正气亏损，影响婴儿生长发育，造成四肢瘦削、五迟五软、智力低下等症，治宜补肾填精，方用加味六味地黄丸加减。

脾胃虚弱与肾精不足四肢瘦削二证不难鉴别，前者主要是后天失调，多发于青少年，辨证治疗着眼于脾胃；后者主要是先天不足，多发于婴儿。但必须指出，肾精不足四肢瘦削，若后天调摄得当，注意护养，积极治疗，配合锻炼，常常可取得较好效果。

（2）肝肾阴虚四肢瘦削与脾肾阳虚四肢瘦削　肝肾阴虚四肢瘦削多因素体阴虚，或其他疾病后重伤阴血，或嗜欲不节，以致肝肾不足。肝藏血而主筋：肾藏精而主骨，肝肾阴虚则筋肉骨痿，四肢肌肉瘦削无力，肝阴不足，肝阳上亢。化风掉动，故筋惕肉瞤，四肢颤抖，足少阴肾经之脉，循喉咙，夹舌本，故肾阴亏损造成语謇而吞咽困难；肾亏则腰府亏虚，阴虚则生内热，故腰酸腿软，五心烦热，夜寐不安，舌红苔少，脉细数，治宜滋补肝肾，育阴潜阳，方用知柏地黄丸或大补阴丸化裁，若阴损及阳，则用壮骨丸加减。脾肾阳虚四肢瘦削，多因素体虚弱，或其他疾病后，重伤阳气，以致脾肾阳虚。脾主运化，肾主温煦，脾运失司，则无以输布津液，肾阳不足则无以温腾蒸煦津液，不能化为精气以滋养四肢肌肉筋骨，造成肌肉瘦削或大肉脱陷，四肢无力，耳鸣耳聋，阳痿遗精，腰酸腿软，阳虚则外寒，故形寒肢冷，溲清便溏，舌淡胖，脉沉迟，治宜温补脾肾，方用金匮肾气丸加人参、白术、淮山药等。

肝肾阴虚与脾肾阳虚四肢瘦削之证的相同点是肾亏，但一以阴虚为主，重在肝肾，一以阳虚为主，重在脾肾，且多见于青少年，这和肾精不足四肢瘦削之禀赋不足发于婴儿有明显区别。而脾肾阳虚与脾胃虚弱的辨证，前者可见形寒肢冷、小便清长、阳痿遗精等阳虚表现，后者则是纳减神疲、声低懒言等气虚的表现。

气血两虚四肢瘦削则多系上述指征的进一步发展，即气虚及血，阳虚及阴，由于阴阳互根，气血相关，后期常气血两虚，而见肌肉瘦削、四肢无力、头晕眼花、神疲困倦、心悸气短，自汗盗汗、舌淡少苔、脉微细等症。治以大补元气，滋养阴血，方用人参养荣汤。

四肢瘦削以虚证为主，体虚则外邪易侵，往往形成虚中夹实的证候。不及时清除外邪，亦可加重本症的发展。

3. 西医认识

西医认为肢体瘦削乃由于肢体瘫痪（包括上运动神经元性和下运动神经元性瘫痪）或肢体关节病变限制肢体运动，造成肢体长期失用而致的肢体运动肌肉废用性萎缩。这是由于长期不活动，局部组织的血液供应和物质代谢降低所致。另外，神经因素在肢体萎缩的病理过程中亦占有十分突出的位置，西医认为：神经对局部器官、组织的代谢有调节作用，其病变，可发生营养障碍而引起萎缩。如脊髓灰质炎的病人，脊髓前角运动神经细胞变性、坏死，则它所支配的肌肉麻痹，以后便逐渐萎缩。同时该组织的骨组织也逐渐萎缩，钙盐减少，变得疏松，肢体可以变短。另外，营养不良因素在伴有胃肠道消化吸收功能受到影响的病人和那些同时患有其他慢性消耗性疾病的患者身上，也起到加速受累肌肉萎缩进程的作用。

（五）皮毛枯槁

是指皮肤较正常变薄、光亮，其表面纹理消失或异于正常，体表毛发稀少焦枯而言。古典医籍中对此无明确记载。《素问·痿论》中："肺热叶焦，则毛皮虚弱急薄"之描述，似与本病相似。

生理和病理变化均可导致毛皮枯槁，如衰老等生理变化即可引起皮毛枯槁。此处只讨论痿病伴发毛皮枯槁的有关问题。

1. 常见证候

(1) 寒凝血瘀皮毛枯槁　皮毛枯槁多呈带状，开始在手足背，然后逐渐扩展到前臂或下肢胫前部。其皮肤薄而光滑、凹陷，色浅灰或灰暗，摸之较硬兼见四肢不温，尺肤寒凉，舌淡紫或黯红，苔薄白，脉沉迟。

(2) 气血虚弱皮毛枯槁　多见于一侧肢体，以下肢最为常见，亦有双下肢同时出现的，也可见于一侧面部皮肤，四肢同时出现或两侧面部都出现者极为少见。患肢皮肤塌陷，较正常肢体明显变薄，失去正常纹理，无明显自觉症状。若侵犯面积扩大，可累及肌肉甚至骨，造成患肢较健肢缩小，常兼有脾胃气虚之纳呆、便溏证候，面色无华，舌淡，苔较腻，脉细弱。

(3) 肝肾阴虚皮毛枯槁　患肢或面部皮肤菲薄，呈线条形萎缩，失去光泽，松弛而失去弹性，皱纹消失，容易起较大皱折，表面干燥有轻度脱屑，色灰褐红，常伴有腰酸腿软、头晕目眩、耳鸣遗精、筋惕肉瞤、五心烦热、颧红唇燥、低热盗汗等症状，舌体瘦干，红而少津，脉沉细。若见于中年人，则其面容常较苍老，易伴发老年性雀斑和血管瘤，男性毛发稀疏，女性出现胡须。

(4) 肺胃津伤皮毛枯槁　皮毛薄急干枯，起病急，是肺胃热盛津伤型痿病的一个伴发症状，常伴有高热、面红目赤，口渴喜冷饮、尿赤便干等症状，舌红少津，脉细数。

2. 鉴别分析

(1) 寒凝血瘀皮毛枯槁与肺胃津伤毛皮枯槁　这两证均与感受外邪关系较为密切。前者系寒邪外袭，脉络涩滞，气血不得畅行，瘀于局部皮肤所致。故本证皮毛枯槁始于四肢末端，逐渐向上发展扩延，枯槁面呈带状光滑，色淡或灰暗，摸之较硬，且有四肢不温、尺肤寒凉，舌淡脉沉迟等阴寒之象，以资鉴别。其治疗以温经散寒、活血通络为法，可选用当归四逆汤。后者乃由于外感风温、燥邪、热毒、疫气，易致高热吐泻，熏灼肺胃，劫伤阴液；或由于情志内伤，调养失当，五脏失和，导致肺胃热灼阴竭。肺为娇脏，不耐寒热，热灼则肺叶焦枯，不能宣散布化水谷精津以滋养皮毛，胃为水谷之海，胃受热灼则但消谷而不化津，胃液干枯，土不生金，则皮毛肌肤滋养无源。《类经·痿论》曰："肺痿者，皮毛痿也。盖热乘肺金，在内则为叶焦，在外则皮毛虚弱而为急薄。若热气留著不去，而及于筋脉骨肉，则病生痿躄。"这里的"急薄"二字即意指皮肤干燥无光泽，萎缩而失去弹性。故本证皮毛枯槁症状发展一般较快，面积较大，以双下肢较为常见，也可波及全身，常继发于肺胃热盛津伤痿证之后而出现患肢皮肤进行性干燥、瘙痒，肤色浅红，皮肤萎缩变薄，失去弹性，表面脱屑，正常纹理逐渐消失或残存轻度皱纹，受累皮肤汗毛逐渐焦枯脱落，初期可伴有发热、咳嗽、口干口渴、尿赤便干、舌红苔黄、脉数等肺胃热盛证象，后期则以阴伤虚热证象为主。治疗方面，初期邪热未清阶段应清热润燥，养肺益胃，方用清燥救肺汤加减；后期则以养肺胃之阴为主，即在前方的基础上化减部分寒凉清热药，加入玉竹、沙参等滋养胃阴之品。

(2) 气血虚弱皮毛枯槁与肝肾阴虚皮毛枯槁　此二证均以脏腑功能失调为突出病机，发病缓慢。气血虚弱皮毛枯槁乃由于气血化源不足，环流贯注不力，皮肤失于气血濡养而致，辨证要点为：枯槁可累及肌肉甚而至骨，患处塌陷，枯槁处色淡并失去正常纹理，若发生于面部，则口、眼，鼻歪斜，可有脾胃虚弱之兼见症。治以补益脾胃，益气养血为法，可选用补中益气丸、十全大补丸等以缓缓图治。肝肾阴虚皮毛枯槁多见于中青年患者。盖肾藏精，肝藏血，肝肾乙癸同源，精血相互化生。若久病缠绵或形乐志苦，繁劳负重，以致肝肾亏虚，精血不足，肌肤皮毛失于滋荣，故日见枯槁。辨证要点为：皮肤薄呈线条形，皱纹消失，由于皮肤变松弛，故而容易起大的皱折，多而深，色灰褐或褐红，皮肤干燥有细碎脱屑，表现出未老先衰之状。治宜滋补肝肾，方用六味地黄丸。

皮毛枯槁多由于先天或后天的某些因素所造成的一种皮肤退行性改变，治疗比较困难。从上面的分析我们可以看出，皮毛枯槁的关键病理机转是由于各种原因造成了患处皮毛失去了营卫气血正常的温煦滋养，所以在治疗时就应在审证求因、辨证治疗的同时，抓住这一关键病理不放，在培土生金，加强脾胃化源的同时，又要注意补肺养阴，以增强肺的宣化布精功能，从而达到病邪除、营卫调、气血复、运行畅的正常良好状态；另一方面也应认识到，正因为这一关键病理的存在，治疗时就应既有信心，又有耐心，所谓"邪易除，正难复"，也说明了皮毛枯槁的恢复是极为缓慢甚至有所反复的过程，只能缓缓图治以收功，否则会欲速而不达。

3. 西医认识

西医认为皮毛枯槁是由于患处皮肤长期营养不良渐致萎缩而造成的。西医将皮肤分为表皮、真皮和皮下组织三层。其中表皮又根据上皮细胞的发展阶段和特点分为5层，真皮层主要由纤维母细胞及其产生的胶原纤维、弹力纤维、网状纤维与基质等组成，此外，还有血管、淋巴管、神经及皮肤附属器，如毛发、皮脂腺、大小汗腺及肌肉等。皮下组织系由疏松结缔组织及脂肪小叶构成，又称皮下脂肪层。其厚薄因营养及身体部位的不同而异。皮下组织中有汗腺、毛根、血管及神经等。皮肤的营养物质主要由皮下血管和淋巴管以及真皮浅层血管丛、真皮下部血管丛所供给，皮肤血管及汗孔、立毛肌等受植物神经调节。当某一局部皮下组织中较大的动脉血管阻塞或严重狭窄时，就会减少该动脉支配区皮肤的血液供应，如持续较长时间就会导致该处局部皮肤营养不良而逐渐萎缩，这种局部性的萎缩大多属于中医的寒凝血瘀证型。在痿病中出观更多的皮毛枯槁则是由于中枢及脊髓神经受压、受损而引起丧失运动功能的肢体血液供应及物质代谢降低，支配患肢皮肤的神经也失去了相应的调节作用，从而发生营养障碍而萎缩，汗腺与皮脂腺的正常分泌作用也逐渐减退而见皮肤干燥脱屑瘙痒，毛囊因长期得不到营养物质的供应亦逐渐变性、萎缩，导致汗毛脱落。

七、痿病治法概要

痿病的症状以痿弱不用为主，病机以虚弱亏损为本，或挟有标实。但虚损有气血亏虚、肺阴亏耗、真精乏匮、肾阳虚衰、中土不足及脉气虚损之不同，标实又有湿热浸淫、情志化火、瘀血内停、气机郁滞、积痰内伏、虚火内炽之各异，故当谨守病机，孰虚孰实，秉情而施。归纳起来，痿病的治疗法则大概有以下几条。

1. 清金保肺法

本法适用于外感热邪燥气，灼伤肺阴，或情志化火，木火刑金，灼伤肺叶；或饮食不当，中焦积热，母病及子，导致肺脏蕴热，肺胃之阴亏耗之痿证。证见外感及热期或发热后，出现肢体软弱无力，手不能提物，足不能任地，渐致肌肉萎缩，皮肤干枯，心烦口渴，呛咳痰少，手足心热，两颧红赤，咽干唇燥，尿短赤热痛，舌红而少津，苔黄，脉细数等。常用药物有：沙参、人参、麦冬、生地、石膏、知母、黄芩、桑叶、杏仁、麻仁、天花粉、山药、玉竹、甘草等。

2. **补益肝肾，壮健筋骨法**

本法适用于由于后天调养不力，形体过用所致的肝肾两亏证，肝不养筋，肾不主髓，肢体不用。症见缓慢起病，肢体逐渐痿弱不用，腰背酸软不举，久则骨肉瘦削，时有麻木、拘挛、筋惕肉瞤，头晕耳鸣，两目昏花，遗精早泄，潮热盗汗，两颧潮红，低热，咽干，尿少便干，舌红绛少津，脉弦细数。常用药物有：牛膝、锁阳、枸杞、菟丝子、肉苁蓉、当归、熟地、白芍、黄柏、知母、龟板等。

3. **清热利湿法**

本法适用于外感湿热之邪，或寒湿入里化热，或湿邪内生，蕴而生热，湿热互结，浸淫筋脉所致的痿病。症见四肢或双下肢痿弱无力乃至瘫痪，肢体灼热，得凉稍舒，身热不扬，脘闷纳呆，面黄身困，首如裹，颜面虚浮，口干苦而粘，小便赤涩热痛，舌红，苔黄腻，脉濡数或滑数。常用的药物有黄柏、苍术、牛膝、萆薢、防己、车前子、苡米、蚕沙、木瓜、泽泻等。

4. **补益脾胃法**

本法适用于脾胃素虚或大病、久病后脾胃受伤，中土不振，气血乏源所致的痿病。症见渐见下肢痿软无力，以至瘫痪，少气懒言，语声低微，神疲倦怠，面色淡白无华，头晕肢困，食少纳呆，便溏，舌淡苔薄，脉细软。更为重要的是，由于脾胃受损在痿病的整个进程中都不同程度地存在，脾胃功能的恢复健全与否直接影响着痿病康复的进程，故前人不乏有“治痿独取阳明”之说。说明历代医家对补益阳明都相当重视，所以，补益脾胃法不仅仅应用于脾胃虚弱型痿病，也广泛应用于其他各型痿病实邪已去、正气未复的治疗。常用药物有：党参、白术、茯苓、黄芪、陈皮、人参、甘草、大枣、山药等。

5. **温化寒湿法**

本法适用于外感寒湿之邪，或其人真阳素亏、寒湿内生而致寒湿浸渍筋脉之痿病。症见颜面水肿或虚浮晦滞，四肢困重，行动笨拙，乃至瘫痪，腰背酸楚，脘闷纳呆，泛恶欲吐，女子带下，或有肌肤瘙痒，足跗微肿，舌体胖大有齿痕、苔白腻，脉滑缓。常用药物有：附子、肉桂、苍白术、干姜、木瓜、豆蔻、茯苓、泽泻、黄芪、党参等。

6. 填精补髓法

本法适用于小儿先天禀赋不足，后天喂养不当所致的发育迟缓之五软证。症见小儿出生后，渐见头项软弱倾斜，东倒西歪，遍身羸弱，足软弛缓，不能站立，兼见口软唇薄，不能咀嚼，口常流涎，手软下垂，不能握举，肌肉松弛，活动无力，舌淡苔少，脉沉细尺弱，指纹淡。治宜温阳益气，填精补髓法，方用补肾地黄丸，或补天大造丸，及人参养荣丸加减。常用药物有：紫河车、鹿茸、龟板、补骨脂、肉苁蓉、山茱萸、人参、当归、熟地、菟丝子、牛膝、枸杞子、山药、五味子等。

7. 温肾助阳法

本法适用于真阳亏损，肌筋失于温煦之痿病。症见四肢痿厥，面色苍白，眩晕耳鸣，倦怠乏力，腰酸腿软，足跗微肿，四肢冰冷，阳痿遗精，汗毛脱落，出汗异常，小便清长，舌淡白，尺脉弱。方用右归丸加减。鹿茸、鹿角胶、附子、肉桂、当归，杜仲、菟丝子、山药、山茱萸、熟地、仙灵脾、巴戟天等。

8. 活血化瘀法

本法适用于外伤或产后瘀血内停不散，经脉气血闭阻，肌筋失养所致之痿病。证见外伤后或产后不久即出现肢体瘫痪，以下半身为多见，二便失禁或干结癃闭，不知痛痒，足跗水肿、苍白，皮肤枯而薄。继而肌肉瘦削，肌肤甲错，四肢不温，胸腰或肌肤刺痛，舌质红，或瘀血斑点，脉沉细涩。治宜活血化瘀，通经活络。常用乳香、没药、当归、赤芍、桃仁、红花、鸡血藤、牛膝、狗脊、地龙、活血藤、川芎等。

9. 疏肝解郁法

本法适用于肝郁不舒，疏泄失职，肝经气血不调，筋脉失养之痿病。证见病人常多愁善感，悲伤欲哭，一遇郁怒则突发四肢瘫痪，然四肢肌肉虽久病亦多不瘦削，肌肤润泽，伴胸闷不适，两胁胀痛。喜叹息、嗳气纳呆、口苦，舌质淡红，脉弦细。治宜疏肝解郁，调理气血，方用逍遥散加减，常用药有：柴胡、白芍、茯苓、白术、枳壳、陈皮、当归，川芎、香附等。

10. 镇心安神法

本法适用于由于突然受惊恐，伤及心肾，心无所主，肾不作强之痿病。证见突受惊恐后下肢痿软，软则步履无力，甚则不能行走，或心悸不安，甚则男子精液时出，面色苍白，冷汗频出，二便失禁，四肢冰冷等，舌质淡或红，苔薄白，脉细弱数。治宜镇心安神，益气升阳，方用妙香散合补中益气汤加减，常用药有：茯苓、茯神、远志、朱砂、山药、麝香、黄芪、人参、桔梗、甘草、木香、升麻等。

11．燥湿化痰法

本法适用于素体肥盛之人，因元气虚损，不能运化湿痰，致湿痰内停，客于经脉所引起的痿病。症见腰膝麻痹，四肢痿弱，胸闷纳呆，舌质淡苔白腻，脉滑。治宜燥湿化痰，方用二陈汤为主，适当配伍通络、强腰膝之品。常用药物有：半夏、茯苓、陈皮、南星、薏米、续断、桑寄生等。

除了以上11条法则外，若由于督脉亏损、冲任空虚、带脉失调、跷维不和等奇经八脉病变引起的痿病，治疗大法不外调补冲任、升补八脉、交通阴阳等。治疗手段以针灸、推拿、按摩为主，配合内服药物对证治疗以加速康复进程。此外还可配合活血通络的药物外用熏洗、穴位注射等，将在本书第4部分中详细讨论。

第二章 痿病历代研究概况

一、秦汉晋及唐宋时期

（一）《内经》奠定了痿病的理论基础

关于痿病的记载，在中医典籍《黄帝内经》一书中出现最早，书中比较详细地阐述了痿病的病因病理、分类、临床表现及其治疗原则等内容，历代医家有关痿病的论述，鲜有逸出《内经》之藩篱，它为后代研究痿病奠定了一定的理论基础。

《内经》认为痿病是由湿、湿热、劳累过度和七情不调等原因引起五脏气热、耗伤津血导致肢体筋脉骨肉失却濡养而发的。如《素问·生气通天论》："因于湿，首如裹，湿热不攘……弛长为痿。"《素问·痿论》又云："悲哀太甚……传为脉痿。……劳倦……发为骨痿。"在五脏之中，肺居上焦，为五脏之华盖，职司治节，其功能若雾露之溉而润养他脏，从而又强调"肺热叶焦，发为痿躄"。《素问·痿论篇》除此之外，对病因的性质与痿病类型的关系也有所认识，如认为感于湿邪者易患肉痿，七情不调者易患筋痿和脉痿。

肾主骨，心主血脉，肝主筋，脾主肉，肺主皮毛，五脏和五体相互关联，五脏功能相互协调，不断生成气血津液以供给身体各部分的营养需要。《内经》根据发病脏腑的不同以及五脏同五体的相关性将痿病分为皮、肌、筋、脉、骨痿五种类型。其对痿病症状的描述也精简扼要，如皮痿者"皮毛虚弱急薄"、筋痿者"口苦，筋膜干……筋急而挛"、肌痿者"渴，肌肉不仁"、脉痿者"枢折挈，胫纵而不任地也"、骨痿者"腰脊不举，骨枯而髓减"、"足不任身"（《素问·痿论篇》）。《内经》有关五痿之间的鉴别诊断阐述如皮痿"色白而毛败"、肉痿"色黑而齿槁"（《素问·痿论篇》）等。这里从皮肤的颜色和五体的变化两方面来阐述五痿的证型特点以资区分，从而指导临床诊断和辨证。

《内经》论述痿病的治疗，首先提出了"独取阳明"（《素问·痿论篇》）的治疗原则，这是因为阳明是五脏六腑之海，气血生化之源，能润养宗筋。冲脉是十二经之海，阳明经与之相合于气衔，又同维系周身的带脉和主一身之阳的督脉相联络，故有“阳明为之长”（《素问·痿论篇》）之称，这对后人治痿具有重要的指导作用，为诸医所尊崇。这一原则不仅适用于痿病的针刺治疗，同样也适宜于临床用药。如补中益气汤和参苓白术散就常用来治疗脾胃气虚型痿病。这一原则同时又提示我们，对于痿病这一疑难病证无论其起因如何，在用药时均应调理脾胃，顾护脾胃的运化功能，不可过用苦寒之品以免损伤中阳，或过用温燥之品以免劫伤脾阴，而且常加入谷芽、麦芽、山楂等健胃之品。“各补其荥而通其俞”（《素问·痿论篇》）是《内经》提出的又一治痿原则，这主要适宜于用针刺的方法治疗痿病，根据所主之旺时择时针刺，用补其荥穴和通其俞穴的方法以治疗各型痿病。

（二）《难经》五痿传变论

《难经》是中医宝库中又一经典著作，书中论述了损脉为病的临床表现、传变规律和预后。如《难经·十四难》曰：一损损于皮毛，皮聚而毛落，……二损损于血脉，血脉虚少，不能荣于五脏六腑也……三损损于肌肉，肌肉消瘦，饮食不为肌肤……四损损于筋，筋缓不能自收持……五损损于骨，骨痿不能起于床。这里症状的描述与《内经》五痿症情相同，说明痿病的传变就是先由肺和皮毛开始，依次传于心和血脉、脾和肌肉、肝和筋、肾和骨。其规律表现为由上焦传之中焦而终于下焦，《内经》强调之“肺热叶焦，发为痿躄”（《素问·痿论篇》），其意亦在于此。另外《难经》对痿病的预后也作了评估，如“从上下者，骨痿不能起于床者死。”（《难经·十四难》），就是说痿病从肺起始，若病及肾，则预后不良。因为肾乃人身阴阳之根本，根本受损，岂有好的结果。总之，《难经》对痿病的传变规律和估计预后方面的认识，阐《内经》之未发，扩展了关于痿病病理方面的内容。

（三）《针灸甲乙经》奠定了针刺治疗痿病的基础

痿病的治疗，除内服药物之外，外治法亦是重要的治疗途径之一，其中针刺疗法当属首推。晋·皇甫谧所著《针灸甲乙经》是最早的针灸学专著，书中记载了治疗痿病的针刺方法。如《针灸甲乙经·热在五脏发痿》曰：“痿躄不能行，地仓主之。”地仓穴是足阳明胃经位于口角旁0.1寸处的一个腧穴，是足阳明胃经与奇经八脉之阳跷脉相交会的穴位。《针灸甲乙经》选此穴治疗痿病，实际上是宗《内经》“治痿独取阳明”之意，而且阳跷脉主司下肢的运动功能，可见皇甫谧谓地仓穴主治痿病，寓意深刻。

《针灸甲乙经》还针对痿病伴随的不同症状介绍了腧穴的选择性针刺治疗。如《甲乙经·热在五脏发痿》：“痿不相知，太白主之。痿厥，身体不仁，手足偏小，先取京骨，后取中封、绝骨，皆泻之。痿厥寒，足腕不收，躄，坐不能起，髀枢脚痛，丘墟主之。”这里指出痿病而不能言语者，选取足太阴脾经之太白穴针刺，痿病而身体不仁，感觉障碍者，选取足太阳膀胱经之京骨穴，足少阳胆经之绝骨穴和足厥阴肝经之中封穴针刺，痿病而四肢冷，腕、踝关节功能丧失，下肢软弱，坐而不能起，髋关节疼痛者选取足少阳胆经之丘墟穴针刺。由此窥出《针灸甲乙经》对痿病的针刺治疗也是辨证选穴，不一而论的。《针灸甲乙经》的这些认识，奠定了痿病针刺治疗的基础。

（四）《备急千金要方》首次从脉论痿

《备急千金要方》为唐·孙思邈博采群书、勤求古训，删繁求简而撰成，主要论述各种病症的治疗方药。书中首次从脉象方面来对痿病加以认识。如“肾脉急甚为骨痿癫疾……微滑为骨痿，坐不能起，目无所见，视为黑花。”（《备急千金要方·卷十九·肾脏》）这里指出尺脉急甚或微滑皆为骨痿之脉，患者多有坐不能立、视物昏花等临床表现。孙氏观点，其意并不在于强调骨痿有何脉，而是提醒人们脉象应为诊断痿病的一个重要参考指征。

（五）《太平圣惠方》首载虚劳痿痹方

《太平圣惠方》为宋初国家出版的方书，全书共一百卷，分一千六百七十门，载方一万六千八百三十四首。其第三十卷，专为治虚劳痿痹方而设，这是方书中最早记载治痿方的书籍，共有八首治痿方，其中具有代表性的有石斛散、乘寄生散、补肾圆、羌活圆等。

（六）《扁鹊心书》提出虚寒痿的概念

继《内经》之后，对于痿病的病理认识，大多宗五脏气热致痿论，然而在宋·窦材所著的《扁鹊心书》中，窦氏既继承了《内经》的理论，但他同时又重视结合临床，他注意到痿病多以下肢部位发病，而腰以下为肾气所主，因而强调肾虚致痿尤其是肾阳虚而致痿的重要性，指出痿病虽以热证多见，但“虚寒之证，亦颇不少”（《扁鹊心书·足痿病》），自创金液丹（又名保元丹，壮阳丹，方由硫黄组成，硫黄性温，味酸，有毒，功能温阳、祛寒）治之，加灸关元穴以壮肾阳，长肾气，每获治验。这提示我们在科学探索的道路上，敢于突破前人的框架，以实践为根据，闯出新路子，是学科发展的关键。

（七）《三因极一病证方论》对痿病病因的认识

《三因极一病证方论》是宋·陈无择所撰，为我国医学宝库中较有影响的病因学专著，其对痿病病因病机的认识颇具新意，书中指出痿病常因随情妄用，喜怒不节，劳逸兼并而引发，就是指房事无节而过度，情志不调以及劳累（心劳和体劳）和安逸过度是致痿之因，并首次提出痿躄则属内伤气血不足之所为的论点，他认为内脏精虚，营卫失度，发为寒热，以致使皮血、筋骨、肌肉痿弱，无力以运动，故致痿躄。这弥补了《内经》只言内伤五脏气热致痿的不足，使对痿病的病因病机的认识前进了一步。书中所载四斤丸、麋角丸、芎桂散及藿香养胃汤等方剂，仍是今天临床治痿的常用方剂。

二、金元时期

（一）刘完素“肺金本燥”致痿论

刘完素为金元四大家之第一大家，他主张“六气皆从火化”、“五志过极皆为热甚”之论，善用寒凉药以治疗热病，故以“寒凉派”而著称世。他明确指出“痿，谓手足痿弱，无力以运行也”（《素问玄机原病式·五运主病》），对痿病病因病机认识既遵从《内经》之旨，而又尤为强调燥热致痿的重要性，认为燥邪最易化热伤津耗液，“肺金本燥，燥之为病，血液衰少，不能营养百骸故也”。（《素问玄机原病式·五运主病》）。刘氏此论对后人的影响颇大，以致清·叶天士在继承刘氏理论的基础上，认为“热”者，乃肺胃之经燥热不化，伤津耗液，不能输布于全身以营养肢体，而“虚”者多由于肝肾不足，精血亏虚，筋脉失于濡养，经络不和发为痿病，据此治疗，效验颇多。

（二）张子和辨风、痹、痿、厥之异，攻法治痿论

张子和私淑河间之学，论病总由客气所伤，用药主“攻”，擅用汗、

吐、下三法祛邪，创“邪去正安”之说，以致后世称之为“攻下派”，然其论痿，见解独到，认为痿之本源在肾，病机在肺，表现在四肢，由“好以贪色，强力过极”，致肾水衰少，精耗骨枯，相火上炎，灼伤肺津。肺热叶焦，无以输布，皮毛虚弱，急而薄着，渐成痿废。子和也很重视痿病同他病的鉴别诊断，如《儒门事亲·指风痹痿厥近世差元说》：“夫四末之疾，动而或劲者为风，不仁或痛者为痹，弱而不用者为痿，逆而寒热者为厥。”此论言简意赅，指出风、痹、痿、厥虽均为表现于四肢的疾病，但各有特点。除此之外，子和也认识到痿病同他病之间的相互联系。如肌痹向脉痿转化，湿痹不仁传为肉痿等，指出痹病可向痿病转化。

对于痿病的治疗，子和则在《内经》“治痿独取阳明”的原则基础上认为人之四季均以胃气为本，本固则精可以化生，精化则髓充，髓充则足能履步。然其治痿用药，非补其虚，但泻其实，邪去则正复，而痿疾自愈。补法则用五味，使五味调和，则可补精益气而愈痿；对于由肾水不足，火灼肺津者，则治用咸寒，佐以甘平，若龟板、牛膝、玉竹、泽泻之属，泻虚火，滋肺肾，润宗筋，起痿病。

（三）李东垣脾胃虚弱致痿论

在战乱频繁的金元时代，饥饿、劳累是疾病流行的最主要原因，李杲师承元素之学，创立了“脾胃学说”，后世尊之为“补土派”。

李杲论痿之病因乃因湿热所起，因痿病多发于六七月间夏秋之交，湿热之令大行，湿热蕴蒸，刑伤大肠，肺失清肃，治节不行，肾乏生化之源，肾阴亏虚，骨不坚强而发痿躄；另一方面，肺恶燥，胃亦恶燥，阳明经气相通，湿热久蕴，化燥伤阴，阳明虚弱，则宗筋弛纵，李东垣创用清燥汤，其意在于上下分清而保气液，清热利湿而不致化燥，保存肺胃之阴以润养宗筋。

其论痿病，根源在脾，如《脾胃论·脾胃胜衰论》：“大抵脾胃虚弱，阳气不能生长，是春夏之令不行，五脏之气不生。脾病则下流乘肾，……则骨乏无力，是为骨痿。”治疗以甘温之品温养胃气，使生长之气旺，如党参、黄芪、干姜、肉桂等，升中阳以鼓舞脾胃功能，下入肾以温阳散寒，使肌肉得养，骨髓充实，痿病自愈。

（四）朱丹溪痿病多因说

丹溪所处时代，《局方》盛行，治用辛热燥烈，极为普遍，他针对时弊，创立己见，提出“相火论”和“阴常不足阳常有余论”（《格致余论·

阳有余阴不足论》)，擅用滋阴降火法治病，其学术思想既宗《内经》之旨，又继承刘、张、李之精华，被称之为“集医之大成”，后世尊称其为“滋阴派”。

丹溪论痿，在五脏气热的理论基础上，力辟风、痿混同之谬，指出痿证断不可作风治而用风药。同时提出痿病“有湿热、湿痰、气虚、血虚、瘀血”等证型(《丹溪心法·痿》)。并列出相应的治疗方药，如《丹溪心法·痿》论曰：“湿热，东垣健步丸，加燥湿、降阴火，苍术、黄芩、黄柏、牛膝之类。湿痰，二陈汤，加苍术、白术、黄芩、黄柏、竹沥、姜汁。气虚，四君子汤，加黄芩、黄柏、苍术之类。血虚，四物汤，加黄柏、苍术，煎送补阴丸。”后世医家治痿用药也多不离此辙。

三、明清时期

(一)《玉机微义》论治痿大法及饮食调治

明·徐彦纯和刘纯在所著《玉机微义》一书中论痿病病机及治法继承了前人的理论，尤其是丹溪之“阳有余，阴不足”论对其影响颇大，他们以五行生克乘侮规律来阐述痿病的病机，如《玉机微义·治痿大法》云：“若嗜欲无节，则水失所养，火寡于畏而侮所胜，肺得火邪而热矣。木性刚急，肺受邪热，则金失所养，木寡于畏而侮所胜，脾得木邪而伤矣。肺热则不能管摄一身，脾伤则四肢不能为用而诸痿之病作。”这里阐述了因嗜欲无度，水亏失养，火炎而侮其所胜，肺热叶焦，金不克木，而脾受木侮，如此脾肺同病，则痿躄发矣。《玉机微义》在用药治痿的同时，注重痿病的饮食调治和生活调理，强调戒嗜欲则精气充盛而肾固，薄滋味则脾伤何有！这对我们今天痿病的辅助治疗和护理仍具有现实的指导意义。

(二)《普济方》用外治法治痿

《普济方》是我国至目前为止收方最多的一本方书，其对各病的治疗，内容丰富，既有内服汤丸，亦有膏敷贴熨，针灸按摩等。在治痿方法上，《普济方》除载内服药外，首载用外治法来治疗痿病，其药用起痿丹，“每用一丸，以姜汁火上入药溶化，却用手点药于腰眼上摩搽至药尽，用至二十丸，大有神效。”(《普济方·五痿》)(起痿丹由附子、官桂、朱砂、熟地黄，母丁香、木香、阳起石、天雄、硫黄、麝香、铅粉、白丁香组成)。这也是内病外治的范例，对我们综合治疗痿病不无启发。

（三）《医学入门》五痿旺月调补论

《内经》关于痿病的治疗提出了“各补其荥而通其俞”的因时针刺治疗原则，而《医学入门》则发展和扩大了这一治则的应用，即“五痿旺时病易安，随各症旺月调补则易”（《医学入门·杂病提纲痿》）。这是根据五脏在不同的时间气血盛衰的不同，而在其旺盛之时，运用调补法治疗痿病，这不仅适宜于针刺治痿，同样也适宜于指导痿病药物疗法趋向更合理用药的探讨。五脏的气血盛衰均有其各自的年节律、月节律和日节律，我们如能充分认识与利用这一规律，采取择时施治的方法将会促进痿病的康复，近年发展起来的中医时间医学，充分说明《医学入门》的上述认识具有相当的科学性，只是目前中医界对这一领域的研究尚处于起步阶段。

（四）《医方考》痿痹合一论

明·吴崑在研习《内经》的基础上，提出痹病和痿病是一类疾病，如《医方考·痿痹门》：“痿、痹二病也，今详《内经》亦有称痹为痿者，故而为一。”考其《内经》，确有称痹为痿者，如《四气调神大论》称“痿厥”，而《金匮真言论》又称“痹厥”，其实为一也，吴氏又说：“肉痿即肉痹耳。”（《医方考·痿痹门》）并引用经文“营血虚则不仁，……卫气虚则不用”和“营卫俱虚则不仁且不用”以说明痹痿二病的病因病机有密切的联系，这对现今临床不无指导意义。如多发性神经炎、类风湿性关节炎晚期等病常同时表现痹病的特征和痿病的特征。追溯古今医书，将痹痿合论，又岂只见于《医方考》。正是由于这两病在病因、病机、临床证型表现等各方面有着一定的相同之处，而且两病亦可同时并发，这就不能不引起我们的深思：痹痿二病这种密切联系的内在病理基础是什么？对指导痹痿二病的临床治疗及提高疗效有什么现实意义？

（五）《证治准绳》分析痿病病机全面系统，见解独到

《证治准绳》为明·王肯堂所著，书中对痿病的阐述，是继承前人的理论，而又进一步深入地阐明了痿病的病因病理并列出治痿方药。王氏认为《内经》虽以一邪伤一脏而致五脏气热发为痿，但通览八十一篇，可见五劳五志、六淫都能致五脏气热而为痿，《内经·痿论》篇只是举其一例而已，如心气热为脉痿、因悲哀太甚，阳气内动，迫血妄行，大经空虚，巧为脉痿。这是因为心为神明之官而主脉。由此推之五脏，五脏各有神志，五志

各属其脏，五志有变则各伤其属。同样五劳、六淫也可作此推论而分别伤其所属而发为各痿。在痿病的发病机制上，王氏格外强调“诸痿之病，未有不因阳明虚而得者”（《证治准绳·痿》），以“阳明虚，于五脏无所禀，则不能行血气，营阴阳、濡筋骨，利关节。气海无所受，则卫气不能温分肉，充皮肤，肥腠理，司开阖。血海无所受，则上下内外之络脉空虚，于是精神气血之奉生身周于性命者劣弱矣”（《证治准绳·痿》）。《证治准绳》根据五脏气热致痿的理论将痿病分为五类并提出治则和方药，这弥补了《内经》之未备，完善了痿病的辨证论治体系。

（六）《景岳全书》元气败伤致痿论

《景岳全书》之前医家多以五脏气热，肺热叶焦而论痿之形成，明·张景岳则认为元气败伤则精虚不能灌溉、血虚不能营养者亦不少，这使陈无择提出的痿病确由“内脏本虚”的概念更加明确了。人体的气血、精及津液等一切维持生命的基本物质均赖元气之化生而成，若嗜欲无度，或年高体弱，或久病大病之后，人体元气败伤，则气、血、津、精等皆无以化生补充，日久肢体失于濡养则发为痿病。在治疗方面景岳创制了方剂鹿角胶丸以治之。方中鹿角胶、鹿角霜温壮元阳为主，熟地、虎胫骨（现已禁用）、龟板、牛膝、菟丝子、杜仲滋补元阴，使阳得阴助，则其化无穷，人参、白术、茯苓、当归益气养血，使补而不滞，气血通调。若一概从火论治，岂不真阳亏败，土衰水涸？另一方面，从景岳所说的“当酌寒热之浅深，审虚实之缓急，以施治疗，庶得治痿之全矣”（《景岳全书·痿证·论证》），可以看出他并不因其强调温补元阳而忽略对实证热证的认识。

（七）《证治汇补》辨痿施治最为详全

《证治汇补》为清·李用粹所著，他上遵经旨，下采诸家精论，删繁存要，汇集前人的理论和经验编著而成。本书对痿病的阐述，较为系统全面，对痿之病因病机阐述透彻，超过前人，很适用于临床。李氏在说明痿由内因“喜怒劳色，内藏虚耗，使皮肤血脉肌肉筋膜骨髓无以运养，故致痿躄”（《证治汇补·痿躄》）的前提下，认为湿热痿者，常发于夏季，因邪蒸于脾而流于四肢所致；湿痰痿者，常是肥胖之躯，气血不能运动其痰，湿痰内停，客于经脉而形成；气虚痿者，是多由于饥饿劳倦，胃气一虚，肺气则先绝，百骸溪谷，皆失其润养，故宗筋弛纵，骨节空虚；血虚而痿者，常发于产后或失血之后；阴虚致痿是酒色过度，下焦肝肾之火燔灼筋骨之由；血瘀痿者为产后恶露未尽，流于腰膝，或跌扑损伤，积血不清所致。此外，李氏还讨论了因湿热蕴结大肠，痢后脾虚导致的痢后痿和因过饱过食所致的食积痿，并提出各痿的治法和方药，而其治痿专重肝肾，因肝为藏血之脏，肾主藏精，精血充盈则筋骨得养而强健，所以补益肝肾为治痿之常法，再审因所挟而灵机变通，或清湿热，或化痰瘀。

在痿病的护理方面，李氏提出饮食调护宜忌，如胃虚者禁寒剂，痰热禁厚味。因为胃为万物之母，资生气血之所，饮食进而痿弱自健。久任寒凉，则谷气益衰，四末益枯矣。而恣食厚味则生痰化湿，加重病情。由此看出，痿病因病机不同而调护有别。

（八）《辨证录》对痿病实证的认识

痿多虚证，然清·陈士铎所撰的《辨证录》中记载了胃之实火致痿，书中阐述了五痿均因阳明胃火熏结五脏所致，治疗当清胃火和他法并用才是，如治一人“有胃火熏蒸，日冲肺金，遂至痿弱不能起立，欲嗽不能，欲咳不敢，及至咳嗽又连声不止，肺中大痛。”（《辨证录·痿证门》）其分析如下：由于阳明之火上冲于肺，而肺津衰少，无以灭阳明之焰，金从火化，肾乏化源，遂致痿躄，治宜清胃火，补肺气，兼益肾水，方用生津起痿汤，以玄参、花粉清胃火而不伤胃气；天麦冬、贝母、甘草生津补肺化痰，使肺润而不燥，熟地填补肾水，水旺肺亦安，水生火熄，不必治痿而痿自愈。陈氏之论义理切深详明，配方精当，治疗自当卓有成效。

（九）《医学传灯》痿由心火流于下焦说

历代医籍中，指出痿病有疼痛症状的当推清朝医家陈歧。他在所著之《医学传灯》一书中，首先说：“痿者，足痛不行也”。这是以前任何医家从未提过的，可能陈氏没有明确痿、痹之分，也可能因痿痹两病常同时出现的缘故。他又说：“大凡邪起身热，脉来洪数，腿痛甚而难忍者，心火流于下焦……宜用六味地黄丸加犀角、牛膝、木瓜、麦冬之类。”（《医学传灯·痿证》）这指出心脏气热致痿的病机是心火下涸肾水，水亏则肾精失养而骨骼失濡乃发痿病，治用六味滋肾水，以制心火，更加以犀角、麦冬清心火，牛膝、木瓜引药直达病所，而痿病自瘳。由此启示我们，在痿病诊治过程中，当审识病机，辨证准确，才能正确地指导选方用药，收到理想疗效。

（十）《症因脉治》首辨外感痿与内伤痿

痿病多以内伤立论，明确分为外感痿和内伤痿者，当首推《症因脉治》

（清·秦皇士著）。

1. 外感痿须辨风湿燥热

《症因脉治》论痿，首先分外感痿病为风湿、湿热和燥热等不同证型，认为六淫致痿以风、湿、燥、热为多，其触冒风雨，居处卑湿，出现手足瘫痪，痿弱不能举动，皮肤不仁，脉浮缓者为风湿；嗜食肥甘，湿热内蕴或湿热当令，邪袭人体，出观小筋弛长，首如裹，面臃肿，小便黄赤，手足发热，脉浮濡沉数者为湿热：秋燥之时，燥气烁人，出现口燥唇焦，皮肤干揭，手足痿软，不能行动，脉洪大数疾者为燥热。

2. 内伤痿当分五脏所属

《症因脉治》论内伤痿主要从《内经》中有关五脏气热致痿而立论，再分别从症、因、脉、治四个方面对五痿加以阐述，使对内伤痿的辨证论治体系趋于完善。秦氏认为其心热、脾热、肝热痿多为实证，肾热痿多为虚证，肺热痿多为虚实挟杂证。对于五痿的治疗各列出一首代表方剂，如心热痿以导赤各半汤，肝热痿用清肝顺气饮，脾热痿用栀连平胃散，肺热痿用知柏天地煎，肾热痿用人参固本丸等，值得借鉴。

（十一）《医宗金鉴》论痿简洁切要

《医宗金鉴》为清·吴谦等人所编著的一部综合性医书，全书均以歌诀形式编写而成，因此文字简练而扼要。其对痿病论述道：“五痿皆因肺热生，阳明无病不能成。肺热叶焦皮毛瘁，发为痿躄不能行。心热脉痿胫节纵，肾骨腰脊不能兴，肝筋拘挛失所养，脾肉不仁燥渴频。”（《医宗金鉴·痿病总括》）这里简明地指出痿病病机，并扼要地阐述了五痿的辨证要点。《医宗金鉴》对痿病的治疗，遵《内经》之法，独取阳明也，但又有别于他人的理解，吴氏说：“胃壮能食审证攻，控涎小胃湿痰热，阳明积热法三承。”（《医宗金鉴·痿病治法》）这是指对痿病能食者，应考虑用攻药，其湿痰者，用控涎丹，湿热者用小胃丹，胃肠积热者用三承气汤攻之。这是以实证，用攻法治痿的范例之一。

（十二）《类证治裁》集各家论痿之说，辨证用药精细全面

清·林佩琴所著《类证治裁》一书集前人论治痿病之大全。书中转述了历代有影响的医家论痿的观点，如刘河间论痿主血衰不能荣养百骸，子和谓痿必火乘金，丹溪治痿主泻南方则肺金清，补北方则心火降，东垣治痿以黄柏为君，黄芪为佐，士材论痿由胃虚而食减所成，张石顽主阳明湿

热等，各家之见，均参而酌之。

《类证治裁》对痿病治疗用药的阐述，可谓最为详全。湿热致痿者，一般常用二妙丸加味，林氏还根据湿热所伤部位的不同而施药有异，其湿热伤肺者，主清土，如沙参、麦冬、石斛、杏仁、百合、花粉等；湿热壅胃者，主通腑，大豆黄卷、茵陈、滑石、枳实、槟榔等；湿热著筋者，主理隧，金毛狗脊、地骨皮、知母、防己、牛膝、龟甲、五加皮等。对痿之实证，《类证治裁》还阐述了暑湿、瘀血、食积致痿的治疗用药。对痿之虚者，主要论述了肾虚致痿和奇经八脉虚致痿，肾虚分阴虚和阳虚，前者用牛骨髓、猪脊髓、熟地等以填精髓，后者用鹿角胶丸，四斤丸以壮筋骨；奇经八脉虚主要是肾督阳虚、太阳督脉虚和跻维不用，前者同肾阳虚治，太阳督脉虚用香茸丸理腰脊，后者用橘络、木瓜、杞子、杜仲、狗脊等以温行流畅奇络。

《类证治裁》对不同形体患痿者，有其殊见，认为瘦人病痿脉涩或大者，多为血虚有火，方用二妙四物汤治之；肥人病痿，脉滑或沉者，多为气虚有痰，方用二妙六君汤治之。这是中医“因人治宜”原则的体现之一。

（十三）《医学衷中参西录》论痿大气说

张锡纯为最初倡导中西医汇通的著名医家，《医学衷中参西录》集中了他的学术思想精华。张氏论痿见解独到，他认为痿病应当分为三个方面，一是本由胸中大气虚损，腠理不固，风寒袭人经络，痰涎郁塞经络，二者互相凝结经络之间，以致血脉闭塞，症见肌肉痹木，抑搔不知疼痒。二是脾胃素弱，不能运化水谷、荣养宗筋，再兼有蕴热，或更为风寒所袭，宗筋失养，症见周身筋脉拘挛而不能伸。三是骨髓枯涸、肾虚不能作强，症见骨软不能履地。在这三者之中，张氏更强调胸中大气虚在痿病发病中的作用，“盖大气旺，则全体充盛，气化流通，风寒痰涎，皆不能为恙。大气虚，则腠理不固，而风寒易受，脉管湮淤，而痰涎易郁矣”。张氏创用振颓汤为治痿的基方，方中大量运用黄芪为主药以振元气，同时还口服振颓丸，此丸药有马钱子组成，本药含生物碱士的宁，对中枢神经系统起兴奋作用，有报道用单味马钱子治重症肌无力，效果较新斯的明好，马钱子还可外用治疗面神经麻痹。

第三章　痿病的辨证治疗

痿病属疑难病证，如何提高其临床疗效及临床治愈率，一直是人们关注并重点研究的课题。自《内经》提出“治痿独取阳明”、“各补其荥而通其俞”的治疗原则以来，历代医家对痿病的治疗进行了不断的探索和多方面的研究，尤其是近代，随着医学科学的飞速发展与进步，人们对痿病病因病机的认识逐步深入，痿病的辨证日益精确，诊疗标准逐渐向规范化和客观化过渡，治疗手段不断得到更新和完善，使得痿病的临床疗效和一些证型的临床治愈率已有所提高。下面，我们具体讨论痿病的辨证治疗。

一、实痿

实痿是指感受外来六淫邪气，或跌扑损伤，或七情失常，或饱食过度等原因造成体内气血运行不畅、肢体痿软失用的病证。实痿一般起病较急，病势发展快，病程较虚痿为短，一般不超过3个月。实痿的另一个特点就是肢体肌肉萎缩程度轻，而且往往还伴有痿软肢体的疼痛、拘挛、麻木等症状。由于实痿发生于儿童和成人的病因病机、临床表现等稍有不同，故将成人实痿和儿童实痿的辨证论治分开进行讨论。

（一）成人实痿

1. 常见病因

（1）外感六淫之邪。如感受寒湿之气，凝于肌肤，泣于脉络，阻滞气血运行；或感受燥热之邪，灼津耗液，蕴结化痰，阻滞经脉血气运行；或受风邪，扰乱血气，气机紊乱，均可导致肢体失养，而致肢体软弱无力。

（2）跌仆损伤，气机震荡，血溢脉外，脉络阻绝，气滞血瘀，肢体失养。若损伤督脉，则诸阳经失养，带脉失用，可致损伤处以下肢体突然痿软。

（3）七情失常，气机失调，气血运行不畅。如肝气不调，则气机郁滞；或肝火内生，肝风骤起，血气失调，甚则逆乱，经脉失养而痿生；若悲哀太甚，则心气大虚，周身血脉空虚，血行无力，进而涩滞，肢体百骸失养而发瘫软无力。

（4）饱餐过度，暴饮暴食，中气阻隔，清气不升，浊气不降，水谷营气不达四肢，经筋肌肉失养而成痿。

2．病机

成人实痿的病机关键为经脉气血阻绝，四肢百骸失养。病理产物或为血瘀，或为痰湿，或先有气结而后变生瘀、痰。瘀之来源有四：一是外邪阻闭血气；二为外伤损伤血脉致瘀；三是产后留瘀；四是内伤气结致瘀。痰湿之来源有三：一是直接感受外来湿邪，阻着于经络；二是脏腑受邪或自身功能失调滋生痰湿，流注于经络；三是经络瘀滞，津液运行受阻，聚而成痰。实痿的病机结果，常常为由实转虚，或虚实夹杂。

成人实痿在起病前常有外感病史，或有外伤、精神刺激、暴饮暴食、分娩等其他诱因。在肢体痿软初期，常伴有恶寒发热、腰背及肢体疼痛酸重等外感症状，或有精神、情绪异常现象。

成人实痿病因病机示意图：

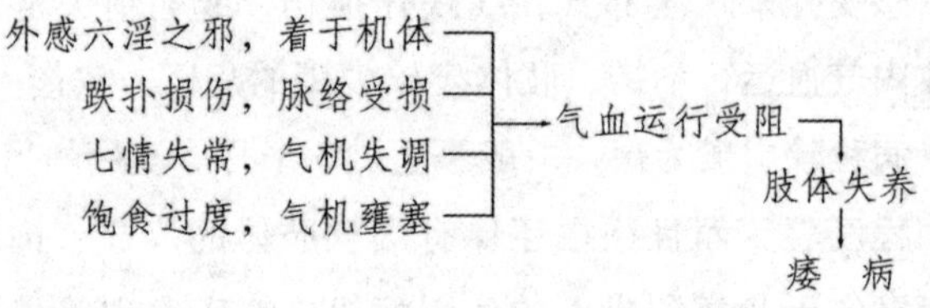
外感六淫之邪，着于机体
跌扑损伤，脉络受损
七情失常，气机失调
饱食过度，气机壅塞
气血运行受阻
肢体失养
痿　病

3．辨证论治

（1）湿热浸淫证

［主症］四肢或下肢痿软无力，甚至瘫痪，肢体灼热，得凉稍舒，或兼见微肿、麻木，胸脘痞闷，大汗或无汗，身热不扬，食少纳呆，面黄体困，首如裹，颜面虚浮，口干苦而黏，小便热赤涩痛，舌红苔黄腻，脉濡数或滑数。

［证候分析］湿热郁蒸，浸淫筋脉，气血阻滞，肢体失养，故痿软无力，甚则瘫痪。湿邪浸渍肌肤，故见肢体困重，或微肿麻木，颜面虚浮。湿热郁蒸不解，则见但汗而身热不扬，肢体灼热，得凉稍舒。湿热滞塞胸膈，则见胸脘痞闷，甚则懊侬，食少纳呆，口干苦而黏。湿热下注则小便热赤涩痛。舌红苔黄腻，脉濡数或滑数，均为湿热内蕴之征。

［治则］清热利湿，和营通络。

［处方］四妙散加减。

黄柏10克	苍术9克	牛膝10克
苡米30克	泽泻10克	车前子10克
萆薢9克	云苓9克	茵陈15克
甘草3克	干地龙12克	芍药6克
桂枝5克		

［方义略释］本方以黄柏苦寒清热，苍术苦温燥湿，二药合用，清热燥湿以为君药；配以泽泻、车前子、茵陈利湿清热；萆薢渗湿而舒筋通络；云苓、苡米、甘草利湿健脾；芍药、桂枝、地龙和营通络；牛膝引药下行且能强健腰膝。

诸药合用，则湿热得除，营卫和调，经络通利，痿疾可起。

［加减法］湿热不甚者，可去车前子、泽泻、茵陈；夏秋季节可加藿香9克、佩兰9克以芳香化湿；如形体消瘦，下肢灼热感较明显，心烦，舌边尖红，或中剥无苔，脉细数者，为热邪偏重，热伤营阴，宜去苍术、车前子，加入生地15克、龟板30克（先煎）、麦冬15克以养阴清热；如肢体困重、肿胀疼痛较甚者，可加防己10克、木通9克，并加重黄柏用量至15克，以清热利湿，通络止痛；如肢体麻木不仁、关节如觉脱失，舌质紫或偏黯，脉涩，可酌加全当归、赤芍、丹参、苏木、鸡血藤等以补血养血、活血通络之品。

［本证常用药物］

①黄柏　性味苦寒，入下焦肝、肾、膀胱及大肠经，最善治下焦湿热诸症，故凡湿热浸淫经脉而见肢体（尤其是下肢）痿软困重，或兼微肿，麻木，或有发热、胸脘痞闷、小便赤涩热痛，大便不实，苔黄腻，脉濡数者，每以黄柏配伍苍术为君。黄柏苦寒，气味俱厚，性沉而降，以清下焦湿热为长；苍术味辛主散，性温而燥，化湿运脾，通治内外湿邪。二药皆有雄壮之气。苍术得黄柏，二苦相合，燥湿之力大增；黄柏得苍术，以温散寒，清热而不致损阳。二药配伍，相使相制，清热燥湿之功尤为显著。常用于治疗下焦湿热之足膝红肿热痛、足痿无力。同时配以萆薢、防己、木瓜、苡仁、蚕沙、木通、牛膝、甘草等清利湿热、通络之品，可收热清湿退、筋肉轻劲之功效。清热利湿一般以生黄柏。若属肾经湿热，则宜用盐炒制，以咸入肾经助长药效；若以上肢为主，则又当以酒制为佳，以酒助药性上行

为故也。因黄柏又能清虚热，制相火，故痿病属肝肾阴虚、相火偏旺者，则宜在补益肝肾之剂中佐用适量黄柏以增进疗效。历代医籍和医家对黄柏的治痿功用有不少记载和论述，如《医学启源》："黄檗，治肾水膀胱不足，诸痿厥，腰无力，于黄芪汤中加用，使两膝中气力涌出，痿软即时去矣。"脾虚泄泻、胃弱食少者忌服。

②苡米　甘淡微寒，入脾、肺、肾三经，功主健脾渗湿，舒筋除痹。主要用于治疗湿热和寒湿痿病。无论是湿热痿病还是寒湿痿病，都同时存在着湿邪留滞和脾虚湿困两种病理状态，而苡米具有健脾渗湿、舒利经筋的双重功效，故为湿热痿和寒湿痿不可缺少的治疗药物之一。湿热痿常以本品配入二妙散内化裁再佐以和营通络之品。《本草正》："薏苡仁，味甘淡，……性微降而渗，故能去湿利水，以其去湿，故能祛湿利水，以其祛湿，故能利关节，除脚气，治痿弱拘挛湿痹。"脾约便难及孕妇慎服。苡米生用功偏利湿舒筋，熟用则健脾益胃。

③防己　大辛苦寒，入脾、肾及膀胱三经。功主利水，祛风，通络，泻下焦血分湿热。用于湿热痿病，乃取其苦之泄降，辛之散通，善泄经络湿淫之性，常与苡米、黄柏、苍术、木瓜、牛膝、秦艽、地龙、槟榔、茯苓等同用。防已有汉防己与木防己两种，临证应用时，如肢体肿甚，尤其是下肢湿热邪重者，宜用汉防己，多生用；若湿邪不重，肢体疼痛挛急者，则宜用木防己为要，多用酒炒。若处方上只写防己，药店一般习惯配给"汉防己"，如须选用木防己时，药方上一定要写明"木防己"。因本品性善行，故阴虚而无湿热者忌用；热在气分者也不宜用。

④萆薢　味苦，性微寒，入肝、胃经，长于利湿浊，祛风湿除痹。可以其清利筋脉间湿热之功，治疗湿热浸淫筋脉之痿病，常以萆薢配入二妙散中，佐以桑枝、薏苡仁、木通、防己、秦艽、牛膝、木瓜等以加强清热利湿、舒筋活络之作用。对于湿热已伤及肾精或肾精亏虚为湿热乘隙所致之痿病者，亦可在补肾益精的方剂中加入萆薢以清利湿热。著名医家刘河间《素问病机气宜保命集》"金刚丸"，即用萆薢、杜仲、肉苁蓉、菟丝子各等份，为细末，酒煮猪腰子，同捣为丸，梧桐子大，每服50～70丸，以治"骨痿"。骨痿的治疗大法，当补肾益精，何以要用萆薢？以其兼夹湿热之故。盖肾之阴阳不足，骨弱而髓减，则筋脉空虚，湿热得以乘虚而入，徒知补虚，焉能生效？所以《日华子本草》称其能"坚筋骨"。非益肝肾强筋壮

骨之谓，乃邪去正自安之意耳。陈无择《三因极一病证方论》制“立安圆”治“五种腰痛”，用萆薢配合补骨脂、续断、木瓜、杜仲，并云：“常服补肾，强腰膝，治脚气。”观其立意组方，与金刚丸实出一辙，皆取萆薢去筋骨间湿热之功耳。《本草正义》：“萆薢，性能流通脉络而利筋骨。”肾虚阴亏者忌服。

⑤泽泻　味甘淡微咸，性寒，入肾与膀胱二经。功能利水渗湿，兼能清利下焦湿热。当湿热浸淫肌肉筋脉致痿而波及下焦肾经时，泽泻是首选药物，它常与黄柏、萆薢、汉防己、通草、牛膝、知母、丹皮等同用。对湿热侵及肝经，导致诸筋失养，宗筋弛纵之痿者，亦可应用泽泻配伍龙胆草、黄芩、柴胡，车前子、山栀子等以清利肝经湿热。此外，临床上对肝肾亏虚致痿的患者，我们常在补益肝肾的药物中，适当佐用一些泽泻，以防补药生热而致产生肾火。《别录》：“补虚损五劳，除五脏痞满，起阴气，止泄精、消渴、淋沥，逐膀胱、三焦停水。”阴虚无湿热及肾虚目昏者忌用。

⑥马钱子　性味苦寒，有毒，归胃、肝经。历代医家多因其能散血热、消肿、止痛而用于喉痹、恶疮、风湿痹痛，近代有医家尝试用于治疗面神经麻痹、骨折、重症肌无力症。如《现代实用中药》介绍用番木鳖（马钱子）治脚气，手足麻痹，半身不遂，小便失禁或自遗。方用番木鳖（去皮，磨细粉）2克，甘草（细粉）2克，炼蜜为丸40粒，每日3次，每次1~2粒，饭后温水送服，连服7日，停7日再服。临床亦有用马钱子治疗重症肌无力（属痿病）的报道，方法是将马钱子用水泡（冬天温水，夏天凉水）10~14天，去皮，至焦黄色（以手击之即碎为度）时取出，拌于滑石粉内以吸去油质，约经10~14小时筛去滑石粉，再以清水冲洗1次，待干后研粉即可服用。开始每日0.45克，分3次服，逐渐增至0.96克或1.2克。试治3例，2例获得较好的近期疗效，1例无效。因马钱子有毒，孕妇及体虚者忌服。

马钱子主要含番木鳖碱（士的宁）、马钱子碱。士的宁对中枢神经系统有毒性。中毒者初期有嚼肌与颈肌抽筋感，咽下困难，窒息感。继之出现紫绀、大汗、伸肌与屈肌同时极度收缩而发生强直性惊厥，角弓反张，牙关紧闭，面肌痉挛呈苦笑面容，常因呼吸麻痹而死亡。神志始终清楚。处理：可用乙醚吸入作轻度麻醉或静注巴比妥类药物或以大量水合氯醛灌肠以抑制惊厥。避免声光刺激。吸氧，人工输液，大量输液。如系内服中毒，以2%鞣酸或高锰酸钾洗胃，洗毕后，留置30ml炭末混悬液于胃内。禁用酸性饮料、阿片类及内服酸性药物。

（2）肺胃燥热证

[主症] 初起发热，或伴见恶风、恶寒，发热期或热退时突然出现四肢（或仅上肢、下肢）软弱无力，甚则瘫痪，渐致肌肉瘦削，皮肤干枯，烦渴引饮，咳嗽痰白或黄稠，小便短赤，大便秘结，舌红苔黄燥，脉滑数。

[证候分析] 温热燥邪侵犯太阴与阳明二经，则胃中水谷难以转化为精微，肺失敷布精微以灌溉周身之功能，肢体经筋肌肤失养，故见软弱无力，甚则完全瘫痪，渐致肌肉瘦削，皮毛干枯。热甚伤津，欲饮水以自救，故见烦渴引饮。热灼肺经，煎熬津液成痰，可见咳嗽痰白或黄稠。小便短赤，大便秘结，舌红苔黄燥，脉滑数，均乃肺胃有燥热实邪之象。

[治则] 清热泻火，润燥养阴。

[处方] 凉膈散合清燥救肺汤加减。

大黄 10 克（后下）	生石膏 30 克	肥知母 9 克
火麻仁 15 克	黄芩 10 克	连翘 12 克
桑叶 20 克	枇杷叶 10 克（去毛包煎）	天花粉 15 克
生地 20 克	麦冬 20 克	生甘草 10 克

[方义略释] 方中首用大黄、生石膏清热泻火以去肺胃邪热之势；黄芩、连翘清热、泻火、解毒；火麻仁清热润下，养阴润肠；肥知母既能清热，又能滋阴降火；桑叶、枇杷叶清解肺热，宣肺，下气，化痰止咳；天花粉、生地、麦冬清热润燥养阴。

[加减法] 燥屎内结，数日未排大便，从心下至少腹硬满而痛不可近者，可加芒硝 10 克冲服，以软坚泻下；高热不退，可加重石膏用量至 50～100 克，知母用量增至 15 克；若出现口燥咽干，痰少而黏，甚则手足心热、两颧红赤、盗汗等燥邪伤阴之候，则宜去大黄，加用北条参 15 克、鲜芦根 50 克、桑白皮 9 克、龟板胶 15 克（冲服）、地骨皮 15 克等以养阴润燥，清热肃肺。

若见身热退净，食欲减退，口燥咽干较甚者，此乃热邪已去，肺胃阴津耗伤之征，治宜益胃生津为要，辅以益气健脾，方用益胃汤加党参、山药、谷麦芽等从阳明论治。

[本证常用药物]

①大黄　性味苦寒，入脾、胃、大肠、肝、心包等经。功主攻积导滞，

泻火凉血，活血祛瘀等。大黄最善于荡涤胃肠实热，清除燥结、积滞，故对于实热内结肺胃，造成肢体痿软不举，同时伴见大热引饮、大便秘结、小便黄赤等症的患者，采用本品以急去胃肠燥热，速解刑金之火最为适宜因生品泻下作用最捷，故常用生大黄配伍黄芩、生石膏、知母、连翘、麦冬、北沙参、桑白皮等清热解毒、养阴泻肺之品，以清解胃肠实热燥邪，使胃肠运化有序，肺金布敷治节有度，金清土长，诸经得养，痿肢自起。若胃肠燥结火盛，则单用大黄未免势单力薄，可加芒硝以泻热软坚，合而用之，收效更快。但须注意的是，大黄为攻下之品，苦寒之性，易伤损胃气，一旦胃肠燥热实邪得去，即不可再用。

因大黄所含的蒽醌类化合物久煎后多被破坏，致泻作用会大大减弱，所以攻下的方剂中，常用生大黄，并须注明“后下”；酒炒（或酒浸，酒洗）则能达身体上部而驱热下行，酒洗并能助其泻力（目赤，牙痛，口疮，胸中焚热者适用）；蒸熟则泻力和缓，适用于老年人及体弱者。

②黄芩　味苦性寒，入肺、胆、胃、大肠经。功能清热燥湿，泻火解毒，尤长于清泄肺热，泻中焦实火，解肠胃实热。对于因外感热邪或肝胃郁火，或心火内炽等所致的肺胃火炽津伤，无以宣化布精之痿病，常用黄芩配生大黄、生石膏、知母、栀子等以泻肺胃实火，但由于其味苦，性寒直折火邪，易伤津耗气，故常须配伍麦冬、沙参、人参等养肺生津益气之品，方可获佳效。黄芩酒炒用偏于泻肺火，治上焦湿热；枯芩（又名片芩，中空而黑的）偏于泻肺胃之火，清肌表之热；子芩（又名条芩，里外坚实，黄色微绿的）偏于泻肠胃之火，并常用于清热安胎。《纲目》：“盖黄芩气寒味苦，苦入心，寒胜热，泻心火，治脾之湿热，一则金不受刑，一则胃火不流入肺，即所以救肺也……”脾胃虚寒者禁用。

③石膏　药性大寒，入肺、胃经。本品生用为清肺胃火热之佳品，能清火、止渴、除烦、退热，主入气分，兼有解肌达表，使热邪外透的效力。适用于感受温热毒邪，热在气分，高热不退，肺受热灼，筋脉失于濡润所致之手足痿弱不用者，常配伍知母、连翘、黄芩、桑叶、人参、麦冬、杏仁、银花、五味子、沙参等同用。生石膏用量一般为 9～45 克。特殊需要时，可用至 90～120 克。入汤药须打碎先煎。注意，治疗重病时，用量不可太小。《本草经疏》：“石膏……大寒而兼辛甘，则能除大热……东垣用以除胃热肺热，散阳邪，缓脾益气者，邪热去则脾得缓而元气回也。”脾胃虚寒

及血虚、阴虚发热非实热证者，均忌用。

④知母　苦甘而寒，入肺、胃、肾经。具有上清肺金，中泄胃腑，下泻肾中相火之效。一般苦寒药如黄连、黄芩、黄柏、栀子等，虽能清热，但都有化燥伤阴的缺点。知母则无此不足，并且有滋阴降火的作用，故临床上无论是外感邪热，或肺胃内热，还是肝肾阴虚，相火内炽等原因所造成的痿病，均可使用知母。清上焦肺热，每多以之伍用连翘、黄芩、芦根、栀子、桑白皮、瓜蒌等；清中焦胃中实火，常与生石膏、天花粉、元参、黄连、生大黄等同用；利下焦湿热，则与黄柏、牛膝、汉防己、苡米、木通、萆薢等为伍。若肺胃虽有实热，但阴津已伤，则宜与生石膏、人参、麦冬、沙参、百合、细生地、五味子等同用，以收泄热、滋阴、益气、生津以起痿之效。清上焦肺热每以黄酒炒用；若用盐水炒用则偏下行入肾以清利下焦无根之火。《本草求原》："治嗽血……痹痿，瘈疭。"脾胃虚寒，大便溏泄者忌服。

⑤连翘　苦而微寒，入肺、心、胆经。善宣散肺胃郁结之火，又具宣透清心之功。故最适用于肺胃热邪火盛，循入心经之痿病，症见高热，烦躁，甚则神昏、肢体瘫软等，可用连翘配合元参、莲子心、郁金，川连、水牛角、竹叶卷心、天竺黄、麦冬等同用。另外，因其能宣透散邪，故也可用于外感风热或温热之邪致痿初期的治疗，证见发热，或微感恶寒，腰脊及周身疼痛，肢体缓弱无力，心烦口渴，咳呛无力，小便黄少，舌红苔薄黄，脉浮数等。常与银花、葛根、荆芥、防风、羌活、桔梗、薄荷、甘草、竹叶等配伍应用。连翘以白露前采初熟果实，色尚青绿之青翘者效佳，生用。《药品化义》："连翘，总治三焦诸经之火，心肺居上，脾居中州，肝胆居下，一切血结气聚，无不条达而通畅也。"脾胃虚弱，气虚发热者忌服。

⑥天花粉　味甘微苦，性偏寒凉，入肺、胃经。功主清泄肺胃燥热，而更能生津止渴。正因其清热养阴并举之功，故既常与石膏、黄芩等同用治疗痿病肺胃燥热证（见前述）；同时，也适用于消渴及热病后期而见口干咽燥，身体尫羸，四肢缓瘫，舌红苔少或无苔，脉虚细者，可配以人参、五味子、太子参、鲜石斛、北沙参、淮山药、寸麦冬、鲜芦根、芍药、甘草等伍用。天花粉生津止渴，不像天冬、麦冬那样其性黏腻（影响食欲及消化），它还具有益胃作用。《本草汇言》"天花粉，退五脏郁热。"天花粉忌与附子、乌头同用。脾胃虚寒作泄者勿服。

⑦竹茹　性味苦寒，入肺、胃、胆经。既能清肺胃燥热实邪，又能除肺胃虚热，生津止渴。故本品对痿病属肺胃有燥热之邪伴有津伤者尤为适宜，常与生石膏、知母、沙参、生地黄、黄芩、连翘、茯苓、甘草等同用。若热邪蓄积于阳明，可加用生大黄、芒硝以泻热攻下；热邪不甚或邪热渐衰者宜去生石膏、连翘，加用人参、大枣等以顾护肺胃之气阴，此时竹茹宜用姜汁炒制为好。

（3）外感寒湿证

［主症］初起常有恶寒发热症状，或起病前有冒雨涉水、露宿湿地之病史，四肢困重、酸痛，或见肢体拘挛，行动笨拙，乃至瘫痪，肢体不温，得热稍舒，颜面水肿或虚浮晦滞，腰脊酸楚，脘闷纳呆，泛恶欲吐，或有肌肤瘙痒、麻木，足跗微肿，女子带下，舌体胖大有齿痕，苔薄白腻，脉濡滑。

［证候分析］寒湿之邪乃从外感受而得，故常有冒雨涉水，露处湿地之病史和恶寒发热等外感症状；寒湿困阻阳气，筋脉遇寒则收，故见肢体拘挛、酸痛；寒湿浸渍肌肤，则四肢困重，行动笨拙，甚则瘫痪，且常伴肢体不温，肌肤瘙痒，麻木，得热稍舒等症状；阳气被困，气化不行，水道不利，故见颜面水肿或虚浮晦滞，足跗微肿；寒湿内困脾胃，则见脘闷纳呆，泛恶欲吐；湿邪下注则见女子带下；舌体胖大，边缘有齿痕，舌苔白腻，脉滑缓等均为寒湿内困之象。

［治则］温化寒湿，温通经络，温补脾肾。

［处方］薏苡仁汤加减。

薏米 30 克	苍术 9 克	羌活 9 克
独活 9 克	炮附子 10 克	川芎 6 克
桂枝 9 克	木瓜 15 克	白术 10 克
茯苓 15 克	杜仲 12 克	甘草 6 克

［方义略释］炮附子温化寒湿；薏米、茯苓健脾渗湿；苍术、白术燥湿健脾；羌活、独活祛肌表之寒湿；川芎、桂枝温通经络；木瓜利湿、舒筋、通络；杜仲温补肝肾、壮筋骨、强腰膝；甘草调和诸药且有健脾作用。

［加减法］拘急挛痛甚者，加川乌 6 克（久煎）、细辛 3 克、伸筋草 15 克、鸡血藤 20 克；肌肤麻木不仁较甚者，可加当归 15 克、海桐皮 12 克、豨莶草 20 克以活血祛风通络；肢体有明显水肿者，可加炙黄芪 30 克、防己 10 克、五加皮 9 克；若服药后肢体渐能挪动，皮下时有虫行之感，此系寒

湿欲散、阳气欲通、营卫之气欲行之兆，可加鸡活血藤各15克、干地龙15克，并加重桂枝与川芎用量至10克以和营通络，起痿收功。

[本证常用药物]

①苍术　苦、温，经入脾胃以健脾燥湿。又其气味辛香，能祛风胜湿以逐肢体之风寒湿邪而通络、舒筋、祛痹、起痿。临床上，既可配伍白术、茯苓、陈皮等健脾和胃之品以治疗脾虚湿困之肢体困重痿软证；又常治疗寒湿或湿热之邪浸淫筋脉之痿病。寒湿痿病症见颜面虚浮晦滞，四肢困重，行动笨拙，乃至瘫痪，脘闷纳呆，泛恶欲吐，足跗微肿，舌体胖大有齿痕，苔白腻，脉滑缓，常用苍术配伍厚朴、茯苓、陈皮、泽泻、白术、猪苓、官桂、草果仁、木瓜、炮附子、白芍、川芎等应用；湿热痿病常与黄柏、泽泻、牛膝、藿香、厚朴、滑石、甘草、芍药、桂枝、地龙等以清热燥湿，和营通络而收效。苍术一般用米泔水润透切片，炒至微黄使用。《药品化义》："苍术统治三部之湿……湿在下部，足膝痿软，以此同黄柏治痿，能令足膝有力。"因苍术味苦性温，久用易伤阴耗气，故阴虚内热及气虚多汗者忌服。

②附子　辛、甘，大热，有毒。入心、肾、脾经。功主回阳救逆，温肾助阳，祛寒止痛。其性刚雄，走而不守，可通达十二经，凡凝寒痼冷痹结于脏腑、筋骨、经络、血脉者，皆能开、通、温、散。故可治疗寒湿浸淫之痿病。常配伍肉桂、苍术、羌独活、木瓜、黄芪、白术、茯苓、桑寄生、威灵仙、五加皮、仙灵脾等同用。附子因加工方法不同，可分盐附子（用胆巴水、食盐反复浸泡，至附子有食盐结晶附着为止，晒干）、淡附片（亦称白附片，将附子剥去外皮，切片，在清水中漂洗至水呈乳白色，取出蒸过，晒干，或用硫黄熏白）、黑附片（亦称炮附子，是将生附子切片，用红糖、焦米染成浓茶色，再以清水漂至不麻舌时，取出蒸熟）等名目。治疗作用大致相同，黑附片最常用，药力足，效果快；淡附片药力则较和缓。《本经》："主风寒咳逆邪气……寒湿踒躄，拘挛膝痛，不能行步。"附子入煎剂应先煎30~60分钟，去麻味，因附子所含乌头碱有毒，经长期煎煮后，乌头碱则分解为毒性较低的乌头原碱（毒性为乌头碱的1/2000~1/4000），而其药性成分不受破坏。因其辛热燥烈，走而不守，故阴虚阳盛、真热假寒及孕妇均应禁服。

中毒解救：乌头和附子所含的生物碱中以乌头碱的毒性最强，对中枢神经和各种神经末梢先兴奋，而后抑制；并能直接作用于心肌，造成心律失常。

近代研究已证明：乌头碱的致死量为2毫克，乌头酊的致死量为2毫升。症状表现：先有唇舌发麻，恶心，呕吐，大量流涎，腹痛腹泻，肠鸣，手足发麻，头痛眩晕，皮肤灼热，肌肉疼痛，抽搐，言语不清，心慌气短，面白肢冷，出汗，胸闷，烦躁，痛觉减退，心律过缓，心音弱，血压下降。心电图主要出现室性早搏、房室传导阻滞。呼吸缓慢，吞咽困难，呼吸中枢抑制。严重者可出现瞳孔散大，休克、昏迷，或出现急性心源性脑缺血综合征，可突然死亡。处理：2%鞣酸溶液或0.2%高锰酸钾溶液洗胃，以除去乌头碱，也可用加碘酊5~10滴的温开水500毫升。除病人已有严重吐泻外，洗胃后服5%硫酸镁40~60毫升与活性炭混合液。静脉注射葡萄糖盐水，可注射大剂量的阿托品以抑制平滑肌的过度紧张状态，阻断迷走神经对心脏的影响，并能消除或缓解流涎、恶心呕吐、心律失常等中毒症状，可酌情多次应用。注意复温、保暖，麻痹重者给予兴奋剂、吸氧、人工呼吸、输液。休克可用肾上腺素、美速克新命。急性心源性脑缺血综合征可用阿托品或异丙肾上腺素等。必要时可静注毒毛旋花子苷。中药方面，可用肉桂泡水催吐，生姜120克，甘草15克，或绿豆12克，甘草60克，水煎服；或用甘草1.5克、黄连3克、水牛角15克或生姜、芫荽、红糖适量煎服。

附

乌头、草乌

乌头：又名川乌。即乌头的母根。性味辛温有毒。功能祛风湿，散寒止痛。适用于风寒湿痹，半身不遂，寒疝腹痛，阴疽，跌打伤痛等症。一般用量1~3克，煎服。制川乌，毒性减弱，常用于内服；生川乌，未经炮制，毒性更剧，一般不作内服，多外用敷治阴疽，有消散作用。本品反半夏、瓜蒌、贝母、白蔹、白及等药。

草乌：即毛茛科多年生草本野生乌头，属植物北乌头或华乌头的块根。性味功用与川乌同，而毒性更强，多用于风湿痹痛、麻木及跌打损伤疼痛、风寒湿痿。用量，用法、使用注意均同川乌。

③木瓜　酸温入肝、肾二经。主要功能为祛湿舒筋。其作用部位偏于下肢，尤以两膝酸痛不利、麻木为佳，寒湿、湿热痿病皆可用之。寒湿痿者常以之配伍炮附子、肉桂、羌独活、姜黄、苍术、细辛、苡米、五加皮、威

灵仙等同用；湿热痿者则每多同黄柏、苍术、牛膝、汉防己、川萆薢、泽泻、苡米等同用。《本草正》："木瓜，用此者因其酸敛，酸能走筋……故尤专入肝益筋走血。疗腰膝无力、脚气，引经所不可缺。"

④伸筋草　苦辛而性温，入肝经。既能祛除风寒湿邪，又能舒筋活络。适用于寒湿浸淫筋脉，导致肢体拘挛疼痛，或者软弱无力，腰背酸痛，或痹病日久不愈，肢体瘦削失用者，常用本品配伍二活。秦艽、威灵仙、鸡血藤、苏木，片姜黄、桑枝，桑寄生，五加皮、千年健、牛膝，当归、熟地、黄芪、川芎等同用。《本草拾遗》："主久患风痹，脚膝疼冷，皮肤不仁，气力衰弱。"孕妇及出血过多者忌服。

⑤老鹤草　味苦辛，性平，入肝、肾经。既能祛风湿活血，又能舒筋健骨。适用于寒湿痿及痹痿，表现为腰脊及肢体疼痛、四肢麻木、屈伸不利、肌肉萎缩、行步无力等，常与当归、桂枝、红花、羌活、独活、海风藤、威灵仙、桑寄生、千年健、五加皮、透骨草等同用。《滇南本草》："治筋骨疼痛，痰火痿软，手足筋挛，麻木……"

⑥千年健　味辛苦，性温。有壮筋骨、祛风气的作用。适用于风寒湿痹日久不愈，邪入筋骨，正气偏衰，气血运行不畅，络脉痹阻，而致关节肿大变形，肢体瘦削痿废失用之痹痿证。可用本品配合黄芪、桂枝、桃仁、赤芍、归尾、威灵仙、桑寄生、秦艽、炙山甲、乌梢蛇、蜈蚣等同用。本品尤适用于老年人肝肾亏虚，感受寒湿所引起的筋骨无力、手足麻木等症。常配合熟地、当归、枸杞子、桑寄生、续断、南五加皮、桂心、羌独活、红花、川芎、牛膝、山药、党参、白术、陈皮等同用。《中药材手册》："治风气痛，筋骨痿软，半身不遂。"阴虚内热者忌服。

⑦五加皮　辛苦而温，能入肝、肾经。具有祛风除湿，强健筋骨的作用。对外感寒湿所致之痿病，常同羌活、独活、秦艽、威灵仙、苍术、苡米、牛膝、萆薢、木瓜等同用。五加皮有南北两种，南五加皮为五加科植物，一般认为其补肝肾作用为佳；北五加皮又称香五加，为萝藦科杠柳的根皮，止痛力较佳，且有强心之效，可治心脏病水肿，然具毒性，不宜过量久服。用于痿病临床者为南五加皮。《本经》："主心腹疝气，腹痛，益气疗躄，小儿不能行。"《纲目》："治风湿痿痹，壮筋骨。"阴虚火旺者慎服。

药理研究发现，南五加皮能抑制动物踝关节肿胀，有抗关节炎和镇痛作用。此外，本品可减低血管通透性。

⑧苡米　功用已于前述。寒湿痿病常以之配入胃苓汤中加和营通络之品中应用。著名医家焦树德对于风湿久痹，筋急拘挛，肢体不能屈伸，甚则关节变形而行动不便之痹痿者，常重用苡米，配合威灵仙，防己、羌独活、桑枝、赤芍、当归、附片，还可同时选用骨碎补、伸筋草、炙山甲、红花、地龙（或豹骨）、续断、木瓜等活血通络，舒筋壮骨之品以加强疗效。

（4）寒中背俞证

［主症］突感胸背、腰脊部麻木或疼痛，双下肢骤觉沉重麻木，继之痿软无力，难以举步，二便不能自解，可伴有恶寒、发热，舌淡红苔薄白，脉沉紧。

［证候分析］寒中背俞，督阳被困，故觉胸背及腰脊部麻木或疼痛；寒邪不解，循经下行，下肢诸阳经脉气不行，故见腰以下不能转侧，两下肢瘫痪，二便不能自解；寒邪卒中，阳气欲起而抗之，故可伴见恶寒、发热等状；寒邪侵及肌表，未入里化热，故见舌淡红苔薄白，脉沉紧。

［治则］温经散寒，通解督阳。

［处方］当归四逆汤加减。

桂枝6克	麻黄6克	淡附片10克
细辛3克	秦艽10克	独活10克
黄柏5克	知母6克	当归10克
白芍6克	淮牛膝10克	甘草5克

［方义略释］本方用附子辛甘性热之品温通督阳，逐寒燥湿；细辛善疏肝肾血分风寒而散寒止痛，二药合用能温经助阳，解除入里之寒；麻黄、桂枝、白芍解表散寒、和营，与附片、细辛合用则能温散表里、解除肌肤筋骨之寒邪，通活经络卫阳之气；秦艽最善祛风寒湿邪以舒筋；黄柏、知母既可防寒邪化热之势，又能抑附子、细辛等辛燥之性以防伤阴；当归养血活血，以利血行；淮牛膝既可引诸药下行，又能强腰膝，壮筋骨，补肝肾；甘草调和诸药。

［加减法］若寒邪偏盛，腰脊冷痛，下肢不温，拘急挛痛甚者，可加威灵仙12克、宣木瓜15克、伸筋草18克、鸡活血藤各15克、川芎9克，并加重细辛用量至5克；若寒象不显，肢体不痛而以腰膝软弱、难以举步为主者，宜去麻黄、细辛、附片、知母，加桑寄生15克、杜仲12克、淫羊藿15克、千年健12克、鹿角胶10克（冲服）。

[本证常用药物]

①细辛　味苦辛温，入肺、肾二经。其祛风散寒止痛之功颇为宏巨，故临床上尤适用于外感寒湿或寒中背俞型痿病兼有肢体疼痛、麻木者。前者常以之与苍术、附子、苡米、木瓜、草果仁、茯苓等伍用；后者则每与麻黄、桂枝、羌活、白芍、淡附片、桑寄生、川芎、黄柏等配伍。《本草纲目》："辛温能散，故诸风寒风湿头痛、痰饮、胸中滞气、惊痫者、宜用之。"细辛单服用量不可过大，一般以不超过3克为宜，研粉吞服尤须注意，否则每能令人气闷，甚则窒息而死。在与他药配伍应用时，可酌情而定。外感寒湿化热或体内有热邪者不宜用。本品反藜芦。

②桂枝　辛甘温煦，入心、肺、膀胱经，能温通经脉，通阳化气，透达营卫，外行肌肤。对于因风寒、寒湿之邪外侵肌腠、经脉所致的肢体痿软、拘挛、酸痛诸症，均可在辨证的基础上运用桂枝温通散寒，活利血脉，常与炮附子、细辛、防风、羌独活、伸筋草、白芍、川芎等伍用，用量一般为6~15克。《本草汇言》："散风寒，逐表邪……去肢节间风痛之药也……"古人认为桂枝有动血之虞，故血证、月经多者应予慎用。

现代研究表明，桂枝煎剂能通过神经中枢及末梢扩张皮肤血管。桂皮醛有镇静、镇痛作用。

③麻黄　性辛温，味微苦，入肺、膀胱经。功能散寒解表，利水消肿，散阴疽，消癥结。在痿病临床上它不如桂枝应用得多，一般只是在痿病有表寒过盛或兼有水肿时才用。前者每与桂枝、细辛、防风、羌活、姜黄、白芍、川芎、伸筋草等为伍；后者则常与黑附片、茯苓、黄芪、防己等合用。焦树德认为，此时麻黄用量须比一般用量为大，可由10克渐加至15克，个别的还有时用到20~25克，这时要配用生石膏25~45克左右（生石膏与麻黄之比为3:1），以减少麻黄的发汗作用而达到宣肺利尿的作用。《本草正义》："麻黄轻清上浮……虽曰散寒，实为泄邪，风寒固得之而外散，即温热亦无不赖之以宣通。"湿热浸淫型痿病兼有下肢微肿时不可用麻黄。

④附子　性味，归经、功用及炮制等情况已于"外感寒湿证"下叙述，此不赘述。因其辛温，具辛窜刚雄之性，祛寒止痛之功，故对于寒中背俞、督阳受损引起腰脊冷痛、肢体不温、下肢拘挛不能运动、行步无力者，每以之为主药之一，常与细辛、川乌、桂枝、羌独活、葛根、防风、白芍、伸筋草、当归等伍用，可祛除表里之寒邪，温通内外之血脉，使寒气去，经络

通，血脉行，痿肢复。

（5）水饮内渍证

［主症］身重无力，肢体浮肿，运动不能自如，行动极为困难，甚则出现吞咽困难，心悸气短，胸腹胀痛，大便稀溏或干结，小便短少，头痛目眩，眼睑青黑，舌体胖，边有齿痕，舌苔白滑，脉沉弦。

［证候分析］水饮浸渍肌肉，阳气运行受阻而不达四肢百骸，故见身重乏力，肢体运动不能；饮邪溢于体表则肢体浮肿；水气凌心，心阳不宣，则见心悸气短；饮邪上泛，故头痛目眩；水饮内阻，则吞咽困难；胸腹胀痛，眼睑青黑，大便稀溏或干结，小便短少，舌淡胖，苔白滑，脉沉弦等均为内有水饮蓄积之征。

［治则］攻逐水饮，健脾益气。

［处方］十枣汤加减。

醋炙芫花 3 克（为末）	甘遂 3 克（为末）	大戟 3 克（为末）
白术 10 克	茯苓 15 克	大枣 10 枚
党参 15 克	炙黄芪 30 克	木香 9 克

前三味皆为末，以后六味中药煎取汁液冲服，每次送服 2 克，得利即停服。

［方义略释］方中甘遂善行经隧水湿；大戟善泄脏腑水湿；芫花善消胸胁伏饮痰癖。三药药性峻烈，合而用之，则经隧脏腑胸胁积水皆能攻逐，且逐水之力甚著。但三药皆有毒，合用每易戕伤正气，故以大枣、黄芪、党参益气、健脾、护胃，以制甘遂、大戟、芫花等峻烈有毒之性；白术、茯苓又能健脾燥湿、利湿；木香一味可疏利中焦气机，以利水行。

［加减法］若水饮不化，有化热证象而见口渴气粗，腹坚便秘，小便短赤，舌苔转黄，脉沉数有力者，可加大黄 10 克（后下）、厚朴 15 克、槟榔 9 克以泻热、降气、利水；若水饮寒化，伴有腰膝冷重、畏寒、颜面晦滞、下肢肿甚者，宜加炮附子 9 克、干姜 10 克、肉桂 6 克以温阳散寒利水；若病程较长，正气渐衰，或年长体弱患者，宜去芫花、甘遂、大戟，加用五加皮 10 克、巴戟天 12 克、肉桂 5 克、菟丝子 15 克、薏苡仁 30 克等温肾助阳、健脾渗湿之品，以缓缓收功。

［本证常用药物］

①甘遂　性味苦寒，有毒。入肺、肾、大肠经。功主泻水逐饮，消肿散

结。能泻逐停留于上、中、下三焦经隧之水饮，使水从大便泻出。对于水饮浸渍肌肉、筋脉，表现一派实证的痿病，本品有迅速泻逐所留水饮之功。若水饮初结，痿病初成，大便干秘，体质尚佳，常与大戟、生大黄、芒硝、木香等通积导滞、泻水行气之品配伍；若水饮久留，伤及脾肾阳气，或素体阳虚之痿病，则每与芫花、炮附子、细辛、干姜、桂枝、白术、茯苓、木香、厚朴等峻下、温化水饮、健脾利湿、行气之品配伍。本品所含的泻下有效成分为不溶于水的黄色树脂状物质，故作丸、散剂较好。生甘遂作用较强，毒性也较大；煨甘遂泻下作用较弱，毒性也较小；用醋炙后，可减缓其泻下作用和降低其毒性。生品一般用0.3~1克；煨甘遂、醋炙甘遂1.5~3克，宜先从小剂量开始，根据情况逐渐加重。本品反甘草，与甘草同用则毒性增加。需要注意的是，本品为峻烈逐水之品，需严格掌握其适应证，中病即止。对于虚证、年老体弱者及孕妇忌用。

②大戟　性味苦寒，有毒。入肺、肾、大肠经。功能泻水逐饮，消肿散结，能泻逐上、中、下三焦脏腑之水，常与甘遂配伍应用，使停蓄在脏腑，经隧的水邪都能被逐去。对于痿病因水饮内渍肌肉、筋脉所起之实证者，每与甘遂、芫花、大枣、茯苓、白术、厚朴、木香等配伍应用。若偏热象，大便秘结，脉沉滑数有力者，可视患者体质状况酌加生大黄6~10克（后下），槟榔15克以泻热、降气利水；若偏寒象，畏寒肢体肿甚，小便不利，脉象沉迟者，则可配伍炮附子、肉桂、五加皮、厚朴、白术、茯苓、木香等同用。本品药性峻烈，有毒，用量一般为0.6~1.5克，入丸、散剂。特殊情况下可增至3克左右，不可多用，且应中病即止。服用中如出现咽部肿胀、呕吐（或眩晕）、痉挛等中毒症状，应立即停药。本品反甘草，不能与甘草同用。年老体弱及孕妇忌用。

③芫花　性味辛温，有毒。入肺、肾、大肠经。功能峻下逐饮。对于水饮内渍型痿病，常与甘遂、大戟二药同用，有关配伍可参考甘遂、大戟有关用量及注意事项，皆同以上二药，只是其毒性更大，用醋炙后可减轻其毒性，故临床上一般均用醋炙芫花。

④泽泻　性味归经及功用等内容已于“湿热浸淫证”下论述，由于其具有显著的利水渗湿兼有泄热作用，故水饮浸渍型痿病在伴有水饮化热证象而大便未秘时，可于主方中佐用适量的泽泻，使水饮、热邪从小便中泄出，以助痿病康复。注意事项参看湿热浸淫证下。

⑤茯苓　味甘淡，性平，入心、肺、脾、膀胱经。其利水渗湿作用强而不峻，加之又有健脾补中之功，所以对水饮内渍型痿病，不论有无寒化，热化证象，是在水饮停蓄、胀满之实证阶段，还是在积蓄水饮已去，正虚未复的阶段，均可在辨证药方中加入茯苓，以增进疗效。尤其是在水饮停蓄由脾虚引起以及水饮大部已去，脾虚未复时，茯苓更具神威之力。《别录》："止消渴好睡、大腹淋沥、膈中痰水、水肿淋结，开胸腑，调脏气，伐肾邪，长阴，益气力，保神守中。"阴虚津液枯乏者不宜用，滑精者亦须慎用。

⑥桂枝　可入心经，有助心阳和温化水饮的功能。而水饮内渍型痿病主要由心、脾、肾三脏阳气虚衰，水饮不化，停蓄体内，浸渍皮肉、筋脉所致。桂枝有助阳化饮双重功效，故对水饮内渍型痿病伴有心阳虚衰证候（如心悸气短、畏寒肢肿等）者尤为适宜，常与淡附片、醋炙芫花、苏子、薤白、茯苓、白术、法夏、甘草、炙黄芪等同用。此时桂枝须用大剂量（15～30克）才能收到较好效果，且多与甘草为伍。

（6）痰热郁结证

［主症］四肢或双下肢软弱无力，或伴见灼热疼痛，头晕头痛，心悸失眠，心烦口苦，咳嗽痰黄，自汗不已，小便短赤，舌红苔黄腻，脉弦滑数。

［证候分析］痰热郁结于经脉，血气不行，肢体失养而见软弱无力；不通则痛，故可伴见疼痛；痰热郁结于经筋肌肉，则觉肢体灼热；痰热上扰空窍，则头晕头痛；扰乱心神则见心悸、心烦、失眠；热迫汗出，故自汗不已；口苦、小便短赤、舌苔黄腻、脉弦滑数等均为内有痰热的表现。

［治则］燥湿化痰，清热除烦，和营通络。

［处方］温胆汤加减。

浙贝母9克	胆南星6克	全瓜蒌15克
黄芩9克	竹茹9克	生牡蛎30克（先煎）
半夏9克	陈皮6克	云苓10克
远志6克	枳壳9克	甘草6克
干地龙15克		

［方义略释］方中浙贝、全瓜蒌、胆南星清热散结，化痰降气；半夏、陈皮燥湿化痰；竹茹、黄芩、生牡蛎、远志清热除烦，化痰清心，潜镇安神；云苓、枳壳渗湿健脾，宽中理气，以廓清痰湿滋生之源；地龙清热化痰，和营通络。

［加减法］若伴见口舌强直、言语不利者，为痰热挟风邪上扰清窍，可加石菖蒲10克、天竺黄9克、白僵蚕10克；若病程久延不愈，必将伤及气阴而见乏力盗汗、五心烦热等症，宜去半夏、陈皮、枳壳、黄芩，加用粉丹皮9克、炒川柏9克、龟板胶15克（冲服）、淮牛膝12克、大熟地15克。

［本证常用药物］

①贝母　性味苦寒，归肺、心经。既能化痰散结，又能清热宣肺，故为治疗痰热郁结型瘘病之常用药，常与胆南星、全瓜蒌、条芩、夏枯草、茯苓、陈皮、桔梗、干地龙等同用。《药品化义》："主治郁痰、虚痰、热痰及痰中带血……此导热下行，痰气自利也。……用疗肺痿……此皆开郁散结，血脉流通之功也。"

贝母有川、浙贝之分。二者化痰止咳、散结消痈之功虽相同，然药性略有差异：川贝母味苦甘，性平，长于润肺化痰，开郁宁心，可治燥热痰嗽、肺虚久嗽之证。川贝母可研为细粉，随汤药冲服，每次0.9~1.5克；浙贝母辛散清热之力大于川贝母，长于宣肺、清热化痰，适用于外感咳嗽，且开泄力强，用于散结消痈，其功尤佳。本证宜用浙贝母为佳。有湿、停食、脾胃虚寒者，均忌用。

②竹茹　味甘性寒，入肺、胃、胆三经。能清化中、上焦的热痰，消除肺胃痰热所引起的心烦、失眠、口苦、呕恶等症状，但其药力不强，对痰热郁结所致的瘘病，常与贝母、胆南星、黄芩、海蛤壳、瓜蒌、半夏、桔梗、干地龙、赤芍、马钱子等配伍运用。《药品化义》："凉能去热，苦能降下，专清热痰……"

③瓜蒌　甘寒，入肺、胃、大肠经。功能清热化痰，宽胸利气，润肠通便。由于其具有显著的荡涤胸中郁热、消除上焦痰结的作用，故对于因痰热郁结所致之瘘病为必用之品，常配伍胆南星、浙贝母、黄芩、竹茹、半夏、陈皮、枳实、生牡蛎、赤芍、干地龙等同用。若热痰兼挟风邪，上扰清窍，而见言语不利者，则可更加天竺黄9克，石菖蒲10克，白僵蚕10克以化痰熄风。《本草纲目》；"润肺燥，降火。治咳嗽，涤痰结，利咽喉，止消渴，利大肠，消痈肿疮毒。"虚寒证不宜用。反附子、乌头。

④天南星　辛苦燥烈之品，具有很强的燥湿化痰之功，然用牛胆汁制过者（胆南星），则其燥烈之性大减，而性偏寒，转而能清热豁痰。本证乃痰热郁结所致，故借胆南星豁痰清热之力颇为中的。常以之配伍全瓜蒌、

天竺黄、浙贝母、黄芩、竹茹、石菖蒲、枳实、半夏、生牡蛎、干地龙等同用。本品用量一般为3~6克，病重者可用至9克。动物实验证明本品有显著的祛痰作用。

⑤黄芩　清热燥湿之品，尤以清泄肺热和中焦实火见长，但观之本证，痰热相互胶结，热助痰结，热不解则痰益生，故痰热互结者当清热与化痰并重，热清则痰易化，痰祛则热易除，二者互进互退，故本证常用之佐于胆南星、全瓜蒌、浙贝母、天竺黄、竹茹、郁金、远志等清热化痰药中，以助竟功。

⑥地龙　咸寒之品，入肝、肺、肾经。具清热熄风、利水祛湿之功，又有走窜经络、通利经气之性。用于本证乃取其多方之效，既有清热利湿以化解热痰之力，又能防止热痰挟风上扰之弊，更具通经活络之威，能疏利为痰热郁阻之经气而促进痿病之康复，是乃三威并立而收全功也，故地龙为痰热郁结型痿病之必用药之一，常与胆南星、贝母、瓜蒌、郁金、赤芍、竹茹、桂枝等药同用。《本草纲目》："其性寒而下行，性寒故能解诸热疾，下行故能利小便，治足疾而通经络也。"

（7）瘀血阻络证

［主症］多于外伤后立即出现受伤肢体瘫痪，若为脊柱受伤，则见下半身或四肢瘫痪，二便失禁，或大便秘结，小便潴留，亦可见于产后，下肢逐渐无力、麻木，不知痛痒，足跗可见水肿、苍白，皮肤薄枯，继而肌肉瘦薄，肌肤甲错，四肢不温，胸腰部或肌肤刺痛，舌质黯，或有瘀血斑点，脉沉细涩。

［证候分析］外伤后血气大振，血脉受损，脉络之经气阻绝不行，受伤肢体骤然不得血脉以养，故很快出现伤肢痿瘫症状；若为脊柱受伤，则督脉受损，诸阳经骤然松懈，故见下肢或四肢突然瘫痪，二便失禁，或大便秘结，小便潴留等症；伤后及产后每有瘀血留存体内，若久留不去，既阻塞经络，致水谷精气不能布达濡养四肢肌肤，又妨碍新血化生而致血亏，四肢骨骸不得血液荣养，则四肢逐渐麻木、瘦削、皮肤薄枯；瘀血不除，故有肌肤甲错、四肢不温、胸腰部或肌肤刺痛、舌有瘀点、脉沉细涩等证象。瘀血阻络型瘫痪，因外伤所致者，病情较重；产后或久病瘀血停着者，病情较轻，且伴有局部肌肤刺痛，其瘫痪常按不同阶段而呈现肢体弛纵或拘挛，如迁延3年以上则往往难以恢复。

［治则］活血化瘀，通经活络。

［处方］桃红四物汤化裁。

桃仁 12 克　　红花 10 克　　赤芍 9 克
川芎 9 克　　熟地 15 克　　全当归 12 克
鸡血藤 12 克　　活血藤 12 克　　牛膝 10 克
地龙 12 克　　炙山甲 12 克　　甘草 6 克
黄芪 20 克

［方义略释］方用桃仁、红花、赤芍、炙山甲以活血化瘀；熟地、当归、鸡血藤养血活血；川芎温通血脉之气；活血藤、牛膝、炙山甲、地龙、川芎活血、祛瘀、通经活络；黄芪、甘草补气和中，以助血行。

［加减法］年老体衰、产后体虚、久病气虚、病程迁延不愈者，可加重炙黄芪用量至 60～100 克，炙甘草可用 10 克，并且酌加狗脊 10 克、制黄精 20 克、桂枝 6 克、白芍 9 克等益气和营通络、温肾填补精血之品；血脉挛急、肢体拘急疼痛者，宜加白芍 9 克、桂枝 6 克、细辛 3 克，伸筋草 15 克、宣木瓜 15 克，并加重鸡血藤、活血藤用量至各 20 克。

［本证常用药物］

①桃仁　味苦甘而性平，能入心、肝、大肠诸经，活血祛瘀作用甚广，可与红花、川芎、鸡活血藤、地龙、苏木、五加皮、赤芍、桂枝等配伍治疗由于跌打损伤，或产后瘀血内停，以致瘀阻脉络，肌肤失养之肢体瘫软痿废、腰脊刺痛等症，也可配伍黄芪、桂枝、川芎等益气行血通络之品以治疗痿病久延不愈气虚血瘀者，每每奏效。《药品化义》："桃仁，味苦能泻血热，体润能滋肠燥。若连皮研碎多用，走肝经，主破蓄血，逐月水，及遍身疼痛，四肢木痹，左半身不遂，左足痛甚者，以其舒筋活血行血，有去瘀生新之功。"孕妇忌服。

桃仁中毒症状：轻者，表现为腹痛、吐泻、头晕无力；重者，抽搐昏迷、瞳孔散大、心跳速而弱；极严重者，血压下降，深度昏迷，抽搐不止，出现呼吸衰竭或循环衰竭。处理：用 5% 硫代硫酸钠或高锰酸钾液或 1%～3% 双氧水洗胃和灌肠；洗胃后，以硫代硫酸钠 10 克留置于胃中，吸氧，应及早适用呼吸兴奋剂；一旦呼吸停止，应持续人工呼吸直到呼吸恢复为止。给予大量维生素 C。特效治疗：迅速静注亚硝酸钠，成人用 0.2～0.5 克（6～12 毫克/千克）制成 1%～3% 溶液 10～20 毫升，儿童用 3% 溶液，剂量酌减。后继以硫代硫酸钠，成人 12.5～25 克（0.2～0.4 克/千克），儿童剂量酌减，制成10% ~50%溶液缓慢静注。或大剂量美兰6~12毫克/千克，以1%溶液静注以代替亚硝酸钠，再以硫代硫酸钠静注。重危病人可先予亚硝酸异戊酯吸入，每隔2分钟吸30秒，反复吸入3次，以代替亚硝酸钠。中毒时也可用杏树皮（去粗皮）60克煎水服。

②川芎　辛温香燥，走而不守，既能行散，上行可达巅顶，又入血分，下行可达血海。为血中气药，有行气、活血、搜风、开郁等作用。活血祛瘀作用广泛，适宜瘀血阻滞各种病证。故对跌扑损伤，或产后留瘀，或气虚血停，或气滞血瘀，或痰瘀互结等造成的瘀血阻络，新血不生，气血不行，五体失养而肢体痿废不用者，均可选用川芎。常与桃仁、红花、赤芍、苏木、当归、黄芪、桂枝、乳香、没药、鸡活血藤、地龙、牛膝等配用。其中，川芎与当归相配，川芎辛温而燥，善于行走，能活血化瘀，行气搜风，当归偏养血和血，川芎偏行血散血，二药相使配对同用，可增强活血祛瘀、养血和血之功。此外，二药润燥相宜，当归之润可制川芎辛燥，川芎辛燥又防当归之腻，祛瘀而不耗伤气血，养血而不致血壅气滞。正如《医宗金鉴》所言：“当归、川芎为血分主药，性温而味甘辛，以温能和血，甘能补血，辛能散血，古人俱以当归君川芎，或一倍或再倍者，盖以川芎辛窜，偏于升散，过则伤气。故寇宗奭曰，不可单服、久服，亦此义也。然施之于气郁血凝，无不奏效，或用以佐当归而收血病之功，使瘀去新生，血多有归也。”川芎配赤芍，性虽有寒热之殊，而功有行血破滞之用，二药可发挥协同作用，广泛用于各种瘀血证。为增强其活血化瘀、行气之功，常用酒炒用。《本草汇言》：“芎䓖，上行头目，下调经水，中开郁结，血中气药……脚弱痿痹，肿痛却步，并能治之……同归、芍，可以生血脉而贯通营阴。”阴虚火旺，上盛下虚及气虚之人忌服。川芎的用量当随血瘀程度而酌定。

现代药理研究表明：川芎具有扩张冠状动脉，增加冠脉血流量及心肌营养血流量、降低心肌耗氧量。增加脑及肢体血流量，降低外周血管阻力等作用。川芎嗪除上述作用外，还能降低血小板表面活性，抑制体内及体外的血小板聚集，预防实验性血栓的形成，并能通过血脑屏障，较多地分布在脑干，有利于治疗中枢神经系统及脑血管疾病。川芎还有治疗某些维生素E缺乏症的作用，它能保护雏鸡避免因维生素E缺乏而引起的营养性脑病。

③苏木　味甘咸辛平，入心、肝二经，功能活血祛瘀，行血祛风，因而可治疗本证，常与红花配对同用，因二药功用类同，少用则和血、养血，多

用则破血祛瘀。红花长于行血化瘀，消散癥瘕；苏木则善于行血通经兼能消肿止痛。二者相须为用，可起协同作用，增强活血祛瘀之功力。唯瘀血阻络致痿者，多病深疾痼，单此二药难奏力效。尚须与桃仁、川芎、血竭、活血藤、牛膝、续断、骨碎补、黄芪、当归、桂枝等同用，方可望获显效。《本草纲目》：“少用则和血，多用则破血。”血虚无瘀者不宜，月经过多、孕妇忌服。

④活血藤　辛酸而性温，入肝经，辛能活血而消瘀，酸能入肝养血，温通经络。适用于瘀血留滞经脉，肢体软缓兼有疼痛或麻木症状者。常配红花、川芎、苏木、牛膝、炙山甲、桃仁、地龙、赤芍、黄芪、桂枝等同用。《四川中药志》：“通经活血，强筋壮骨。治五痹七伤，跌打损伤，风湿血痹，筋骨肢节酸痛及脚气，痿躄。”血虚气弱之孕妇忌服。

⑤血竭　味甘咸性平，入心肝二经，甘主补，咸主消，为散瘀血、生新血之要药，适用于血瘀型痿躄。当外伤或产后留瘀，瘀血不去，新血不生，气血循环受阻，肢体失养而瘦削、痿废时，可用本品配伍鸡血藤、全当归、川芎、红花、炙乳没、骨碎补、地龙、牛膝、桂枝、黄芪等合用，以收祛瘀生新，行气活血、通络舒筋之功效。《本草经疏》：“骐驎竭，甘主补，咸主消，散瘀血，生新血主要药也。”无瘀血阻滞者不宜服。

⑥鸡血藤　味苦甘而性温，入肝肾二经，既能活血舒筋，又能养血通络，对本证兼有血虚证候者（患肢麻木、肌肉萎缩、面色无华、唇甲色淡等）尤为适宜。常与红花、赤芍、当归、熟地、阿胶、黄芪、桂枝、白芍、牛膝等配伍用。若血虚之象不显，而以血瘀证候为主者（肢体痿软瘦削，肌肤甲错，时觉刺痛，舌质紫黯有瘀点等），则当加用桃仁、苏木、血竭等活血破瘀之品。《纲目拾遗》：“治血，暖腰膝，已风瘫。”

⑦牛膝　入肝、肾二经，性善下行，能祛瘀通经，补益肝肾，疗腰膝痿软。然有川牛膝、怀牛膝两种，前者偏于通行血脉，主要用于治疗瘀血阻络型痿病，对于外伤后双下肢痿软无力者尤为适宜。常可配伍桃仁、红花、当归、川芎、苏木、干地龙、丹参、黄芪等活血化瘀益气通络之品。后者侧重于补益肝肾，主要用于肝肾虚损型痿病及痹痿，多取以配伍桑寄生、续断、锁阳等。《本草正义》：“牛膝，疏利泄降，所主气血壅滞之病。其治湿流关节之痿痹，四肢拘挛，膝痛不可屈伸，固疏通壅滞之专职，要非气血枯竭之拘急不遂，可以并论。然凡属痿痹，本有湿阻、血衰两层。湿阻者，

唯在驱邪而使之流通，血衰者，亦必滋养而助其营运。则牛膝曲而能达，无微不至，逐邪者，固倚为君，养正者，亦赖以辅佐，所以痿弱痹著，骨痛痉挛诸证，皆不可一日无此也。”凡中气下陷、脾虚泄泻，下之不固，梦遗失精，月经过多，及孕妇均忌服。

⑧丹参　味苦，性微寒。功能活血祛瘀、生新血，兼能除烦安神。因丹参专走血分，有祛瘀生新的作用，故凡因气血瘀滞所致的诸种疾病均可随证选用，对瘀血阻络型疾病，在初期有祛瘀通络的作用，可配伍川芎、赤芍、桃仁、红花、苏木、活血藤等同用；后期则每与当归、熟地、黄芪、桂枝、赤芍、鸡血藤、干地龙等配伍以益气、生血、和营通络。《大明本草》：“养神定志，通利关脉。治冷热劳、骨节疼痛、四肢不遂……”月经过多及咳血、尿血者，慎用。本品反藜芦。

⑨地龙　味咸性寒，入肝、肺、肾经。其活血作用虽不强，但能走窜经络，通利经气，与活血祛瘀药同用，能加强活血药的功效，故我们在血瘀型痿病中，常喜用干地龙10~15克，佐于桃仁、苏木、红花、川芎、血竭、活血藤、赤芍、桂枝、当归尾、炙黄芪等祛瘀通络，补气活血之品中同用，可提高临床疗效。《本草纲目》：“治足疾而通经络也。”

（8）脾虚肝风证

[主症] 面色青暗无光，头晕目眩，四肢瘦削，痿软无力，走路呈鸭步状摇摆不稳，常易跌跤，伴性情易怒。脉弦细无力或弛缓，舌淡苔薄白或薄黄。

[证候分析]《内经》病机十九条云：“诸风掉眩，皆属于肝”，肝风内动则见行走摇摆不稳易跌跤；肝气急则性情急躁易怒；青为肝主本色，故见面色青暗无光；肝风上扰，则头晕目眩；弦为肝脉。脾虚则见四肢瘦削、痿软无力，舌淡脉细无力等证。

[治则] 平肝熄风，抑木扶土，疏风通络。

[处方] 自拟疏风复肌汤。

钩藤15克	天麻10克	珍珠母20克（先煎）
牡蛎20克（先煎）	佛手10克	干地龙15克
白僵蚕10克	党参15克	黄芪30克
焦白术10克	焦三仙各10克	大枣10枚
制黄精20克	甘草10克	

［方义略释］钩藤、天麻、珍珠母、牡蛎平肝熄风；佛手舒肝和中；党参、黄芪、制黄精益气、补血、填精、复肌，又与焦白术、焦三仙、大枣、甘草共奏健脾扶土之功；干地龙、白僵蚕疏风通络。

［加减法］若病势初起，症见手足拘急、不能行走、言语不利、口眼歪斜、头痛眩晕、面色如醉者，当去焦白术、炙黄芪、党参，加代赭石15克（先煎）、生决明15克（先煎）、生山栀9克以平肝潜阳，牛膝12克以引血下行，同时还宜配用白芍10克、天冬12克、龟板30克（先煎）以滋阴柔肝熄风，可收阴长阳潜之效。若病程久延，患者羸弱无华，肢体枯瘦不用，舌淡红，苔薄白，脉弦细无力者，此为肝风盛势已去，肝肾精血不足之证，宜去天麻、钩藤、珍珠母、牡蛎，加用肉苁蓉15克、枸杞子15克、菟丝子15克、炙黄芪45克、大熟地15克、当归身12克、丹参12克、桃仁12克等益肾填精、益气补血、活血通络之品。以助腴肌复力。

［本证常用药物］

①钩藤　味甘而性微寒，能入肝、心包二经。既能平肝熄风，又能清泄肝火，对于肝脾不足、肝风内动所致之四肢瘦削、痿软无力、走路摇摆不稳伴性情急躁易怒、头晕目眩者，本品尤为适宜。常配合生牡蛎、代赭石、天麻，白芍、牛膝、墨旱莲、白蒺藜、枸杞子、白僵蚕、山药、党参、大枣、黄精等。钩藤以嫩者入药为良。前人使用钩藤熄风时主张“后下”，认为钩藤后下力大，久煎力小。近人实验研究证明，钩藤煮熬超过20分钟，其降低血压的成分即受到部分破坏。

②天麻　味甘性平，专入肝经，既能平肝熄风，又具通利血脉经络之效，因此，本型痿躄可配合镇肝熄风、健脾益气、养血滋阴之品，既能熄风平肝，又能扶土健脾、益气生血以通养患肢肌肉经脉，实乃佳品。常配合钩藤、生牡蛎、地龙、白芍、代赭石、枸杞子、龟板、牛膝、党参、山药、茯苓、黄精、大枣、甘草等同用。《本草新编》：“天麻，能止昏眩，疗风去湿，治筋骨拘挛瘫痪，通血脉，开窍，余皆不足尽信。”

③僵蚕　咸辛而平，能入肺、肝二经，能息内风以解痉挛。本品常与天麻、钩藤、羚羊角、干地龙、白芍、地黄、当归、菟丝子、黄精、党参、山药等配伍为用。

④全蝎　味甘，辛。有毒。有熄风止痉的作用，能引各种风药直达病所，对脾虚肝风上扰型痿病之头晕目眩、肢体振摇、行走无力等症，可与

天麻、钩藤、生龙牡、干地龙、党参、黄芪、淮山药、大枣、龟板胶等配伍应用。若脾虚不显而肝风过盛，肢体拘挛、抽动甚或强直者，则宜去党参、黄芪等益气之品，加蜈蚣、防风同用，则效果为好。本品用量一般为1.5~9克。特殊病重者，可再增重些。单用蝎尾者一般每次3~8条。

⑤龙骨　味甘而性平，入心、肝、肾及大肠，经质重入心，能镇惊安神，沉降入肝而平抑肝阳，故常作为佐使之药，配合钩藤、天麻、生牡蛎、白芍、干地龙、白蒺藜、龟板、党参、黄芪、山药、黄精、大枣、甘草等治疗本证。痿病如在肢体瘫痪的同时，伴有心悸不宁、神情不安或失眠多梦，或虚怯多疑等症状者，无论虚实，均可在辨证方药中加入龙骨以提高疗效。龙骨生用平肝潜阳，镇静安神。煅用则有固涩收敛的作用。《别录》："疗心腹烦满，四肢痿枯……"有湿热、实邪者忌服。

附

龙　齿

龙齿：为古代大型哺乳动物如象、犀牛、三趾马等的牙齿骨骼化石。性味涩凉，归心、肝经。功能镇惊安神，适用于惊痛、心悸等症。用量与用法与龙骨同。

⑥龟板　咸而甘平，主入肾经，滋阴力强而作用广泛，凡阴虚火旺、阳亢以及动风，无不宜之。临床上，本证多存在肝肾阴虚的病理基础，所以常以龟板加入平肝熄风的方药中，以育阴潜阳，标本兼治，且龟板尚有益肾健骨之功，故尤为适宜。《丹溪心法》以龟板（酒炙）配炒黄柏各一两半，干姜二钱，牛膝一两，陈皮半两，为末，姜汁和丸或酒糊丸，治疗痿厥，筋骨软，气血俱虚甚者。《药品化义》："龟底甲纯阴，气味厚浊，为浊中浊品，专入肾脏。……治咽痛口燥……瘫痪拘挛，手足虚弱。"龟板用量一般为9~25克，必要时可用到30~60克。孕妇或胃有寒湿者忌服。

附

龟　板　胶

龟板胶：即龟板煎熬而成的胶块。功效与龟板同，但滋补的作用较强，对肾阴虚所致的痿弱、崩漏等证尤为适宜。一般用量3～10克，烊化冲服。

⑦羚羊角　性味咸寒，主入肝经，兼能归心，功能平肝阳，熄肝风，清肝火，非仅一物而三效，且效捷力佳，故前人有谓“在肝之病，必用羚羊角”，说明其用之广。临床可用于治疗脾虚，肝阴不足，肝阳偏亢之痿病，常配伍白芍、天冬、龙骨、牡蛎、龟板、牛膝、钩藤、党参、山药、黄精、炙黄芪、当归等同用。《本草纲目》：“肝开窍于目，其发病也，目暗障翳，而羚羊角能平之。肝主风，在合为筋，其发病也，小儿惊痫，妇人子痫，大人中风搐搦，及经脉挛急，历节掣痛，而羚羊角能舒之。”羚羊角多研为细粉使用，用量一次可用0.7～1.5克，随汤药冲服。如用羚羊角片煎汤服，一般常用1.5～3克，另煎兑入汤药内服。本品货缺价昂，肝经无热者不用。

现代研究表明：羚羊角含角质蛋白、磷酸钙，维生素A等，有镇静及抗惊厥作用。

⑧地龙　能清热熄风，又能通利经气，其性善下行。对脾虚肝风型痿病有平肝熄风、通经复痿之双重功效。常与天麻、钩藤、全蝎、龟板、熟地、当归、党参、黄芪、陈皮、山药、大枣、阿胶等同用。

(9) 肝郁不调证

［主症］患者平素心情郁闷，在特定环境中，每易遇外界刺激而突发肢体瘫痪无力，不能行走，甚者可有精神恍惚、言语癫乱症状，常伴有胸胁胀满，纳呆嗳气，口苦，女性可有月经不调，痛经，脉弦或弦细，舌红苔薄白或白腻。

［证候分析］患者平素常心境不开，对某些事或人心存芥蒂，久郁肝气不畅，失于条达，一旦在特定环境中受到刺激，则气机愈发郁结难解，以致经气一时受阻，故突然出现肢体无力，甚则完全瘫痪不能自动；若刺激过强，可导致气机逆乱，故见精神恍惚、言语癫乱；肝郁不调，故患者平时多有胸胁胀痛、纳呆、嗳气、心绪郁闷，女性可有月经不调、痛经等症状；脉弦，舌红苔薄白或白腻亦为肝郁之象。

［治则］疏肝解郁，理气和脾，养血舒筋。

［处方］逍遥散合四物汤加减。

柴胡10克	白芍9克	佛手12克
醋香附10克	青皮6克	川芎6克
枳壳9克	白蒺藜9克	全当归12克

白术10克　　　　　茯苓10克　　　　　大枣10枚

甘草6克　　　　　淮山药15克

［方义略释］方选柴胡、佛手、香附、青皮、白蒺藜等以疏肝解郁，理气散结；白芍、川芎、当归养血柔肝，调理血气，与前药配伍，有疏肝柔肝、和调气血的作用，且能抑制前药的香燥之性；白术、茯苓、淮山药、大枣、甘草、枳壳健脾和胃，理气宽中，既防肝木太过而伤脾，又助中土化生水谷之精微，乃一举两得之妙。

［加减法］若患者情绪低落，平素性情懦弱，遇事常悲伤欲哭，不能自主，睡眠不安者，此为心胆气虚，宜去青皮、白蒺藜、香附、加用柏子仁12克、香橼9克、百合20克、五味子15克、人参10克（另煎）以益气养心，安神定志；若患者性急易怒，心烦口苦，常骂责伤人，此为肝郁化火、情志过极所致，当去青皮，加用生山栀9克、生龙牡20克（先煎）、炒黄芩9克、川楝子9克以清肝泻火。

［本证常用药物］

①柴胡　苦辛性凉，入肝善于疏泄，入胆善于和解，为疏肝解郁、和解表里之要药；其性轻清上升，乃升举清阳必用之品。焦树德言："本品能入手足少阳、厥阴（肝、胆、心包、三焦）诸经，在经主气以达阳气，在脏主血以达阴气，宣畅气血，旋转枢机，畅郁阳而化滞阴"（《用药心得十讲》），适用于七情不畅，肝郁不舒所致的胸闷不舒，两胁胀满，喜叹息，手足瘫软无力，以及由于暴受刺激，气机失调而致的肢体暴痿失用等症。可与佛手柑、白芍、甘草、当归等配伍应用。此外，由于其能升举阳气，故又可配伍人参、黄芪、薄荷、陈皮、升麻、白术、甘草、山药等治疗中气虚陷，肢体痿软无力症。《药品化义》："柴胡，性轻清，主升散，味微苦，主疏肝。若多用二、三钱，能祛散肌表……若少用三四分，能升提下陷，佐补中益气汤，提元气而左旋，升达参芪以补中气。"南柴胡药力较柔和，适宜于疏肝解郁。北柴胡多用于和解少阳，退热升阳，疏肝治疟。药方上只写柴胡时，药房即付给北柴胡。柴胡常用酒、醋炒用。真阴亏损，肝阳上亢者忌服。

②香附　辛苦甘平，入肝及三焦经。既能入气分以疏肝解郁，舒理气机，又能入血分以活血调经，有谓香附可宣畅十二经气分，兼入血分，前人称之能"主一切气"，解六郁（气郁、血郁、痰郁、食郁、火郁、湿郁），适用于肝郁不舒、情志不畅引起的肢体痿软症，表现为心绪不畅，郁闷心

烦，胸胁胀闷隐痛，喜叹息，脘腹痞满，纳呆，阳痿不举，甚则肢体痿软，活动不能等，女性尚可有月经不调、乳房胀痛等症。常配伍柴胡、白芍、佛手、甘草、白蒺藜、薄荷、当归、川芎、赤芍、茯苓、陈皮、山药等同用。《纲目》："香附之气平而不寒，香而能窜，其味多辛能散，微苦能降，微甘能和。生则上行胸膈，外达皮肤；熟则下走肝肾，外彻腰足。"凡气虚无滞，阴虚血热者忌服。

③白芍　味苦酸性凉，能入肝脾，善于和血、柔肝缓急，与柴胡、香附、川芎，佛手、甘草、茯神、刺蒺藜等同用，既可助诸药疏肝解郁之力，又可防止诸药香燥之性太过伤及肝之阴血，故常与上药伍用治疗肝郁不调所致的痿病。因其有补养肝血和敛阴之功，所以气血两虚及肝肾不足型痿病亦常用到它。《药品化义》："白芍药微苦能补阴，略酸能收敛，因酸走肝，暂用之生肝，肝性欲散恶敛，又取酸以抑肝，故谓白芍能补复能泻，专行血海，女人调经胎产，男子一切肝病，悉宜用之调和血气……"虚寒腹痛泄泻者慎服。

④白蒺藜　辛苦微温，入肝肺二经。既能疏肝解郁，散肝风，明目，宣泻郁闭肺气，又能疏畅血道，多用于治疗肝肺气机郁闭之实证。临床上有不少痿病患者，都是由于患者情绪受到各种不良刺激，心情郁闷、七情不畅而引发的，患者在肢体痿软的同时，多伴见情绪低落、心情抑郁、喜叹息、胸胁胀闷、脘痞纳呆、睡眠不佳等症状，治疗当在疏肝解郁的方剂中佐加小量白蒺藜以疏解郁结，畅旺气机，往往收到较好的临床效果。但由于本品乃辛散之品，故伴有阴虚血少症状的病例，应当慎用本品，即使应用亦要减少剂量并适当加入固护阴血之品，以防劫伤阴血，同时，还当配合做好患者的心情疏导工作。《本草汇言》："刺蒺藜，去风下气，行水化癥之药也。其性宣通快便，能运能消，行肝脾滞气，多服久服，有去滞之功。"血虚气弱及孕妇忌服。

(10) 风痰阻络证

［主症］感冒发热后出现神情异常（如精神呆钝、痴笑等），嗜睡、半身肢体痿软无力，不能行动，言语謇涩，或无感冒病史而于神志过激、过度兴奋激动后出现上述症状，甚则口眼歪斜，口角时流涎沫，苔白腻，舌质偏黯，有瘀点，脉弦涩。

［证候分析］感冒发热，为外感风邪所致；情志过激，每易引发内风。

无论外风或内风，若其人体内宿有痰积，则皆可受风邪引动，风痰所合，袭居脑间，则清阳受阻，神明无主，故而可见神情呆钝、痴笑、嗜睡；若流于经络，阻碍经脉血气畅行，经筋失养，则见患侧肢体瘫痪，言语不利，口眼歪斜；风痰壅盛，则口角时流涎沫，痰邪留而不去，则每易致瘀，故可见苔白腻质黯有瘀点，脉弦涩之舌脉证象。

［治则］祛风化痰，活血行瘀，舒筋活络。

［处方］牵正散合血府逐瘀汤加减。

白附子6克	僵蚕9克	制南星6克
全蝎9克	半夏9克	桃仁12克
红花9克	当归10克	川芎5克
赤芍6克	枳壳6克	黄芪15克
桂枝5克	地龙12克	

［方义略释］白附子、制南星辛而不守，能化经络风痰；白僵蚕、全蝎祛风、解痉、消痰；半夏燥湿化痰；桃仁、红花、赤芍、川芎、桂枝、地龙，活血祛瘀、疏风、舒筋通络；黄芪、当归益气、补血和血，充养经脉血气；枳壳一味既能开胸化痰，宽中理气，以助半夏、制南星等化除风痰，又能助黄芪益升清阳，通利血气，以助桃仁、红花等化瘀之力。

［加减法］若外受风邪初起，风邪未去，仍有发热者，宜去枳壳、半夏、制南星，加用荆芥9克、防风9克、银花10克、连翘9克；若风痰化热，上壅清窍而见高热神昏，痰声漉漉者，宜去黄芪、桂枝、白附子、半夏、枳壳，改制南星为胆南星9克，并加用郁金10克、天竺黄9克、全瓜蒌15克、石菖蒲12克、远志9克、鲜竹沥30克、羚羊角1克（锉末冲服）或牛黄0.3克冲服。

［本证常用药物］

①天南星　辛苦而温，入肺、肝、脾经。燥湿化痰作用专强，祛风止痉功力也甚为显著，善于祛风痰。对于风痰阻络或上扰所致的痿病，常用制南星（姜汁制过），配伍白附子、僵蚕、全蝎、天麻、地龙、荆芥、防风、当归、黄芪、桂枝、川芎、赤芍等同用。《本草逢原》："天南星，即《本经》之虎掌也。为开涤风痰之专药。……《本经》之治筋痿拘缓，即《开宝》之治中风、除麻痹也。……南星、半夏皆治痰药也。然南星专走经络，故中风麻痹以之为向导，半夏专走肠胃，故吐逆泄泻以之为向导。"《本草

汇言》："天南星，开结闭、散风痰之药也。但其性味辛燥而烈，与半夏略同，而毒则过之。……若风痰湿痰，急闭涎痰，非南星不能散。"对阴虚燥痰及孕妇忌服。

现代研究认为天南星具有抗惊厥、镇静及镇痛作用。

②白附子　辛温有毒，入脾、胃经。主祛风痰，解痉力亦佳，又能通络止痛，适用于风痰上扰所引起的肢体不遂、语謇等症。因其能逐寒湿，故常与制南星、半夏、僵蚕、荆芥、防风、苏木、钩藤等药配伍应用。《本草汇言》云："能祛风痰，解风毒，善散面口风。"因其有毒，用量不可过大，一般以 2.5 ~6 克为宜，重症者有时可用至 9 克。对阴虚火旺，实热中风，火热上犯，气血虚弱诸证及孕妇忌服。

③半夏　性味辛温，入脾、胃经，化痰力佳，为治各种痰证要药，适用于素体痰盛，外风或内风引起痰浊流窜经络，气血阻滞导致半身肢体瘫痪失用者，常配天麻、天南星、白附子、白僵蚕，陈皮、茯苓、羌独活、秦艽、防风、全蝎、当归、川芎等同用以收祛风痰、通络起痿之功。至用痹痿，亦可用本品加入桃仁、红花、川芎、赤芍、鳖甲、地鳖虫、白花蛇、全蝎、地龙、茯苓、威灵仙、黄芪、桂枝等祛风除湿、活血通络之品中，以收良效。《别录》："消心腹胸膈痰热满结……疗痿黄，悦泽面目。生令人吐，熟令人下。"姜半夏偏用于治呕吐，清半夏、法半夏偏用于化痰燥湿健脾；生半夏有毒，一般内服须经过炮制，以减轻毒性。一切血证及阴虚燥咳、津伤口渴者忌服。

生半夏内服时对口腔、喉头和消化道黏膜有强烈的刺激性，有强烈麻辣味，舌、喉灼热，肿胀、疼痛、失音、嘶哑、张口困难，严重者呼吸困难，甚至窒息而死，此种毒性成分不耐热，因此，生半夏必须煎服。误服生半夏中毒时，给服稀醋、浓茶、鞣酸或蛋白等。呼吸困难者给氧，必要时作气管切开。以生姜 30 克、防风 60 克、甘草 15 克煎汤，先含漱一半，再内服另一半。或以醋 30 ~60 毫升，加姜汁少许，漱口或内服。

④天麻　为熄风要药，本证乃由于风痰阻络所致，究其所因，风邪当属魁首，故平熄风邪为首要，天麻既能熄风，又有通利血脉经络之功，善治眩晕，故风痰阻络型痿病症见半身肢体瘫软、麻木、言语不利、头目眩晕者，用之甚为适宜，常以之与制南星、钩藤、白僵蚕、半夏、桑枝、防风、地龙、桃仁、红花、赤芍、川芎、鸡血藤、桂枝等同用。

⑤白僵蚕　熄内风，平外风，且可化痰散结，故风痰阻络或上扰所致诸病，白僵蚕为必用之品，常与白附子、制南星、天麻、贝母、全蝎、半夏、制马钱子、桂枝，赤芍、地龙等同用。《本草求真》：“祛风散寒，燥湿化痰，温行血脉之品……合姜汤调下以吐，假其辛热之力，以除风痰之害耳。”

（11）食积不化证

［主症］暴饮暴食后突然四肢瘫软，无力行步，常伴胸闷腹胀、嗳腐吞酸，甚则胃脘胀痛，或呕吐不消化食物，吐后痛减，大便不爽，舌苔厚腻，脉滑。

［证候分析］暴饮暴食，中伤脾胃，脾胃不能腐熟水谷，行气化液，升清布精，则水谷精气化生无源，加之中州壅滞，精清谷气骤然不能上输于肺以布达营养周身，故见暴饮暴食后突发四肢瘫痪；浊气不降则见胸闷腹胀，胃脘胀痛，嗳腐吞酸，甚则呕吐未消化食物；吐后壅滞得减，故觉轻松；大便不爽、舌苔厚腻、脉滑等亦为胃内有食积所致。

［治则］消食导滞，升清降浊。

［处方］保和丸合小承气汤加减。

神曲20克	谷麦芽各15克	山楂15克
莱菔子15克	陈皮6克	茯苓12克
砂仁6克（后下）	半夏9克	大黄9克（后下）
枳实12克	厚朴12克	柴胡6克
薄荷3克		

［方义略释］神曲、山楂、谷麦芽消食化积，大黄、枳实泻下降浊，消积导滞，诸药合用则能消除胃内积滞，共为主药；莱菔子、厚朴消积化滞，理气除胀；陈皮、半夏、茯苓、砂仁宽中理气，健脾和胃；柴胡、薄荷气清味薄，升发清气，又能防积滞化热。诸药合用，则积滞得消，脾胃功能得复，水谷精微之气得以输布于周身，故痿病可愈。

［加减法］若积滞郁而化热，胃痛较急，兼见苔黄便秘者，可加重大黄至12克，并加芒硝9克（冲服）以泻热导滞；积滞既消，脾胃功能非即日可复，宜固护脾胃气阴，改用健脾丸化裁以缓缓调治，并应注意饮食调节，不可恣意暴食过饮，以免再伤中州，引发痿疾。

［本证常用药物］

①神曲　味甘、辛，性温。能开胃健脾，化食消积，对饮食停滞，中焦不化，阻隔三焦气化，四肢不得水谷精微滋养所致之痿病者，本品有化食

消积作用，配合谷麦芽、山楂、大黄、枳实、白术、莱菔子等品，能攻除中焦积滞，疏利三焦气机，使食积化，气机通，谷气行，痿肢起。对于脾胃虚弱型痿病，本品可配党参、白术、茯苓、山药、陈皮、炙甘草、谷麦芽等同用。《药性论》："化水谷宿食、癥结积滞，健脾暖胃。"本品生用可健脾。

②麦芽　味甘、性微温。有消食健胃之功，能化一切米面果实积滞，能助胃气上行而资脾健运；能使浊气下降而除胀宽肠。对中焦积滞停食所致痿病者，常与神曲、山楂、莱菔子、鸡内金、槟榔、枳实、大黄、白术等同用。麦芽生用有鼓舞胃气助消化开胃的作用，可用于胃呆少食或食滞兼有胃热者，并有些舒肝调气的作用；炒后偏用于食滞兼有胃寒者；炒焦用消食化积的作用最大，可据情选用。《本草纲目》："快脾开胃，下气和中，消食化积。"

③山楂　味甘、酸，性微温。功能消积健胃、活血化瘀。对于脾胃积食、阻断气机所致之痿病，因本品善消肉积，且具化瘀活血之功，故每与善消米面果实积滞的麦芽、神曲等共同使用，另外，配合生大黄、厚朴、枳实、槟榔、莱菔子等攻积导滞、行气宽肠之品同用，可将中焦积滞由肠道迅速排出体外，使水谷精微得以正常布散全身，以养四肢百节，故痿病可复。焦神曲、焦麦芽、焦山楂，三药合用称谓"焦三仙"，能互相增强其消食导滞的能力；如再加焦槟榔则称"焦四仙"，又加强了消积下气的功效。这几味药常同用。《本草纲目》："化饮食，消肉积、癥瘕、痰饮、痞满吞酸、滞血痛胀。"本品多服、久服反伐脾胃生发之气，故凡脾胃虚弱无积者，慎用。

④大黄　有关性味归经、功用等内容参见肺胃燥热证下，因大黄生用有强烈的攻积导滞、通腑泻下作用，故对于中焦食积停滞造成的肢体瘫痿者，单用山楂、麦芽、神曲等消食化积之品难以奏效，必须借助本品推导泻下之力方可奏功。

⑤枳实　味苦性微寒，入脾、胃经。能破气、消积、导滞、除痞。食积不化型痿证，因食积停滞胃肠，常造成中焦气机不通而有胸闷腹胀等症，因焦三仙无行滞之力，单用大黄又孤将无佐，独力难行，此时配用枳实，既可助焦三仙消积化食，又能佐大黄泻下导滞，更有疏畅三焦痞塞气机之宏效，可谓收一箭双雕之效。《别录》："除胸胁痰癖，逐停水，破结实，消胀满，心下急痞痛，逆气，胁风痛，安胃气，止溏泄，明目。"本品孕妇慎

用。气虚中满，气陷便溏，脾虚不思食者，禁用。

⑥槟榔　味辛、苦，性温。入胃、大肠经。功能消积杀虫，降气破滞，化痰行水。尤其长于降气，前人经验认为“性如铁石之降”，能把人体最高部位之滞气，降泻至极下之处。因其有消积、下气双重功效，故对食积不化，气机痞塞之痿病恰为适宜，常与神曲、内金、麦芽、大黄、枳实、莱菔子等同用。《药性论》：“宣利五脏六腑壅滞，破坚满气，下水肿，治心痛，风血积聚。”气虚及大便溏泄者不宜用。

（二）儿童实痿

儿童实痿的病因病理，除由于七情失常，气机失调致痿极少见到外，其余基本上与成人实痿相同，请参看成人实痿项。

受儿童自身生理特点的影响，儿童实痿的临床类型以外感六淫、跌扑损伤和餐饮过度所引起的有关类型最为常见，而与情志有关的肝郁不调、痰热郁结等证型则极为少见。关于儿童实痿的具体证型和辨证施治请参看成人实痿，但用药剂量要根据儿童年龄、体重及体质情况酌情减量。另外，由于痿病的病程一般较长，临床上常常遇到有些儿童服药时不愿配合的情况，故在剂型方面往往还须根据儿童特性作适当调整以适合儿童口味。将在第 4 部分中介绍的穴位穿线和埋线，结扎疗法，由于其具有简便、实效、疗效维持时间长等特点，故很适用于儿童痿的临床。若同时配合推拿、按摩儿童夹脊穴及相应的辨证穴位，指导患儿进行长期的功能锻炼，加强饮食调养与护理，则有利于患儿的积极康复，减少并发症的发生。

二、虚痿

虚痿是指由内伤诸损不足或实痿不愈、正气日虚引起的肢体软弱甚则瘦削枯萎的病证。虚痿一般起病缓慢隐袭，病势发展慢，病程相对于实痿来说要长得多些。虚痿的另一个特点就是大多伴有程度不等的患肢肌肉萎缩，瘫痪肢体也很少有疼痛症状。就痿病在临床上的表现而言，虚证较实证为多，虚痿的治愈率也较实痿为低。下面仍将成人虚痿与儿童虚痿分开进行讨论。

（一）成人虚痿

1. 常见病因

（1）先天禀赋不足。人体乃禀受先天之精气而生，赖后天水谷精气以养。其人素体禀赋薄弱，肝肾精血先天不足，则筋骨不得壮养，一旦受邪或自身起居不节，情志失调而内伤，则易致脏腑、阴阳、气血、津液诸损而生痿疾；若其人虽先天禀赋充盛，但忽视了后天饮食、起居及情志的自我健康调节，或饮食不节损伤脾胃，或房劳过度耗损肝肾之精，或情志不节而内伤五脏，或重病、久病失治、误治，均可导致脏腑、阴阳、气血、津液诸损不足，从而引生虚痿。

（2）气血两虚。产后、外伤或内损失血过度，气随血耗，气血津液大损，若失于调治，则久损不复，导致经筋肌肤失养而成虚痿。

（3）正气虚衰。实痿病势急重，正气损亏；或失治、误治，脏腑、阴阳、气血、津液日益损亏，实痿不愈而转为虚痿。

（4）痹久入络损脏。痹病日久不愈，肢体经脉气血运行受阻，且病邪至深，侵及内脏，引起心、肝、肾等诸脏内损不足，四肢百骸不得阴阳、气血之充养，渐而变生虚痿。

2．病机

成人虚痿的病机关键为脏腑、阴阳、气血、津液虚损亏耗，日久不复。四肢百骸濡养无源，筋骨逐渐痿软无力，肌肉进行性瘦消，肌肤皮毛逐渐枯槁薄急。

虚痿起病隐袭，发展缓慢，很多患者开始时仅表现为某一肢体或四肢软弱无力，经过数周、数月甚至数年以后才逐渐发展至丧失运动功能，但也有少数患者病势发展较快，这与患者体质、内伤虚损程度以及环境等诸多因素有关。虚痿起病常见明显外因可循，因此，临证时须细问病史，悉心辨证，精心调治，耐心锻炼，方能取得较好的临床疗效。

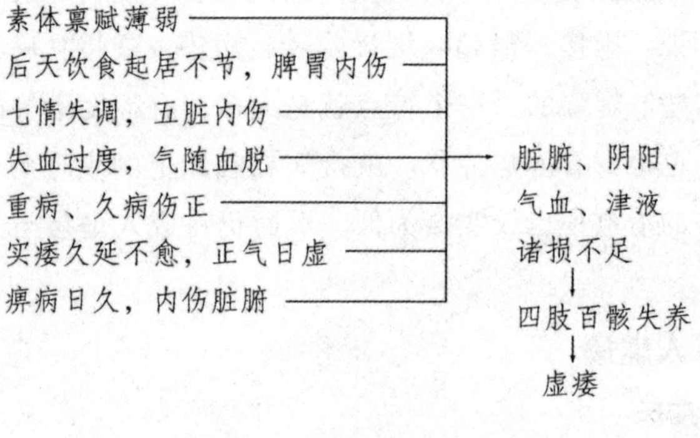
素体禀赋薄弱
后天饮食起居不节，脾胃内伤
七情失调，五脏内伤
失血过度，气随血脱
重病、久病伤正
实痿久延不愈，正气日虚
痹病日久，内伤脏腑
脏腑、阴阳、
气血、津液
诸损不足
四肢百骸失养
虚痿

成人虚痿病因病机示意图

3. 辨证论治

（1）肺胃津伤证

［主症］热病后期，逐渐出现肢体软弱无力，甚则瘫痪，患肢肌肉日趋瘦削，皮毛干枯薄急，唇舌干燥，呛咳少痰或干咳无痰，精神萎靡，手足心热，两颧红赤，小便短少，大便干，舌红瘦薄少苔，舌面少津，脉细数无力。

［证候分析］热病后期，肺胃阴津受损，肺失治节，不能正常输精于周身皮毛肌肤，胃不能正常受纳腐熟水谷以化精血濡养四肢百骸，以致肢体逐渐痿弱无力，肌肉日削，皮毛渐枯；胃阴损伤则口干咽燥，欲饮水以护阴；肺阴亏损则呛咳少痰或干咳无痰；气赖津生，肺胃阴津受损，亦必伤气，故见精神萎靡。阴津损亏则虚火无制而上炎，表现为手足心热，两颧红赤。舌红瘦薄少津，脉细数无力，为肺胃阴津受损的表现。

［治则］生津润燥，滋养肺胃。

［处方］清燥救肺汤合益胃汤加减。

麦冬 12 克	生地黄 15 克	沙参 15 克
玉竹 10 克	人参 10 克（另炖）	当归 10 克
白芍 6 克	阿胶 10 克（烊化）	龟板 20 克（先煎）
火麻仁 12 克	枇杷叶 12 克（布包煎）	陈皮 5 克
甘草 5 克	地骨皮 12 克	

［方义略释］方中麦冬、生地、沙参、玉竹滋养肺胃受损之阴津；枇杷叶清解肺之余热，兼降肺气，去燥痰；火麻仁清解肠胃余热，润肠通便，滋养补虚；人参、甘草补益气阴；地骨皮、龟板滋阴清热；津伤则血损，故用当归、阿胶、芍药补血、养血、和营，有利于痿病康复；陈皮一味理气药可防诸药滋腻碍胃。

［加减法］若热病邪气仍甚，烦渴引饮，身热大汗，脉洪滑数者，宜加用生石膏 30 克、知母 9 克、黄芩 10 克以清热泻火。痰黏难出者加贝母 9 克、瓜蒌 12 克以清润化痰、软坚散结；大便数日不解，燥屎内结者，可加大黄 9 克（后下）、芒硝 6 克（冲服）以泻下软坚，但必须泻下即止。

［本证常用药物］

①麦冬　味甘而微苦微寒，能入肺、胃、心三经，为甘寒清润之品，既有滋阴润肺之功，又具养阴清心、生津益胃之效，故最适用于肺胃阴津已

伤，而尤有余热未清，以致津液不布，皮毛筋脉失养之肢体痿躄者，常配伍人参、细生地、沙参、山药、五味子、甘草、大枣、芍药、桂枝等同用。《本草汇言》："麦门冬，清心润肺之药也……然而味甘气平，能益肺金，味苦性寒，能降心火，体润质补，能养肾髓，专治劳损虚热之功居多。"凡脾胃虚寒泄泻，胃有痰饮湿浊及暴感风寒咳嗽者均忌服。

②鲜地黄　味甘而性寒，入心、肝经，偏于清热凉血，主要用于温热病之热邪侵入营血，大热病邪亢盛，伤阴耗血而成痿者，或心胃火炽消渴阴损而成痿者，证见热病发热期后，肢体痿软无力，皮枯肌削，心烦口渴，尿短赤热，舌红少津，苔黄，脉细数等。常配以丹皮、栀子、连翘、玄参、竹叶心、生石膏、知母、麦冬、沙参、人参、条芩、川连、牛膝等泻火、滋阴、补气之品；干地黄味甘苦而性凉，偏于滋阴养血，兼入肾经，适用于肝肾阴虚或肺胃阴盛而热邪不盛之痿病，可配伍人参、五味子、沙参、二冬、熟地、枸杞子、山萸肉、鸡血藤、甘草等同用。《本草经百种录》："地黄，专于补血，血补则阴气得和而无枯燥拘牵之疾矣"。脾虚泄泻，胃虚食少、胸膈多痰者慎服。

③沙参　味甘微苦，性凉，入肺、胃经。其中南沙参偏于清肺、润肺祛痰，并有宣肺发散作用，多用于风热感冒，肺有燥热，咳嗽痰稠，北沙参则偏于养肺阴，益肺气，养胃生津，适用于温热病后期，热邪渐退，气阴两伤；或肺胃有火，消渴伤津，以致肺热叶焦，不得布精灌溉于肌肤皮毛；胃津脾阴耗损，无以化生水谷精微以养五体百骸之痿病，常取之与人参、五味子、干地黄、麦门冬、甘草、石斛、珠儿参、大枣等同用，以滋补气阴而起痿。《本草正义》："（南）沙参之味，虽不甚苦，而寒性独著。……专主上焦，而走肺家。《本经》称其益肺气者，去其邪热，即所以益其正气……"《本草从新》："专补肺阴，清肺火，治久咳肺痿。"风寒咳嗽及脾胃虚寒者忌服。北沙参及藜芦。

④百合　味甘性平，入心、肺、胃三经，既能清心宁神，润肺止咳，清热养阴，又具益气调中，滋补强身之功，尤适合于外感风热温燥之邪，劫伤肺阴；或病后余热未清、伤津耗气；或胃火炽盛、胃津不生，或燥热伤肾，真阴受劫，肾精损亏之诸痿，症见虚羸少气，形体瘦削，肢体痿瘫，肌肤干燥，心烦恍惚，口干咽燥，干咳少痰等。治疗当依所在病所各随症配方、如肺胃余热未清，当配知母、麦冬、生地黄、芦根、天花粉等以清热养

阴复痿。如热邪已去，肺胃气阴灼伤，甚则真阴亦损，则常伍用人参、黄精、五味子、天麦冬、枸杞子、龟板胶、大熟地、甘草等以养阴益气，滋肾复痿。另外，对于肺胃津伤痿病的恢复期，我们常以百合、苡米与粳米熬粥，长期服用，以滋养肺胃。《本经逢源》："百合，能补土清金，止嗽，利小便。"风寒咳嗽，中寒便滑者忌服。

⑤玉竹　原名葳蕤，又称萎蕤，味甘多脂，归肺、胃经，质柔而润，又不滋腻，长于养阴而不恋邪，适用于肺阴耗损、消渴津伤之肢体痿病，常配人参、北沙参、五味子、细生地、天花粉、甘草、百合、陈皮、大枣等同用。养阴润肺多生用，益胃生津常炙用。《本草经疏》："萎蕤，详味诸家所主，则知其性本醇良，气味和缓，故可长资其利，用而不穷。正如斯药之能补益五脏，滋养气血，根本既治，余疾自除。夫血为阴而主驻颜，气为阳而主轻身。阴精不足，则发虚热；肾气不固，则见骨痿及腰脚痛；……以一药而所主多途，为效良伙，非由滋益阴精，增长阳气，其能若是乎？迹其所长，殆亦黄精之类欤。"胃有痰湿气滞者忌服。

⑥石斛　甘淡微咸而微寒，入肺、胃、肾经。功能清热养阴，益胃生津，清热而不过于寒凉，养阴而不偏于滋腻，以清胃热、养胃阴为主，且能兼补肺肾之阴，尤适用于中焦虚火，消渴津伤，渐损及肺肾之阴而成痿者，常配以知母、天冬、川连、天花粉、人参、生地、五味子、山萸肉，怀山药、阿胶珠、龟板、甘草、砂仁等。《别录》："益精，补内绝不足，平胃气，长肌肉，逐皮肤邪热痱气，脚膝疼冷痹弱，定志除惊。"《药性论》："益气除热，主治男子腰脚软弱，健阳，逐皮肌风痹，骨中久冷，虚损，补肾积精，腰痛，养肾气，益力。"虚而无火者慎用。

⑦葛根　甘平性凉，归入脾胃，因其有生津止渴、清心除烦之功用，故每又应用于热病、消渴、吐泻等所致的阴津耗伤、筋脉失养、肢体瘦削、痿软无力症，常用人参、五味子、生地、沙参、麦冬、知母、玉竹、黄连等随情配伍用药。另外，由于本品药性轻浮，能鼓舞胃气上行，故在治疗脾胃虚弱型痿病时，亦常加入使用，有利于提高疗效。《本草正》："凡解散之药多辛热，此独凉而甘，故解温热时行疫疾，凡热而兼渴者，此为最良。"脾胃虚寒者慎用。

⑧五味子　五味俱备，唯酸独胜，善于收敛，焦树德言称"五味子能滋肝肾之阴，生脾胃之津，收肺肾耗散之气"（《用药心得十讲》第124

页）。性温而不偏燥热，能入肺肾，临床可用于燥热伤肺；或热病后期，肺之气阴两伤；或久泻久痢伤津等所致肢体痿软症。如偏于肺胃气阴受损者，常与人参、甘草、麦冬、粳米、大枣、玉竹、山药、沙参、陈皮、砂仁、胡麻仁等同用，《本草汇言》：“五味子，敛气生津之药也。……然在上入肺，在下入肾，入肺有生津济源之益，入肾有固精养髓之功，”现代药理研究证明，本品在适当剂量时能提高大脑的调节功能，增强兴奋与抑制过程的灵活性，并促使两过程趋于平衡。对不同水平的中枢神经系统（如脊髓蛙的屈肌反射、脊髓反射、大脑等）均有兴奋作用；对健康人的中枢神经系统各部位所进行的反射性反应也均有兴奋与强壮作用；能改善人的智力活动，改善人的注意力，协调动作与体力活动，提高工作效率。外有表邪，内有实热，或咳嗽初起，痧疹初发者忌服。

（2）脾胃气虚证

[主症] 患者素日脾胃功能不好，食少，饮食稍不注意便出现腹泻，渐觉肢体软弱无力，甚至瘫痪，神疲倦怠，少气懒言，语声低微，头晕心慌，面色无华，食少纳呆，便溏，甚则脏器下垂，舌淡苔薄或白腻，脉细软无力。

[证候分析] 脾胃素虚，则每易受损而致受纳运化失职，食少纳呆，便溏，水谷精气化源不足，四肢百骸渐而失养，故渐觉肢软无力，举物行步艰难，日久则成瘫痪；脾胃气虚则见神疲倦怠，少气懒言，语声低微，头晕心慌，甚则脏器下垂；舌淡苔薄或白腻，脉细软无力为脾胃气虚之舌脉象。

[治则] 补益脾胃，益气升阳。

[处方] 补中益气汤合参苓白术散。

炙黄芪30克	党参10克	白术9克
升麻5克	柴胡5克	茯苓12克
淮山药12克	焦三仙各10克	白扁豆9克
薏苡仁15克	西砂仁6克（后下）	陈皮5克
甘草6克		

[方义略释] 方中重用炙黄芪补中益气、升阳举陷，配以党参、淮山药益气健脾共为主药；脾胃虚弱则水湿不运，内停中焦，辅以白术、茯苓、苡仁、扁豆健脾祛湿；佐以陈皮理气和胃，砂仁和胃醒脾、理气宽胸，焦三仙消食化积；更以少量升麻、柴胡，协助黄芪、党参益气升阳；甘草调和诸

药。诸药合用，使脾胃强健，中气充盛，四肢得水谷气养而痿疾可复。

［加减法］若脾胃虚甚，服药后收效不显，仍见纳差、饮食不化、大便稀溏、气味酸腥者，为脾肾阳虚，火不生土之证，宜加破故纸9克、吴茱萸6克、肉桂6克以温阳助火，补中生土。若脾虚失运，中焦水湿停着化热，舌苔转黄，当去白术、陈皮、黄芪、升麻、柴胡，加用黄连5克、滑石20克（包煎）、半夏9克、神曲20克、厚朴12克；若脾胃功能渐复，唯肢体痿软难复，宜去薏米、陈皮、扁豆、升麻，加菟丝子15克、肉苁蓉15克、续断12克以增强补肾之力，可望改善肌力；若面色无华，唇甲色淡，头晕心悸较甚者，宜加当归15克、熟地15克以补血。

［本证常用药物］

①人参　甘微苦平，入肺脾经，为大补元气之佳品。能补益肺脾之气。肺主一身之气，脾为生化之源，肺脾之气充沛，则一身之气皆旺。对脾胃气虚所致之痿病可配炙黄芪、生地、甘草、五味子、白术、山药、大枣等同用，因气能生血，补气亦补血，故血虚痿亦可用之。常与当归、熟地、芍药、川芎、阿胶、鸡血藤、炙黄芪、肉桂等伍用；心脾两虚痿者，则常同茯神、远志、龙齿、珍珠母、酸枣仁、石菖蒲等合用。对于其他类型痿病，在实邪已去的情况下，辨证用药时适当配用少量人参可起鼓舞正气、补养气血、助利经络的作用，有利于痿病的康复。《纲目》：“治男妇一切虚证。”李杲：“人参，能补肺中之气，肺气旺则四脏之气皆旺，肺主诸气故也。仲景以人参为补血者，盖血不自生，须得生阳气之药乃生，阳生则阴长，血乃旺矣。若阴虚单补血，血无由以生，无阳故也。”实证、热证者忌服。

人参所含的蛋白质合成促进因子能促进蛋白质RNA、DNA的生物合成。对骨髓DNA及骨髓细胞的分裂也有促进作用。

②黄芪　性味甘温，归脾、肺经。具温运升发脾阳之性，有益气扶阳之功。如属脾胃虚弱，不能输布精微于四肢造成四肢不举者，则常配人参、白术、升麻、柴胡、陈皮、山药、甘草、大枣等同用；若脾胃气虚兼有血瘀征象，则多配以归尾、桃仁、红花、赤芍、川芎、乌梢蛇、地龙、桂枝、鸡活血藤等活血通络之品，主要取其补气活血之功，以通涩滞之脉，起痿废之体，如著名的补阳还五汤即以此为旨，验之于临床，每收佳效。补气升阳多炙用，其他方面常生用。《本草备要》：“炙用补中益气，温三焦，壮脾胃。”实证及阴虚阳盛者忌服。

现代研究表明，黄芪有强壮作用，本品有增强免疫功能的作用，能促进抗体合成，且能对抗泼尼松龙等免疫抑制剂的影响，对干扰素系统有促进作用；能加强网状内皮系统吞噬功能等，提高淋巴细胞转化率。此外，黄芪可使细胞的生理代谢功能增强。

③党参 性味甘平，入脾、肺经。功主补中益气，生津，在临床上为治疗虚痿的常用药。因为党参为补益中气之要药，故对于脾胃气弱之肢体痿躄常配伍黄芪、人参、柴胡、升麻等益气升阳之品，更佐以牛膝、五加皮等强壮筋骨之味常有较好收效。因气能生血，气助血行，故治疗血虚痿又为必用之药，常与黄芪一起，加入当归、熟地、远志、川芎、枣仁、牛膝、鸡血藤等养血柔筋、活血通络之品中应用，可促进血虚痿的康复；此外，因能益气健脾，故治疗脾胃气虚，水湿不化而肢体痿弱时，常在苍术、白术、薏米、茯苓、木瓜、山药、扁豆、砂仁等芳香燥湿、健脾补中之品中加入党参，以促使脾气健长，脾运复常，从而促进痿躄的康复。《本草正义》云："党参力能补脾养胃，润肺生津，健运中气，本与人参不甚相远。其尤可贵者，则健脾运而不燥，滋胃阴而不湿，润肺而不犯寒凉，养血而不偏滋腻，鼓舞清阳，振动中气，则无刚燥之弊。……"有实邪者忌服。

④白术 甘苦而温，专入脾胃。功能健脾燥湿，益气生血，和中安胎，是常用的补气健脾药，因其兼具健脾益气、燥湿、补血多重功用，故可用于脾胃气虚、脾虚湿困（包括脾肾阳虚）及血虚等多型痿躄的治疗中，对于脾胃气虚痿躄证，常佐使党参、黄芪、炙甘草、升麻、柴胡、山药、大枣、粳米等补中益气之品任用；对于脾虚湿困，且有脾阳甚衰、则脾肾阳气俱损之象者，常随干姜、肉桂、苍术、茯苓、砂仁、苡米、陈皮、木香、半夏、人参、甘草等温阳化湿、健脾益气之品同用，共促脾运复健；另外，对于血虚痿躄，白术既有补气生血作用，同时与熟地、当归、阿胶、首乌等补血药同用，又有健脾，防其过于滋腻碍胃的作用，实为不可缺少之品。《本草求真》："白术缘何专补脾气？盖以脾苦湿，急食苦以燥之，脾欲缓，急食甘以缓之；白术味苦而甘，既能燥湿实脾，复能缓脾生津。且其性最温，服则能以健食消谷，为脾脏补气第一要药也。"阴虚燥渴，气滞胀闷者忌服，脾虚无湿者慎用。

⑤山药 性味甘平，药性平和，能入肺、脾、肾三经，补而不滞，为一味平补肺、脾、肾三脏之品，唯作用缓弱，常用于脾胃气虚及脾虚湿困型

痿病的辅佐治疗，前者多与人参、麦冬、五味子、甘草等伍用；后者则每与茯苓、白术、藿香、砂仁、草豆蔻、陈皮、半夏、神曲、谷麦芽等同用。另外，脾为后天之本，阳明为万物生化之源，任何证型痿躄的康复，都离不开脾胃的健运以化生水谷精气，供养四肢百骸，所以山药亦可广泛佐用于实邪已去，内损未复的各型痿躄的康复治疗。为防止其滋腻碍胃，常炒用并配用一些陈皮。《药品化义》："山药，温补而不骤，微香而不燥，……因其味甘气香，用之助脾，治脾虚腹泻，怠惰嗜卧，四肢困倦。又取其甘则补阳，以能补中益气，温养肌肉，为肺脾二脏要药。"有实邪及腹胀，中焦满闷者，不宜用。

⑥黄精　性味甘平，入脾、肺、肾三经。既能健脾益气、润肺生津，又能补肾强筋，所以广泛应用于脾肺肾三脏诸虚之证，尤其适用于上述三脏不足变生之痿病。如属脾胃虚弱型痿病，可配党参、山药；肾精亏损型痿病常取以配菟丝子、紫河车、桑寄生、锁阳、续断、虎骨等；如属肺胃气阴虚，则每与麦冬、沙参、玉竹、石斛、砂仁、人参、甘草、陈皮等同用。《闽东本草》载用黄精30克，冬蜜30克，开水炖服，治小儿下肢痿软。笔者在临床上常用制黄精配枸杞子、菟丝子、金狗脊、杜仲、续断、五加皮、千年健等补肾强筋之品治疗脾肾两虚型痿病，往往取到加快患者肌力恢复的良效。《本经逢原》："黄精，宽中益气，使五脏调和，肌肉充盛，骨髓强坚，皆是补阴之功。"中寒泄泻，痰湿痞满气滞者忌服。

⑦甘草　甘平之品，入脾、胃、心、肺四经。作用广泛，炙用补中益气力佳，生用则清热解毒效宏，又能祛痰止咳，缓急止痛，且能缓和药性，所以临床上应用非常广泛。除痿病有湿阻气滞情况外，甘草可与他药辨证配伍广泛用于各型痿病的治疗。《本草正》："甘草，味至甘，得中和之性，有调补之功，故毒药得之解其毒，刚药得之和其性，表药得之助其外，下药得之缓其速。助参、芪成气虚之功，人所知也，助熟地疗阴虚之危，谁其晓焉。祛邪热，坚筋骨，健脾胃，长肌肉。随气药入气，随血药入血，无往不可，故称国老。唯中满者勿加，恐其作胀；速下者勿入，恐其缓功，不可不知也。"实证中满腹胀者忌服。

甘草毒性甚低，但如长期服用，能引起水肿和血压升高。甘草次酸可抑制豚鼠甲状腺功能，有降低基础代谢的趋势。

⑧红枣　性味甘温，入脾、胃经。既能补气，又能养血，既能调理脾

胃，又能缓和他药峻烈之性。所以临床上广泛应用于诸虚劳损证的治疗中。笔者常用大枣配生姜，甘草辨证配药应用于痿病有脾虚证象者，以达到调营卫、和脾胃、强肌力的作用。《长沙药解》："大枣，补太阴之精，化阳明之气，……，疗脾胃衰损，调经脉虚芤。其味浓而质厚，则长于补血，而短于补气。人参之补土、补气以生血也；大枣之补土、补血以化气也，是以偏补脾精而养肝血。凡内伤肝脾之病，土虚木燥，风动血耗者，非此不可。"凡有湿痰，积滞、齿病、虫病者，均不相宜。

(3) 肝肾阴亏证

[主症] 四肢或双下肢酸软无力，肌肉逐渐萎缩，久则完全瘫痪，有时麻木、拘挛，筋惕肉瞤，常伴头晕耳鸣，两目昏花，失眠健忘，咽干口燥，腰脊酸软，潮热盗汗，两颧潮红，男子遗精早泄，女子经少，尿少便干，舌红瘦薄少津，脉弦细数。

[证候分析] 肝主筋脉，肾主骨生髓，又主腰脊，为作强之官，肝肾阴精亏损，则筋脉失养，骨软髓枯，腰脊不举，作强不能，故见四肢或双下肢酸软无力，逐渐瘦削枯萎，久则完全瘫痪；精血同源，肝肾阴精亏损亦必导致肝血不足，血亏则肢体时感麻木，筋脉拘挛；肝肾阴虚，水不涵木，肝阳上亢，则头晕目眩，耳鸣健忘；虚风内生则筋惕肉瞤；虚热内扰，心神不安，故失眠、多梦、五心烦热；火炎于上，则两颧红赤；内追营阴，则每于夜间盗汗；内扰精室，则梦遗早泄；阴虚津伤不能上润口舌，故口燥咽干；冲任隶属肝肾，肝肾阴伤，则冲任空虚，经量减少。舌红瘦薄少苔，脉弦细数，为肝肾阴虚之征。

[治则] 滋补肝肾，育阴清热，养筋舒络。

[处方] 左归饮合知柏地黄丸加减。

盐炒黄柏 12 克	盐知母 9 克	大熟地 20 克
山萸肉 10 克	枸杞子 15 克	龟板胶 10 克（烊化冲服）
墨旱莲 12 克	菟丝子 15 克	狗脊 10 克
芍药 10 克	当归 12 克	宣木瓜 20 克
淮牛膝 10 克	泽泻 12 克	

[方义略释] 方中重用熟地甘温滋肾以填真阴，黄柏、知母苦寒坚阴且泻肾中虚火，三药合用既滋补肝肾之阴，又清泻阴虚所生之内热，共为主药；枸杞子、当归、芍药补养肝血；山萸肉、菟丝子补肝益肾；狗脊、淮牛

膝补肝肾、强腰膝、壮筋骨；芍药、木瓜养血、柔筋、舒络；泽泻能泻肝肾二经虚火。

［加减法］如肺热而烦者加麦冬10克；心热而躁者加玄参10克；肾热骨蒸多汗者加地骨皮10克；肝热虚风内动，肢体震颤者加钩藤12克、生龙牡各20克（先煎），并加重龟板胶用量至15克；脾胃运化乏力者须加入陈皮6克、砂仁5克（后下）以芳香醒脾、理气和中。若盗汗明显者，宜加入五味子10克、糯稻根30克以敛阴止汗；口渴甚者，可加入沙参10克、天花粉10克以生津止渴；若病势至重至深，阴损及阳，则宜去知母、泽泻，减轻黄柏用量至6克，加用肉苁蓉10克、锁阳10克、鹿角胶10克（烊化冲服），以补肾助阳，益精养筋。

［本证常用药物］

①熟地黄　性味甘温，能入肝、肾经，药性滋腻，守而不走，功能补血滋阴，尤为补肾精要药。临床上常用于治疗肝肾不足及阴血亏虚之痿病，前者常与山萸肉、菟丝子、潼蒺藜、枸杞子、桑椹子、鹿角胶、杜仲、续断、五加皮、川牛膝、锁阳等同用；后者常与当归、白芍、川芎、龟板胶、阿胶珠、陈皮、砂仁、黄芪、官桂、鸡血藤、何首乌等配伍应用。熟地久服时，宜用砂仁拌（或佐用一些砂仁），以免腻膈（妨碍食欲，胸脘发闷）。《药品化义》："藉酒蒸熟，味苦化甘，性凉变温，专入肝脏补血。……凡内伤不足，苦志劳神，忧患伤血，纵欲耗精，调经胎产，皆宜用此。安五脏，和血脉，润肌肤，养心神，宁魂魄，滋补真阴，封填骨髓，为圣药也。"脾胃虚弱，气滞痰多，腹满便溏者忌服。

②枸杞子　味甘性平，柔润多液，能入肝、肾经。平补阴阳，为补精血、益肝肾常用要药。用于治疗肝肾不足而致的腰膝无力、肢体痿软、阳痿不举等症，可用本品配合熟地、山药、山萸肉、菟丝子、巴戟天、肉苁蓉等同用。此外，本品还有生津止渴作用，可配合麦冬、地黄、知母、山药、太子参等，用于肺热津伤，气阴不足，虚火内炽，肝肾不足之痿病的治疗。《本草通玄》："枸杞子，补肾益精，水旺则骨强，而消渴、目昏、腰疼膝痛无不愈矣。"《本草正》："其功则明耳目，添精固髓，健骨强筋，善补劳伤……，多用神效。"外邪实热，脾虚有湿及泄泻者忌服。

③山茱萸　味酸，性微温而不热，入肝、肾经，既能补肝肾之阴，又能温补肾阳，是一味平补阴阳的药品，不论肾阴虚或肾阳虚，都可配用。对

于肝肾不足而见腰酸腿软，甚则下肢瘫痪，头晕耳鸣，遗精早泄，月经过多，身体虚弱等症者，可配合地黄、山药、丹皮、泽泻、枸杞子、茯苓等同用，对于肾阳虚而腰膝无力，小便多而清长，尺脉弱者，则以本品与鹿茸、熟地、肉桂、炮附子、五味子、山药、丹皮、茯苓、泽泻等配用，如十补丸。注意用时要去净核，前人经验认为不去核反能滑精，所以处方上常写“山萸肉”，意思是指用无核的果肉。《药品化义》：“山茱萸，滋阴益血。……肾乃肝之母，肾喜润恶燥，司藏精气，借此酸能收脱，敛水生津，治遗精……，腰膝软弱，足酸痛，即子令母实之义也。”凡命门火炽，强阳不痿，素有湿热，小便淋涩者忌服。

④龟板　主入肾经。专滋肾阴，且能健壮筋骨、补血、通脉。对肝肾不足所致的筋骨痿弱、腰酸腿软、不能行走、驼背鸡胸等，可用本品补肾强骨，滋肝荣筋。常配合山萸肉、怀牛膝、枸杞子、续断、当归、白芍、菟丝子、熟地、宣木瓜（盐炒）、黄柏等同用。有关用法用量见脾虚肝风证下。

⑤黄柏　性味苦寒。最善治下焦湿热诸症，又能泻肝肾间妄动之相火以顾护肝肾阴精。前人所谓黄柏坚肾阴之说，其义固在此也。本证虽由肝肾阴亏所致，但每兼有阴虚火旺之征，以黄柏同用于枸杞子、山萸肉、熟地、龟板、怀牛膝、锁阳等纯补肝肾阴精之品中，可加强滋补肝肾之功效。但因其性味苦寒，对肝肾阴精亏甚而无内热者，宜慎用，即使要用，用量亦不可过大，疗程亦不宜长，否则有耗损肾阴之弊。本证中宜用盐炒品。另外，知母用于本证的应用原理与本品相似，此不赘述。

⑥狗脊　平补肝肾之品，具有显著的补肝肾、强腰膝的功用。对肝肾阴精不足所致腰膝酸软无力、行走不便等症，常与菟丝子、山萸肉、续断、怀牛膝、大熟地、川桂枝、白芍药、炙黄芪、黄精等同用。狗脊的作用部位偏于腰脊，老弱患者可久服。

（4）肾精不足证

[主症] 足膝软弱无力，动作迟缓甚则不能，腰脊酸软不举，早衰，发脱齿摇，耳鸣耳聋，头目昏花，健忘恍惚，精神呆钝，男子精少不育，女子经闭不孕，性功能减退，舌淡苔薄，脉软弱无力。

[证候分析] 肾藏精，主骨生髓，伎巧出焉，精充则筋骨隆盛，动作矫健，精损则筋骨疲惫，转摇不能，所以动作迟缓，足软无力，腰脊不举；肾之华在发，精不足则发不长而易脱；齿为骨之余，失精气之充养，故齿牙

动摇，甚则早脱；耳为肾窍，脑为髓海，精少髓亏，脑海空虚，故见耳鸣耳聋，健忘恍惚；精损则血少，血少则两目昏花；肾精衰，脑失充，则灵机失运，记忆模糊，故可见精神呆钝；肾精主生殖，肾精损亏故男子精少不育，女子经闭不孕，性机能减退。脉软弱无力为肾精不足所致。

［治则］补肾填精，壮健筋骨，舒养筋脉。

［处方］左归饮加减。

熟地黄20克　　鹿角胶15克　　山萸肉10克

紫河车5克（焙干研粉，冲服）　　枸杞子15克

菟丝子15克　　杜仲12克　　怀牛膝10克

肉苁蓉15克　　千年健9克　　宣木瓜12克

鸡血藤15克

［方义略释］方中重用熟地甘温补血生精，滋肾养肝；紫河车大补气血，生精益髓，补肾抗衰；鹿角胶、肉苁蓉、菟丝子温补肝肾；山萸肉、枸杞子益肾精，补肝血。以上诸药配伍乃刻求“阴精得阳助而益充，得血养而益盛”之意；杜仲、淮牛膝补肝肾而强筋骨；千年健、宣木瓜祛风湿，健筋骨，活经络；鸡血藤养血活血，舒养筋络。

［加减法］伴湿热浸淫筋脉而见肢体瘦削，时见肢端浮肿，麻木，灼热感，苔黄者，可加猪苓20克、黄柏12克、苡米20克；日久气虚而见语声低微，少言懒语，甚则脏器下垂者，加炙黄芪50克，制黄精12克；肾不纳气，动则气喘者可加胡桃肉30克，人参15克（另炖汁冲服），蛤蚧1.5克（研粉冲服）；血瘀而见舌有瘀点、肌肤甲错者，宜加桃仁15克，苏木10克，归尾12克。

［本证常用药物］

①菟丝子　辛甘而平，能入肝、肾、脾经，性柔润而多液，不温不燥，补而不腻，既能补肾固精，又能养肝明目，为一味平补阴阳的药物，不论属于肾阳虚或肾阴虚，肾精虚，都可应用。配牛膝，桑寄生，杜仲，可治疗腰膝积冷，或顽麻无力。《扁鹊心书》载用菟丝子配附子可补肾气、壮阳道、助精神、轻腰脚，以治疗肾阳不振之阳痿、脚重无力等症。菟丝子也可配黄芪、人参、白术、山药等治疗脾胃虚弱型痿病。本品最大的特点是守而能走，补而不腻，养阴兼有通络之功，因此，适用于各型虚证痿躄。《本草经疏》：“……为补脾肾肝三经要药，主续绝伤，补不足，益气力，肥健

者，三经俱实，则绝伤续而不足补矣。脾统血。合肌肉而主四肢，足阳明、太阴之气盛，则力长而肥健。补脾故养肌，益肝肾故强阴、坚筋骨，暖而能补肾中阳气，……”《本草经疏》：“肾家多火，强阳不痿者忌之，大便燥结者亦忌之。”

②肉苁蓉　甘咸而温，能入肾经，滋腻柔润，补而不峻，补益力佳，既补肾阳，又益精血。临床上既可用于治疗肾阳、肾精亏损型阳痿、遗精、腰膝痿弱等症，又可用于肺热阴伤、产后津血不足之痿病。前者常配用菟丝子、鹿茸、山萸肉、续断，杜仲等益肾强筋之品，后者常以肉苁蓉配伍人参、阿胶、龟板胶、当归、熟地、麦冬、白芍，以生津补血，滋阴润筋起痿。《本草经疏》：“肉苁蓉，滋肾补精血之要药，气体微温，……久服则肥健而轻身，益肝肾补精血之效也。”《本草汇言》：“肉苁蓉，养命门，滋肾气，补精血之药也。此乃平补之剂，温而不热，补而不峻，暖而不燥，滑而不泄，故有从容之名。”胃弱便溏，相火旺者忌服。

③紫河车　甘咸而温，入肺、脾、肝、肾四经，功能大补气血，补肝肾，益精血，且为血肉有情之品。临床上最常用于由于先天禀赋不足，后天劳伤过度，病后失养，精血衰少等所致的小儿语迟行迟、肢体瘫软及成人之肢体痿软无力、阳痿不举等症，前人有“精之不足，补之以味”的经验，即指用这些厚味之药，配伍牛膝、锁阳、当归、熟地、龟板、山萸肉、菟丝子、首乌、黄芪、官桂等。此外，亦可随证用于血虚痿病的治疗中。本品有肉腥味，常在丸药中使用，或焙干研粉，装入胶囊中吞服，不入汤剂。《本经逢原》：“紫河车禀受精血结孕之余液，得母之气血居多，故能峻补营血，用以治骨蒸羸瘦、喘嗽虚劳之疾，是补之以味也。”

人胎盘中含蛋白质、糖、磷脂、钙、维生素、红细胞生成素，多种免疫因子（干扰素、β－抑制因子等），促性腺激素A和B、催乳素，促甲状腺激素、催产素样物质、多种甾体激素等。本品能促使乳腺、女性生殖器、卵巢发育，对睾丸有兴奋作用，哺乳期幼兔注射胎盘提取物，似有促进其发育的作用。本品还具有抗感染，免疫，增强机体抵抗力，稳定纤维蛋白凝块，促进创伤愈合等作用。

④沙苑蒺藜　甘温而柔润，归肝、肾经。平补阴阳，功能补肾益精。临床上主要用于肝肾不足所致老人脚弱，丈夫阳痿滑精及小儿五软。常同熟地、巴戟天、锁阳、牛膝、杜仲、肉桂、鹿角胶、附子、当归等配伍应用。

也可单用沙苑蒺藜煎水常服以补肾。《本草汇言》："补肾涩精要药也，……补肾固精……，乃和平柔顺之剂也。"《本草求原》："治脚痿，肾冷，尿多，遗溺，明目，长肌肉。"相火炽盛，阳强易举者忌服。

⑤骨碎补　性温而入肝肾，功能补益肝肾，续筋接骨，又能活血止血，适用于老年人肾虚，齿摇骨弱，腰膝无力，耳鸣耳聋，可与熟地、牛膝、杜仲、山茱萸配伍。此外，本品配伍黄芪、桂枝、当归、红花、川芎等益气活血通络之品，常用于治疗外伤后截瘫。《本草纲目》："骨碎补，能入骨治牙，及久泻痢。……按戴原礼《症治要诀》云，痢后下虚，不善调养，或远行，或房劳，或外感，致两足痿软，或痛或痹，遂成痢风，宜用独活寄生汤，吞虎骨四斤丸，仍以骨碎补三分之一同研，取汁，酒解服之，外用杜牛膝、杉木节、萆薢、白芷、南星煎汤频频熏洗，此亦从肾虚骨痿而治也。"阴虚及无瘀血慎服。

⑥续断　苦甘辛而温，能入肝肾，既能补益肝肾，疗腰痛脚弱，又可通行血脉，医治跌打损伤，筋骨不利，功与杜仲相近，故临床上每每相须为用。如《扶寿精方》所载续断丸，即取以续断配伍杜仲、破故纸、牛膝、木瓜、萆薢以治疗肝肾不足之脚膝酸软无力、腰痛。因本品有续筋接骨，活血疗伤，调理血脉的作用，所以临床上也常配伍桃仁、红花、苏木、鸡血藤、自然铜、黄芪、桂枝、牛膝等活血祛瘀，益气活络之品以治疗由于跌打损伤及产后崩漏留瘀所致的瘀血型痿病。初痢、怒气郁者禁用。

⑦狗脊　味甘苦而温，能入肝肾。所具二功，补肝肾而强筋骨。与杜仲相近似，兼能祛除风湿，又与巴戟天相近似，但本品突出特点乃《名医别录》所云："坚脊，利俯仰"故本品善治腰脊酸痛、脚膝无力等症，尤其对老弱者更为适用。常与菟丝子、牛膝、杜仲等品配伍。《贵州中药》介绍，用狗脊 18 克，香樟根、马鞭草各 12 克，杜仲、续断各 15 克，铁脚威灵仙 9 克，红牛膝 6 克，泡酒服，治风湿骨痛、腰膝无力。笔者治此症，每喜用狗脊配伍五加皮、千年健、鸡活血藤、仙鹤草用，常收佳效。焦树德在所著《用药心得十讲》中介绍他治疗胸椎压缩性骨折及其后遗症经验中提到，他常在补肝肾、通血脉、祛风寒的基础上加用狗脊 12 ~ 24 克（主方：生熟地、山药、山萸肉、骨碎补、补骨脂、南红花、川断、杜仲、独活、制附片、淫羊藿、金狗脊、牛膝、肉桂，随证加减），似有一定帮助，供参考。《本草正义》："能温养肝肾，通调百脉，强腰膝，坚脊骨，利关节，而

驱痹著，起痿废，又能固摄冲带，坚强督任，疗治女子经常淋露，攻效甚宏，诚虚弱衰老恒用之品。且温而不燥，走而不泄，尤为有利无弊，颇有温和中正气象。”阴虚有热，小便不利者慎服。

⑧鹿蹄草　甘苦而温，能入肝肾。既能祛风湿，活血，又能补益肝肾、强壮筋骨，适用于肝肾亏损，脚膝痿弱症，可配伍大熟地、金崔根、菟丝子、千年健、五加皮、山萸肉、枸杞子、牛膝等，此外，本品还可用于治疗痹痿，常与二活、威灵仙、老鹳草、伸筋草、桑寄生、牛膝、细辛、桂枝、黄芪、当归、苏木、炮山甲等同用。《陕西中草药》：“补肾壮阳，调经活血，收敛止血。治虚劳咳嗽，肾虚盗汗，腰膝无力，风湿及类风湿性关节炎，半身不遂，崩漏，白带，结膜炎，各种出血。”阳虚有热者慎服。

⑨五加皮　专入肝肾，具温补肝肾、强筋健骨之效。适用于治疗肾精亏虚之腰膝酸痛、下肢无力、小儿行迟等症，常与狗脊、杜仲、桑寄生、续断、菟丝子、怀牛膝、山萸肉、熟地、紫河车、木瓜、附子等同用，宜用南五加。

⑩千年健　味辛、甘苦，性温，入肝、肾经。有壮健筋骨、活血通络之功能。虽然其补肾益精作用不强，但对肾精不足所致肢体痿软诸症，以之与狗脊、续断、山萸肉、桑寄生、怀牛膝、紫河车、大熟地、杜仲、木瓜等补益肝肾药同用，可加强诸药生精益髓之功，同时可促进渐充之肾精向患肢血脉的运行，从而可加速痿软肢体肌力的恢复进程。

（5）脾肾阳虚证

[主症] 四肢困重软弱无力，甚则瘫痪，面色灰滞或㿠白，畏寒肢冷，腰膝或下腹冷痛酸重，得温则痛减，久泻久痢，或五更泄泻，大便中常夹有未消化物，腹胀，或小便不利，面肢浮肿，以下肢为甚，舌质淡胖，苔白滑，脉沉细或沉迟。

[证候分析] 脾为后天之本，主运化，布精微，化水湿，有赖命门之火以温煦。肾为先天之本，温养脏腑组织，气化水液，须靠脾精的供养。脾肾阳气虚衰，不能温煦形体，形体又不能得脾阳运化之水谷精微以濡养，故觉肢体困重酸软无力，甚则瘫痪，以及面色灰滞或㿠白，畏寒肢冷，腰膝冷痛等；阴寒内盛，气机凝滞，血脉收引，故下腹可出现冷痛、腹胀，得温则血脉舒活，故觉痛减；脾肾阳虚则不能温化水谷，小肠不能分清别浊，大肠不能正常传化物，泌糟粕，以致水谷不化、清浊不分而泄泻；阳虚无火，则久泻久痢，痢久又更伤阳，故泻痢难愈；寅卯之交，阴气极盛，阳气未

复，肠中腐秽欲去，故黎明前泄泻，称为“五更泄”；阳气虚衰，无以温化水湿，膀胱气化失司，则小便不利；水无去路，泛溢肌肤，故面肢浮肿；舌质淡胖，苔白滑，脉沉细或沉迟均为脾肾阳虚，阴寒内盛的表现。

［治则］温补脾肾，温通经络。

［处方］右归饮合当归四逆汤加减。

制附子9克	肉桂5克	杜仲10克
仙茅12克	淫羊藿15克	补骨脂12克
大熟地30克	山萸肉10克	淮山药15克
当归15克	芍药9克	桂枝5克
细辛3克	制马钱子0.3克（冲服）	

［马钱子制作方法］先将马钱子以清水浸泡1星期，每天换1～2次清水，然后取出马钱子，去皮，切成薄片，晒干，再用菜油炸至老黄，研成粉末备用。

［方义略释］方中制附子、肉桂补肾阳而祛风寒，杜仲、仙茅、仙灵脾温补肾阳，壮健筋骨；肉桂、怀山药，补骨脂补肾阳，固下元，暖脾土，止泄泻，重用熟地甘温滋肾以填精，此乃阴阳互根，寓阴中求阳之意；当归、山萸肉、芍药补血和营，合桂枝、细辛温通经络，则经筋血脉可待温养通和，痿肢将得力助而动；马钱子本为苦寒大毒之品，经本法炮制后，寒性及毒性大减，且得诸多温养之药相制，则能通经络，强筋骨，起瘫痪；附子、茯苓温阳化气，利水渗湿。诸药合用，则脾肾阳虚可复，肢体困重、痿软可起。

［本证常用药物］

①附子　性味归经已在前述，为温肾助阳之要药，对于脾肾阳虚所致的畏寒肢冷、腰膝痿软、下肢无力、阳痿尿频之症，本品能直起亏损之阻，常与肉桂、补骨脂、杜仲、仙灵脾、五加皮、山萸肉、鹿角胶、巴戟天、炙黄芪、白术、茯苓等同用。

②肉桂　辛甘，大热，归肾，脾，心，肝经。功效温肾助阳，温中止痛，用于命门火衰之畏寒肢冷、脚膝痿缓、阳痿遗精、尿频等症，常与附子相须为用，加入熟地、枸杞、肉苁蓉、淫羊藿、山萸肉、杜仲、续断、五味子等补肝肾、暖元阳药。著名方剂《金匮》肾气丸、《景岳全书》右归丸之立方宗旨概不离此。另外，肝肾阴精亏损所致虚痿亦可于补益肝肾阴精药

中少加桂心以起阳助阴化之功。如朱震亨云："桂心，入二三分子补阴药中，则能行血药凝滞而补肾。"《本草经疏》："味纯阳，故能散风寒：自内充外，故能实表；辛以散之，热以行之，甘以和之，故能入血行血，润肾燥。……其主心腹寒热冷疾，……坚筋骨，通血脉，宣导百药无所畏，又补下焦不足，……补命门，益火消阴者，肉桂之所治也。……"本品含挥发油不宜久煎，须后下，或另泡汁服。

③巴戟天　甘温能补，辛温能散，入肝、肾经。补则益肝肾，壮筋健骨，散则祛风寒湿，故本品尤适用于阳虚而兼有筋骨痿弱者。如《张氏医通》所载常用治痿成药金刚丸，即以巴戟天配以益肝肾、壮阳益精、壮筋健骨之肉苁蓉、鹿胎、紫河车、杜仲、菟丝子、川萆薢等治疗肾虚骨痿，缓缓图治，多有收效。本品兼有强筋骨、祛风湿的作用，因风寒湿痹久着肌体造成肢体肌肉日渐萎缩，肌力软弱的痹痿症，也可用本品配桑寄生、独活、肉桂、附子、牛膝、续断、木瓜，当归、党参等治疗。《本草经疏》："巴戟天，……强筋骨，安五脏，补中增志益气者，是脾、肾二经得所养，而诸虚自愈矣。……故主肾气滋长，元阳益盛，诸虚为病者，不求其退而退矣。"阴虚火旺者忌服。

④补骨脂　辛苦大温，能入脾肾，为脾肾并补之药，而对肾虚不足，腰膝酸疼无力亦具良效。临床上可用本品配胡桃肉、杜仲、阳起石、川续断、附子、熟地等同用，治疗肾阳虚而致的阳痿、性功能减退、腰膝冷痛、酸软无力等症。另外，本品亦可用于虚寒性痿病而兼有脾虚失运者。常配伍炮附子、肉桂、淫羊藿、菟丝子、巴戟天、白术、人参、茯苓等。《本草经疏》："补骨脂，能暖水脏，阴中生阳，壮火益土之要药也。其主五劳七伤，盖缘劳伤之病，多起于脾肾两虚，以其能暖水脏，补火以生土，则肾中真阳之气得补而上升，则能腐熟水谷，蒸糟粕而化精微，脾气散精上归于肺，以荣养乎五脏，故主五脏之劳，七情之伤所生病。风虚冷者，因阳气衰败，则风冷乘虚而客之，以致骨髓伤败，肾冷精流，肾主骨而藏精，髓乃精之本，真阳之气不固，即前证见矣。固其本而阳气生，则前证自除。"阴虚火旺者忌服。

⑤仙茅　味辛性温，入肾、肝二经。温补元阳，强筋壮骨，可用于肾阳不足、命门火衰所致的痿证，常以之与附子、肉桂、菟丝子、狗脊、杜仲、续断、补骨脂、山萸肉、五加皮、炙黄芪、川芎等同用。又能祛除寒湿，故

亦常用于风寒湿痹久治不愈渐致肢体痿弱不用之痹痿症，可配伍肉桂、五加皮、桑寄生、独活、人参、干地黄、当归、川芎、芍药、杜仲、牛膝等。《海药本草》：“主风，补暖腰脚，清安五脏，强筋骨，消食。”凡阴虚火旺者忌服。

⑥杜仲　性味甘温，能入肝肾，功能补肝肾而强筋骨，故在临床上主用于由于肝肾亏虚所致之腰膝酸痛，足弱无力，如《活法机要》所载治疗筋骨痿软之著名方剂金刚丸，乃由杜仲配伍肉苁蓉、菟丝子、萆薢、猪腰等组成。临床亦有报道，用杜仲45克，猪脚1只，加水适量，文火熬4小时，取药汁每日2次分服，次日将药渣另加猪脚一只再行煎服，隔日1剂，共服10剂。治疗1例病史2年的小儿麻痹后遗症患儿，用过中、西医及新医疗法均无效，经用上方，同时进行肌肉按摩及功能训练，1周后，肌力开始有进步，可独立行走30米；2周后能独立行走200米，步态较稳，肌力显著进步；第3周已能独立行走600米，步态稳健有力。《本草求真》：“杜仲，入肝而补肾，子能令母实也，且性辛温，能除阴痒，去囊湿，痿痹瘫软必需，脚气疼痛必用，胎滑梦遗切要。……功与牛膝、地黄、续断相佐而成，但杜仲性补肝肾，直达下部筋骨气血，不似牛膝达下，走于经络血分之中，熟地滋补肝肾，竟入筋骨精髓之内，续断调补筋骨，在于曲节气血之间为异耳。”阴虚火旺者忌服。

⑦鹿茸　性味甘咸而温，能入肝，肾二经。禀化阴之质，含生发之性，血肉生精，能通督脉，温养精血，且又能强筋健骨。为治疗肾阳不足，精血衰亏所致痿病之要药。《济生方》即以鹿茸配地黄、山药、山茱萸、泽泻、茯苓、五味子、丹皮、肉桂、附子等制成十补丸，治疗由于肾元虚寒所致的足膝软弱，足冷足肿，耳鸣耳聋等症。著名的成药龟龄集亦以鹿茸为主药，配以补骨脂、人参、石燕、急性子、地黄、硫黄、穿山甲、淫羊藿、海马、锁阳等29味中药以温补元阳，强筋起痿，治疗元阴虚损的阳痿，阴寒腹痛，腰膝酸软无力等症。另外，鹿茸是一种很好的强壮剂，故能应用于除阴虚阳亢、阴虚或血虚发热外的诸多虚损之证的康复。《纲目》：“生精补髓，养血益阳，强健筋骨，治一切虚损，耳聋，目暗，眩晕，虚痢。”阴虚阳亢者忌服。现代研究表明：本品所含多种氨基酸对人体有强壮作用。能提高机体的工作能力，减轻疲劳，改善睡眠，促进食欲，改善营养不良及蛋白质代谢障碍，改善糖酵解和三羧酸循环的能量代谢，增进年老体弱者的健康，

促进病后复原。

附

鹿角胶、鹿角霜

鹿角胶：即鹿角煎熬浓缩的胶状物。性味甘，咸温。归肝、肾经。功能补肾阳，益精血。适用于肾阳不足，精血亏损，以及虚寒吐衄崩漏，阴疽内陷等症。一般用量3~10克，另烊化冲服，或入丸、散。

鹿角霜：即鹿角煎制成鹿角胶残存的角块。功同鹿角而力逊。一般用量3~10克。

（6）血虚不荣证

［主症］每于产后、急性大失血后或长期慢性失血后出现四肢软弱不举，弛缓不收，麻木不仁，肌肉逐渐萎缩，面色萎黄不华，头晕心悸，视物昏花，失眠多梦，精神衰弱，唇甲淡白，头发枯黄，女子经少色淡，经期逾后，舌淡红少苔，脉细弱。

［证候分析］因分娩或其他原因大失血以及慢性失血长期得不到纠正而致血脉空虚，血虚不养筋骨与肌肤，故出现失血后四肢软弱不举，弛缓不收，肌肤麻木不仁，日久则肌肉瘦削，皮毛焦枯；血虚不能上荣于面、舌，故面色萎黄不华，舌质淡红；血不上荣头目，则头晕、视物昏花；血不养心，心神不安，故见心悸、失眠、多梦；心神不振则精神衰弱；发为血之余，血虚则发枯失泽；女子以血为本，血海空虚则经少色淡，经期逾后；血虚则不能充盈脉络，故见唇甲色淡，脉细弱等。

［治则］滋补阴血，甘温益气，活血。

［处方］当归补血汤合四物汤加减。

当归15克　川芎6克　熟地15克
炒白芍10克　炙黄芪30克　阿胶珠15克（烊化）
鹿角胶15克（烊化冲服）　紫丹参10克
鸡血藤20克　肉桂2克　陈皮6克
粉甘草6克

［方义略释］方中用当归、熟地、阿胶珠、炒白芍滋补阴血；炙黄芪、粉甘草益气补血；鹿角胶温补下元，补阴中之阳，通督脉之血，生精血；肉

桂一味小剂量温肾助阳以助血生；紫丹参、川芎、鸡血藤活血养血，舒活经络；陈皮理气和胃，可防熟地、阿胶等滋腻碍胃。

［加减法］偏于气虚而见气短神疲、乏力自汗、四肢欠温者，可加人参10克（另炖取汁兑服）、淡附片9克（先煎）；血虚有热者常伴见潮热盗汗、五心烦热、舌红瘦薄、脉细数等，宜去肉桂、鹿角胶，加用龟板胶15克（烊化冲服）、盐知母9克、地骨皮15克；湿热浸淫而见身热不解，出汗不畅，肢体时觉灼热感，甚则下肢红肿，尿黄短少，舌红苔黄腻，脉濡数者，亦当去肉桂、炙黄芪，加用黄柏10克，牛膝12克，滑石20克（布包煎），秦艽10克。

血虚痿形成的直接病因是由于血液的大量丢失，要使血虚尽快恢复正常，必须在运用药物治疗的同时，适当调整饮食结构，如经常食用牛骨髓、牛脚筋、猪骨髓、蹄筋以及其他含铁量较高的食物，有条件者还应尽可能输补一定量的全血，这样才能加快本病的康复。

［本证常用药物］

①当归　辛甘而温，入肝、心、脾经，为临床常用的补血要药。因其兼具补血与活血的双重功效。故既可配伍熟地、赤芍、川芎、党参、白术、茯苓、白芍、炙甘草等（如八珍汤）治疗血虚型痿躄，又常配伍桃仁、红花、赤芍、川芎、苏木、干地龙、桂枝、黄芪、鸡血藤等治疗瘀血阻络型痿病，此外，由于其独有的养血活血作用，我们常在寒湿痿及痹痿的辨证用药中加入当归，以起养筋起痿作用。当归头和当归尾偏于活血、破血；当归身偏于补血、养血；全当归既可补血又可活血。当归须偏于活血通络。酒当归（酒洗或酒炒）偏于行血活血。土炒当归可用于血虚而又兼大便溏软者。当归炭用于止血，《本草正》："当归，其味甘而重，故专能补血，其气轻而辛，故又能行血，补中有动，行中有补，诚血中之气药，亦血中之圣药也。……大约佐之以补则补，故能养营养血，补气生精，安五脏，强形体，益神志，凡有形虚损之病，无所不宜。佐之以攻则通，故能祛痛通便，利筋骨，治拘挛、瘫痪、燥、涩等证。"大肠滑泄，火旺者，均不宜用。

②何首乌　味甘、苦涩，微温，归肝、心、肾经。其生用味偏苦，偏于润肠祛风，解疮毒，截疟。制用以黑豆煮汁拌蒸，晒后变为黑色称为制首乌，则甘味更甚，补力增强，功用益精血，善于补益肝肾，且不寒不燥，不腻膈，不害胃，故制首乌既可与益气补血药配伍治疗血虚型痿病，也可与

补益肝肾之品同用治疗肝肾亏损型痿病，若痿病证属血虚兼有肝肾不足者，用本品更为恰当。常与熟地、芍药、枸杞子、菟丝子，全当归、山萸肉、淮山药、鹿角胶、桑寄生、杜仲、牛膝、黄芪等合用。《本草求真》：“何首乌，诸书皆言滋水补肾，黑发轻身，备极赞赏，与地黄功力相似。独冯兆张辨证甚晰，其言首乌苦涩微温，阴不甚滞，阳不甚燥，得天地中和之气。熟地、首乌，虽俱补阴，然地黄蒸虽至黑，则专入肾而滋天一之真水矣，其兼补肝肾者，因滋肾而旁及也。首乌入通于肝，为阴中之阳药，故专入肝经以为益血祛风之用，其兼补肾者，亦因补肝而兼及也。一为峻补先天真阴之药，故其功可立救孤阳亢烈之危；一系调补后天营血之需，以为常服，长养精神，却病调元之饵。先天、后天之阴不同，奏功之缓急轻重，亦有大异也。况补血之中，尚有化阳之力，岂若地黄功专滋水，气薄味厚，而为浊中浊者，坚强骨髓之用乎？斯言论极透辟，直冠先贤未有，不可忽视。”大便溏泄及有湿痰者不宜。

何首乌块根含卵磷脂及大黄酚、大黄素、大黄酸等蒽醌衍生物。此外，尚含淀粉、粗脂肪等，浸出液中可能含肾上腺皮质激素类似物。本品具有降血脂、抗动脉粥样硬化作用。本品所含的蒽醌类衍生物能促进肠管运动而致泻，生首乌作用比制首乌强。此外，首乌有类似肾上腺皮质激素的作用，且又有促进淋巴细胞转化的作用。

③阿胶　性味甘平，归肺、肝、肾经，药性滋腻，且为血肉有情之品，故补益力佳，入血而兼具补血止血之效，且滋阴而除烦，润肺而止咳，对于产后、急性大失血后或长期慢性失血后出现的肢体瘫软，可以本品配合当归、熟地、人参、黄芪、白芍、川芎、肉桂、陈皮、大枣等补血、益气、温阳之品，以收血补痿起之效。因本品尚有滋阴、润肺之功，故亦常随证配伍应用于肺胃阴伤和肝肾阴亏型痿病的治疗中。前者常与人参、麦冬、生地、五味子、芦根、甘草、陈皮等配伍，后者则每与熟地、天冬、丹皮、黄柏、知母、泽泻、枸杞子、女贞子、桑椹、龟板胶等相伍为用。《本草纲目》：云：“阿胶，大要只是补血与液，……成无己云：阴不足者，补之以味，阿胶之甘，以补阴血。”本品可以原胶块用或将胶块打碎，用蛤粉炒成阿胶珠用。本品入汤剂须单独烊化后兑服。由于本品药性滋腻，凡内有瘀滞，脾胃虚弱，消化不良，以及有表证者，均不宜应用。现代研究发现，阿胶主要由胶原组成，水解可得多种氨基酸，能改善进行性、营养性肌变性

症的症状，且有促进钙吸收的作用，这主要是因为其含有甘氨酸。此外，阿胶还有促进健康人淋巴细胞转化作用和较强的补血作用。

④熟地黄　甘、苦，微温。功能补血生精，滋肾养肝，为临床上最常用的滋阴养血药，无论何种原因引起的机体血虚、肢体痿弱乏力者，均可用之填精生血，常与当归、川芎、白芍、炙黄芪、党参、阿胶、桂枝、鹿角胶、甘草等随证加减，配伍应用。但熟地为滋腻之品，血虚痿又非短期治疗能奏效，故宜用砂仁拌服，方无碍胃之弊。

⑤紫河车　为血肉有情之品，功能大补气血，为有名的滋补强壮药。本证乃由精血大亏所致，只有峻补气血，促使气血早日旺盛方可改变患肢的瘫软无力状态，故若精血亏甚，急当以紫河车配伍人参、黄芪、阿胶、肉桂、当归、茯苓、大枣同用。紫河车的服法见肾精不足证下。

（二）儿童虚痿

儿童虚痿最常见的成因为患儿先天禀赋不足和后天调养不当。若患儿父母平素体弱多病，或孕期营养不足，或孕期服药不当等，均可损害胎儿先天之精，胎儿先天之精禀赋不足，则脏腑阴阳、气血、津液皆不足以生身，造成肢体软瘫；小儿为蓬勃向上之躯，其健康成长离不开充足的营养和正确的喂养方式，若后天喂养不当，则易造成患儿营养失衡或匮乏，后天之精不足，则脏腑阴阳、气血、津液皆易损亏而不能以奉生身，渐则肢体不能正常运动而成痿疾。另外，重病伤正，实痿失治、误治、久延不愈以及失血过多等，亦是导致儿童虚痿发生的重要原因。至于成人虚痿中常见的情志内伤、痹病久延不愈而成虚痿者则较为少见。

辨证论治

（1）胎禀怯弱证

［主症］小儿出生后，渐见头项较弱倾斜，东倒西歪，遍身羸弱，足软弛缓，不能站立，兼见口软唇薄，不能咀嚼，口常流涎，手软下垂，不能握拳、抬举，肌肉松弛，活动无力，舌淡苔少，脉沉细尺弱，指纹淡。

［证候分析］本型系由先天胎禀不足所致。有因其母血气弱而孕者；有因其母血海久冷，用药强补有孕者；有受胎而母多疾者；或其父母酒色过度，元气虚弱者；或年老而复得子；有服堕胎之剂不去而竟成胎者；有早产者。上述诸因皆可致胎元耗伤，筋骨痿弱，而使头项、手、足、口、肌肉痿软。尤以项软不能支、足软不能立为主症。病机当责之肝肾，因肝主筋，

肾主骨，肝肾不足则筋骨不支；又项为督脉及足太阳经脉所过，督脉空虚，精髓不足，膀胱经脉失养，以致头项软弱不正。

［治则］填精补髓，温阳益气。

［处方］补天大造丸（《医学心悟》）。

鹿茸5克	紫河车15克	龟板30克
补骨脂20克	生地30克	山药30克
山茱萸15克	枸杞子30克	当归30克
茯苓20克	泽泻24克	丹皮18克
天冬15克	麦冬15克	五味子15克
菟丝子30克	淮牛膝27克	杜仲27克
肉苁蓉30克		

上药共为细末，水泛为丸或制成蜜丸，每次6克，一日3次。6岁以下儿童酌情减量（后同）。

［方义略释］方中鹿茸补肾助阳，益精强筋骨；紫河车补肾益精，补气养血，二药共为主药。补骨脂益肾助阳；龟板、生地、天冬滋补肝肾之阴；山茱萸、菟丝子、肉苁蓉温补肝肾；当归、枸杞子滋养肝血；山药、茯苓健脾补中；泽泻、丹皮清泻肝肾虚火；麦冬、五味子补肺养心；杜仲、怀牛膝补肝肾、强腰膝、壮筋骨。诸药合用，则肝肾精血可补，阴阳得调，五脏六腑功能得以强盛，小儿痿软可望改善。

［加减法］气虚明显可加炙黄芪50克，人参20克；血虚为重而见唇甲色淡，面色萎黄无华者，可加大熟地45克、何首乌30克、白芍30克、红枣50克；肾阳虚衰，肢体不温，形寒怯冷者，加淡附片15克、肉桂10克。制服法同上。本证常用药物见成人痿。小儿此型痿病非常难愈，常难于成人。

（2）脾胃虚弱证

［主症］小儿病后，渐见肢体软弱，形体瘦怯，肉少皮宽，食少不化。吃食不长肌肉，手软不能握拳、抬举，舌出口而懒于言，口开不合，咬嚼乏力，发育迟缓；五岁小儿不能站立行走，神情呆滞，智力迟钝，面色萎黄，不耐寒暑，以及头项软弱，舌淡苔滑，脉沉无力，指纹淡。

［证候分析］本型多见于吐泻久病，或肾疳，或慢脾风后；也有因护理不当，乳食、阳光不足以及长期喂养不当而致者。以手足软、口软、肌肉软

为主症，病机当责之于脾胃虚弱。盖胃为水谷之海，五脏六腑之化源，脾胃失调，脏气失其所禀，四肢无所主，故手足难以抬举、行步，肌瘦皮宽；清阳之气不升，故头不举，项软难收；又口为脾之窍，上下齿属手足阳明，足太阴脾经连舌本，散舌下，脾胃虚，舌不能藏而舒出，口软不收而成五软。

［治则］补益脾胃，升举清阳。

［处方］扶元散（《医宗金鉴》）合补中益气汤（《脾胃论》）加减。

人参 20 克	白术 30 克	茯苓 30 克
山药 30 克	当归 24 克	白芍 12 克
川芎 12 克	熟地 30 克	黄芪 60 克
升麻 6 克	柴胡 10 克	陈皮 10 克
甘草 20 克	大枣 30 克	石菖蒲 20 克
生姜 10 克		

上方共为细末，水泛为丸或制蜜丸，每服 6 克，一日 3 次；3 岁以下儿童适当减量（后同）；或煎汁加蜜制取蜜膏 500 毫升，每服 10 毫升，一日 3 次。连续服用，直至好转。

［方义略释］方中人参益气、补脾；白术、山药、茯苓健脾除湿，与人参合用健脾益胃、大补元气，共为主药；当归、白芍、川芎、熟地补血养阴；黄芪、升麻、柴胡补中益气，升阳举陷；陈皮、生姜理气和胃；大枣、甘草补脾、益气、和中；加入一味石菖蒲以防脾虚湿浊化痰阻窍。

［加减法］食少纳呆者加焦三仙各 20 克、鸡内金 30 克；脾虚泄泻者加薏米 60 克、肉豆蔻 18 克、莲子肉 30 克；内有食积化热而见身热不扬，头发焦枯，肚大青筋暴露、口臭、大便臭秽、小便短赤者，加川莲 10 克、黄芩 18 克、山栀子 18 克、使君子（每岁 1 粒，炒黄另嚼服，每天 1 次，连服 2 天）、鸡内金 30 克、谷麦芽各 50 克、神曲 40 克、薄荷 6 克。制、服法同上。本证常用药物见成人痿。

（3）气虚血瘀证

［主症］以四肢瘫痪为主，尤以下肢不对称瘫痪为多见。每见于外感六淫发热期后，尤其是湿热浸淫实痿急性期后，发热渐退，肢体软弱无力，皮肤欠温，或口眼歪斜，舌质淡青或淡红，常见有瘀点或瘀斑，苔薄白或腻，脉细。

[证候分析] 外感六淫尤其是湿热初犯伤正，由于正气无力达邪，或失治误治，使湿热之邪深入经络，郁结阳明。阳明主润宗筋，主束骨而利关节，宗筋纵则下肢痿软不举；阳明邪郁不解，必致脾胃受损，四肢无所禀受则瘫痿无力；邪气久留伤气，气虚则血滞，肢体血脉不得血气所养故见四肢皮肤欠温，或口眼歪斜，舌体见有瘀点或瘀斑，脉细。

[治则] 益气活血，清热利湿。

[处方] 补阳还五汤（《医林改错》）合三妙丸（《医学正传》）加减。

炙黄芪30克	全当归6克	川芎4.5克
赤芍5克	桃仁6克	红花5克
地龙6克	黄柏6克	苍术4.5克
怀牛膝6克	桂枝3克	桔梗3克

[方义略释] 方中重用炙黄芪以益气通阳为主药；当归补血活血；桃仁、赤芍、红花、川芎活血通脉；黄柏、苍术清热利湿；地龙、桂枝通经活络；淮牛膝补肝肾，强腰膝；桔梗开宣肺气以利诸药发挥药性。

[加减法] 肝肾亏损而见肢体枯瘦变形、皮肤发凉、人形枯立者，宜去黄柏、苍术、桔梗、桃仁、红花，加山萸肉9克、肉苁蓉9克、巴戟天6克、菟丝子9克、大熟地10克、制黄精6克、淡附片4.5克。湿热余邪偏盛而见下肢时觉灼热、口苦胸闷，舌苔黄腻者，可加薏米15克、滑石15克（包煎）、泽泻9克。

本证常用药物请参见成人痿。

儿童虚痿的其他证型如脾胃气虚、血虚、脾肾阳虚、肺胃津伤及肝肾阴亏证型的辨证治疗用药请参看成人虚痿。

第四章　痿病的其他疗法

上章我们介绍了痿病的辨证治疗，由于痿病是一类以肢体某一部分失去运动功能为主症的疑难病证，恢复过程一般较为缓慢，要使瘫痪肢体尽快恢复运动功能，必须尽可能地采取多种有效方法相互配合，从消除病因、纠正患者机体内部失衡病理状态和加强患病肢体局部刺激双方面入手。因此，准确的辨证用药固然是积极消除痿病内在病理基础的主要方法，但也离不开具有促进患病肢体局部功能康复作用的其他疗法的配合治疗，这些疗法与辨证论治，标本兼顾、相互协助，可以加速痿病的康复进程，下面我们将分别介绍这些疗法。

一、针刺疗法

针刺疗法，主要是指以毫针为针具的针刺方法，因其在临床上最为常用，所以自古以来把它列作刺法的主体，历代针灸文献中所讲的刺法，多指毫针的临床应用而言。这里我们将要介绍的，在痿病临床中经常运用的针刺疗法包括毫针、水针、电针、梅花针等数种。

（一）针刺的取穴原则

（1）以阳明经为主，其他经为辅　这一治疗原则最初见于《素问·痿论篇》："论言治痿者独取阳明，何也？……阳明者，五藏六腑之海，主润宗筋，宗筋主束骨而利机关也。"这说明了足阳明胃经、手阳明大肠经均主消化吸收营养之功能，为多气多血之经，治疗时，只有调整阳明经之功能，实则泻之，虚则补之，使其气血旺盛，才能达到营养全身而促进痿病康复之目的。

从经脉循行来说，手、足阳明经都循行上、下肢的前面，上、下肢要活动先要前抬，故上、下肢的活动与阳明经关系密切。

从现代生理学观点来看，人体活动向前比向后范围大，向外比向内范围大，上肢抬举主要靠三角肌的收缩，下肢迈步主要靠股四头肌收缩，这两组肌肉都有手、足阳明经经脉所过，要治疗上、下肢瘫痪也必须首先恢复这两组肌肉的功能。所以，从西医学观点来分析，治痿亦当以阳明经为主、为先，其他经为辅以配合治疗。

（2）以上为主，以下为辅，以主带次　从神经肌肉的支配来看，上肢的运动是靠上肢的神经、肌肉支配带动着前臂，进而又带动着手指。上臂是主是干，前臂和手是次是梢。上肢瘫痪时，只有首先恢复上臂活动功能，才能逐渐带动前臂和手指的功能恢复；同样，下肢也有上下和主次，下肢的运动是靠腰臀部神经、肌肉支配带动着股部，股部带动胫部，胫部再带动足部。故治疗下肢瘫痪，首先要解决腰、臀部神经、肌肉功能的恢复，这样才能逐步带动整个下肢运动功能的恢复。

（3）辨麻痹经而治之　这一治疗原则是前项原则的补充。从临床实际来看，不少痿病患者某一患肢在运动功能恢复过程中，常常出现相互拮抗的一对肌群肌力恢复不平衡的问题，如屈肌与伸肌，内旋肌与外旋肌，旋前肌与旋后肌的不平衡，以致造成患肢活动失调甚则畸形，这时就要根据西医的解剖知识，采用麻痹肌群及其所支配的神经干周围的穴位为主进行治疗才能加快痿病的康复进程。

（二）具体取穴

（1）上肢瘫痪选用主穴　肩髃、肩贞、曲池、尺泽、内关、外关、列缺、合谷、后溪。

在选针上述主穴的基础上，再根据症情取穴：①上臂抬举困难：大椎、肩井、天宗、肩髎、举臂（肩峰前下方3寸半）；②肘伸无力：肱中；③肘屈无力：天泉、天府、曲泽、臂中（腕横纹与肘横纹连线之中点，介于尺桡骨之间）；④腕无力屈曲：郄门、内关；⑤腕下垂：手三里、四渎、外关；⑥手指伸屈困难：间使、神门、八邪。

（2）下肢瘫痪选用主穴　秩边、环跳、髀关、风市、委中；阳关、阳陵泉、足三里、承山、三阴交、绝骨、解溪。

同理，下肢瘫痪亦当根据具体病情选取配穴：①腰髋无力伸展甚则不能端坐：肾俞、承扶；②抬腿困难：肾俞、大肠俞、冲门、伏兔；③髋、膝关节屈曲难伸，甚则极度挛缩：肾脊（第二腰椎棘突下旁开0.5寸）、殷门、鹤顶；④髋外展无力：腰4、5夹脊，居髎，跳跃（髂嵴最高点后下2寸）；⑤大腿内收无力：阴包、阴廉、急脉、血海、箕门；⑥膝无力屈曲：大肠俞、承扶、殷门；⑦膝伸无力：冲门、四强（髌骨上缘中点直上4.5寸）；⑧足下垂：上巨虚、下巨虚、太冲、下垂点（解溪穴上3寸，胫骨外缘旁开1寸）；⑨足内翻：悬钟、昆仑、丘墟、下巨虚、纠内翻（承山穴外开1寸）；⑩足外翻：阴陵泉、太溪、纠外翻（承山穴内开1寸）；⑪足趾伸屈困难：太冲、八风；⑫仰趾足：昆仑、太溪、跟平（内、外踝连线与跟腱相交处）。

（3）由脊髓病变引起截瘫者，则在遵循上述原则的同时并参照以下方法选定具体治疗穴位。

①常用穴：一般选损伤脊椎或损伤脊椎上1~2节及下1~2节两侧的夹脊穴或背腧穴。

②备用穴：

a）按神经解剖局部选穴，主要选四肢瘫痪肌群所主管的神经通路上的穴位。例如，臂丛，颈、臂、腋神经，取肩贞等。桡神经，取肩贞、曲池、尺泽等；正中神经，取曲泽、内关等；尺神经，取小海、神门等；股神经，取外阴廉、冲门等；坐骨神经主干，取殷门、秩边等；腓总神经，取后阳陵等；腓浅神经，取陵下等；腓深神经，取足三里等；胫神经，取委中、承山等。

b）按瘫痪肌群局部选穴：

肩关节：上臂外展肌群（三角肌、冈上肌）瘫痪，取臑上、肩髃、秉风等；上臂前举肌群（三角肌前束，喙肱肌等）瘫痪，取肩内陵（垂臂，在肩前腋前线端与肩髃穴连线中点）等；上臂后伸肌群（背阔肌、大圆肌、三角肌后束等）瘫痪，取膈俞、胆俞、肩贞、肩髎等。

肘关节：屈肌群（肱二头肌、肱肌等）瘫痪，取肱中等；伸肌群（肱三头肌等）瘫痪，取鹰上等。

腕关节：背伸肌群（桡侧及尺侧伸腕肌等）瘫痪，取鹰下、四渎、手三里、下廉等；屈伸肌群（桡侧及尺侧腕屈肌等）瘫痪，取臂中、间使、灵道等。

手指关节拘挛：取合谷透劳宫。

髋关节：屈肌群（髋肌、腰大肌）瘫痪，取五枢（髂前上棘前方腹侧，平脐下3寸处，直刺，沿髋面进针）、鼠蹊（腹股沟中，外1/3交界点，股动脉旁开0.5寸等）；伸肌群（臀大肌、股二头肌、半腱肌、半膜肌等）瘫痪，取秩边透环跳、殷门、直立（委中穴上4.5寸，偏内0.5寸）；外展肌群（臀中肌、臀小肌）瘫痪，取跳跃等；内收肌群（内收大肌、内收长肌、内收短肌等）瘫痪，取解剪、箕门、直立等。

膝关节：伸肌群（股四头肌等）瘫痪，取伏兔、迈步（髀关穴下 2.5 寸）；屈肌群（股二头肌、半腱肌、半膜肌等）瘫痪，取殷门、直立等。

足关节：跖屈肌群（腓肠肌、比目鱼肌）瘫痪，取合阳、承山、落地（腘窝横纹肌中央直下 9. 5 寸）；背伸肌群（胫骨前肌等）瘫痪，取足三里、里上（足三里上 1 寸）、胫下（解溪穴上 3 寸，胫骨外缘旁开 1 寸）等；内翻肌群（胫骨后肌、跖长屈肌、趾长屈肌等）瘫痪，取承山、纠外翻；外翻肌群（腓骨长肌、腓骨短肌等）瘫痪，取阳陵泉、纠内翻、悬钟等。

c）四肢末端穴：十宣，气端（两足趾尖端，距爪甲约 0.1 寸许），十二经井穴。

d）缓痉点：凡痉挛性瘫痪病人，在肢体的一定部位，当给予压迫，往往可以使痉挛的肌群缓解，称为“缓痉点”。

e）盆腔脏器功能障碍：膀胱功能紊乱，取白环俞、中极、阴边（耻骨联合下缘，前正中线旁开 0.5 寸）。直肠功能紊乱，取大横、通便（脐旁 3 寸）、支沟。

（三）疗法与疗程

针灸疗法治痿可分别采用毫针、水针、电针、梅花针，也可互相配合，交替进行，以及与内服中药、推拿按摩等配合治疗。

1. 毫针

（1）选穴一般按治痿三原则选用常用穴若干，并按病情（瘫痪的神经、肌群等）酌配位于神经、肌肉局部的穴位 1 ~ 2 对。应先治疗节段位置较高的瘫痪神经或肌群，再逐步治疗下面，必要时还可酌配四肢末端穴。

（2）操作方法

①四肢穴位：按穴位局部皮肤、肌肉厚度，选取适当型号毫针，局部消毒后，依次进针，针刺方向依穴位的具体位置而有所不同，一般肌肉丰厚处的穴位宜直刺；骨骼边缘和不宜于深刺的穴位宜斜刺（针刺方向与皮肤呈 40° ~60°角）；头部皮肉浅薄处的穴位或透穴时则宜横刺（针刺方向与皮肤呈 15°角）。进针得气后，每隔 5 ~10 分钟可施行手法一次。

②颈部穴位：常规消毒后，用 28 号或 30 号，1. 5 寸毫针，针刺方向除脑户一穴稍偏下斜刺外，其余诸穴均与皮肤垂直为度。一般采用提插捻转行针，针深 1 寸左右。行针达酸麻胀为度，留针 20 ~30 分钟。

③夹脊穴：病人俯卧位，常规消毒，医者使用 28 ~30 号 1 寸或 1.5 寸

毫针与椎体呈75°角（针尖向着脊椎方向）刺入椎体下方，根据患者胖瘦刺入0.5～1寸，行捻转手法，使针感沿脊椎或肋间传导。若无感传，可调整针刺方向，再行手法，留针30分钟。

实痿用泻法，虚痿用补法。

刺神经时，宜用较细的毫针，并不宜用强烈的捣针；刺肌群时，可用透穴针刺法。

对痉挛性瘫痪病人，除选用缓痉点外，若配用瘫痪肌群局部穴，应注意伸肌或屈肌的拮抗关系。如屈肌痉挛则屈肌穴位应用持久而强烈刺激，伸肌穴位应用短暂而强烈刺激，以达到肌力的平衡。

（3）适应证　所有痿病，以实痿效果为好。

（4）疗程　一般每日1次，病轻者隔日一次，急痿者半月为1个疗程，慢痿者1个月为1个疗程。急痿间隔1个星期，慢痿间隔10天，再进行第2疗程，若3个疗程不见明显疗效，则应停针1～2个月，再开始下1个疗程，才能取得进一步疗效。

（5）注意事项

①过于饥饿、疲劳、精神高度紧张者，不行针刺；体质虚弱者，刺激不宜过强，并尽可能采取卧位。

②怀孕3个月以下者，下腹部禁针，3个月以上者，上下腹部，腰骶部及一些能引起子宫收缩的腧穴如合谷、三阴交、昆仑、至阴等均不宜针刺；月经期间，如月经周期正常者，最好不予针刺。

③小儿囟门未合时，头顶部腧穴不宜针刺，此外，因小儿不能配合，故不宜留针。

④避开血管针刺，防止出血；常有自发性出血或损伤后出血不止者不宜针刺。

⑤皮肤有感染、溃疡、瘢痕或肿瘤的部位，不宜针刺。

⑥防止刺伤重要脏器。《素问·刺禁论》指出“脏有要害，不可不察。”《素问·诊要经终论》中也说：“凡刺胸腹者，必避五脏。”

针刺眼区腧穴，要掌握一定的角度和深度，不宜大幅度提插捻转和长时间留针，以防刺伤眼球和出血。

背部第11胸椎两侧，侧胸（腋中线）第八肋间、前胸（锁骨中线）第6肋间以上的腧穴，禁止直刺、深刺，以免刺伤心肺，尤其对肺气肿患者，更需谨慎，防止气胸。

两胁及肾区的腧穴，禁止直刺、深刺，以免刺伤肝脾、肾脏，尤以肝脾肿大者更应注意。

对于胃溃疡、肠粘连、肠梗阻患者的腹部和尿潴留患者的耻骨联合区，必须注意针刺的角度、深度。如针刺不当，也可能刺伤胃肠道和膀胱，引起不良后果。

针刺项部以及背部正中线第一腰椎以上的腧穴，如进针的角度、深度不适当，可以误伤延脑和脊髓，引起严重后果。针刺这些穴位时，到一定的深度，如患者出观针感向四肢或全身放散，应立即退针，切忌捣针。

2. 水针

水针疗法是一种针刺与药物相结合的新疗法。它是根据经络学说的原理，选用中西药物注入有关穴位、压痛点或体表触诊所得阳性反应点，通过针刺及药物的作用以调整机体功能和改变病理状态，达到治疗疾病之目的。

（1）选穴　同毫针。

（2）药物　水针药物一般选用维生素 B_1、B_{12}、复方丹参液、复方当归注射液、5%葡萄糖液、2%普鲁卡因注射液、辅酶A、三磷酸腺苷、肌苷、加兰他敏等。若属脊髓病变，还可据情选用回苏灵、5% γ－氨酪酸等脊髓兴奋药，若属痉挛性瘫痪，尚可选用25%硫酸镁、苯巴比妥、安定、维丁胶性钙等解痉药注入痉挛肌群。

（3）操作方法

①局部皮肤常规消毒。

②用快速进针法，进针后缓缓准确刺入穴位或阳性反应点，“得气”后回抽一下，如无回血，可推入药液。实痿用中等速度推药，虚痿用轻刺激，推药要慢；如需推入较多药液时，可同时将注射针由深部逐渐提出到浅部肌层，边退边推药，或将注射针向几个方向注射药液。

③每个穴位一次注入药液量：头面和耳穴等处一般为0.3～0.5毫升，四肢及腰背肌肉丰厚处可2～15毫升左右，并可据情增减。如作小剂量穴位注射，可为药物一般剂量的1/5～1/2。

（4）适应证　各种痿病，以虚痿为常用，实痿兼有肢体疼痛或肢体拘挛者，尤为适宜。

（5）疗程　每日或隔日注射一次，10次为一疗程，两个疗程之间，可休息5~7天，若患者在最初数个疗程取得疗效后病情再好转，则须停止1~2个月，这样下一步治疗可望获得进一步效应。

（6）注意事项

①治疗前对病人说明治疗的特点和治疗后所出现的正常反应，以消除患者的顾虑，配合治疗，如注射局部可能有酸胀等不适感，甚至可能有发热，或暂时局部症状加重现象，但经过数小时至1天后可逐渐消失。

②无菌操作，防止感染，注意检查药品是否变质，操作前应仔细核对姓名、药名、剂量，以免出差错。

③注意药物性能、药理作用，以及每次注射药物总剂量，以免引起副作用和不良反应。混合用药应注意配伍禁忌。

④对有过敏反应的药物，须先做过敏试验，阴性者方可用药。

⑤注射时要准确定位，如在脊神经根周围注射，在刺到神经根时病人有触电样感觉，要稍退针，然后再推入药液。

⑥初次治疗年老体弱者，注射部位不宜过多，药量应酌情减少。孕妇不宜作腰骶部注射。

⑦药物一般不宜注入关节腔内，以免引起关节红肿、酸痛，甚至全身发热等反应。葡萄糖不要注入皮下，一定要注入肌肉深部。

3. 电针

电针疗法是在针刺穴位得到感应后，在针上通以电流，利用电刺激代替手法的机械刺激，通过经络穴位的作用而治疗疾病的方法。其优点：能代替长时间的持续运针，可以节省人力，能比较客观地控制刺激量；如果应用绝缘针或同蕊针可以较集中地刺激人体组织的某一点；也可以直接包有几层湿纱布的电极刺激穴位来代替针刺，简化针刺操作。

（1）选穴　同毫针，但电针治疗一般选用其中的主穴，且须取用两个穴位。然后选取所患神经、肌肉局部穴位进行治疗。某些情况下，如果仅需要用1个穴位，则可采用同蕊针或把电针器输出线的另一根接于一块约25平方厘米大小的铅板上，包裹几层纱布，用水浸湿，放置在病人的皮肤上。这样由于铅板面积大于针的面积，穴位上电流集中，电刺激感应很强，而铅板上电流分散，感觉较微。

（2）操作方法

①操作程序：先按毫针针刺法刺入穴位，达到要求的感应。再把电针器的两根输出线分别连在已刺入的两根针体上。将输出电位器调至“0”度，然后开启电源开关，并逐渐调高输出电流量至所需的程度。治疗完毕后，须先将输出电位器退至“0”度，然后关闭电源开关，折去导线，将针轻轻捻动几下后取出。

②电流量的控制原则：电针治疗时，电流量的大小，一般根据病人情况而定，即电流强度增加至病员能够耐受为止，最好能见到所刺激肌肉的收缩。某些疾病的治疗，需要用较强的刺激，如小儿麻痹后遗症及神经麻痹所引起的痿病等。电针治疗中经过1~2分钟的电刺激，人体会产生适应，感觉刺激渐渐减弱。此时可适当加大输出电流量。如果用语音音频电等刺激就没有这种观象。电针治疗的时间一般在10分钟左右，但可以根据需要，延长到半小时或4~5小时之久。长时间通电，一般也不致引起不良反应（输出波形属脉动直流则例外）。弛缓性瘫痪者，宜用强电短暂冲击3~5次，每次1~3秒，痉挛性瘫痪者，宜用较高频脉冲电持续刺激5~10分钟。

在应用电针过程中，如果针体在人体肌肉丰满处则肌肉随电针器输出的频率而收缩。但当脉冲电流的频率快到一定范围时，则肌肉可出现微弱的痉挛，并可能有麻、胀、重感觉。这些均属正常现象。此外，四肢肘、膝关节以下及颜面部等处的穴位，对电刺激比身体其他部位的穴位较为敏感。

（3）适应证　凡针刺治疗的适应证，一般均可用电针，对神经麻痹所致的痿病及伴有肢痛者效果更佳。

（4）疗程　同水针。

（5）注意事项

①电针的刺激量一般大于单纯针刺，应用时须注意防止晕针，同时电针也能引起强烈的肌肉收缩，故须防止弯针、折针。

②作为温针使用过的毫针，针柄表面往往氧化而不导电，应用时须将电针器的输出线挟持在针体上。有的毫针针柄由铝丝绕制而成，并经氧化处理镀成金黄色。氧化铝也绝缘不导电，输出线亦需挟持在针体上。

③一般的电针器，其控制输出强度的电位器阻值是非直线式的，当电位器旋转越到后面，输出幅度增加越大。因此要慢慢旋转，以免病人对突然增强的刺激不能耐受。

④在左右两侧对称的穴位上使用电针，如出现一侧感觉强，这时可以

将左右输出线对换。对换后，如果原感觉强的变弱而弱的变强了，这种现象是由于电针器输出电流的性能所致。如果无变化，这说明是由于针刺在不同的解剖部位而引起。

⑤应用电针治疗时，如遇到输出电流时断时续，电刺激来得很突然，往往是电针的输出电线发生折断，断头忽断忽接所致，需修理后再用。

⑥近延脑部位的穴位，如果通电时，则电刺激的强度，调至患者所能耐受为止，切不可不顾患者反应作强电刺激，这样有可能引起心跳、呼吸停止的危险。

⑦患有严重心脏病者，在应用电针时，应严加注意，避免电流回路经过心脏。

4．梅花针

梅花针属皮肤针的一种，它是用5～7枚不锈钢针，集束固定在针柄的一端而成，梅花针疗法是用梅花针在一定部位的皮肤上进行叩打，以疏通经络，调节脏腑，达到治疗目的。由于针刺仅及皮肤，所以又称“皮刺疗法”。

（1）选穴　病在上肢，重点叩刺1～5胸椎两侧；病在下肢，重点叩刺腰骶部。配合患病肢体局部和关节周。

（2）操作方法

①叩刺：针具及叩刺部位用酒精消毒后，以右手拇指、中指、无名指、小指握住针柄，食指伸直压在针柄上，针头对准皮肤叩击，运用腕部弹力，使针尖刺入皮肤后立即弹出。这样反复叩击。可根据病情需要按一定路线成行叩击，也可以在一定范围内环形叩击，或在一个点上进行重点叩击。

②刺激强度：分为轻、中、重三种，可根据刺激的部位、病人体质的强弱和病情来选择应用。如表4－1所示。

表4－1　梅花针刺激强度表

刺激量	手法	标准	适应范围		
			部位	体质	病情
轻	叩刺，腕力轻 滚刺，压力轻	局部皮肤略有潮红	头面	老弱妇儿体弱者	虚痿
重	叩刺，魄力重 滚刺，压力大	皮肤明显发红，可能有轻度出血	压痛点，背部，臀部	年壮或体强	实痿
中	介于二者之间	局部潮红无出血	一般部位	一般	痿病

③具体叩刺方法

a. 按部位叩刺法：又分常规叩刺（任何疾病，常规情况下都要叩刺脊柱两侧）、重点叩刺（根据疾病诊查结果，在叩刺常规部位的同时，有重点地对某一部位以重叩刺、密集叩刺）、配合叩刺（某些疾病除常规叩刺和重点叩刺外，还配合其他部位进行叩刺）三种。

a）脊柱两侧：系指自颈椎到尾椎的两侧。通常分后颈部，胸背部，腰部及骶尾部。自上而下叩刺3~4行，第一行距棘突1.5厘米，其余数行各距1厘米。或循背部夹脊穴、膀胱经第一、二侧线叩刺2~3行。上下叩刺之间距离约0.5~1厘米，均匀相等。胸背部与腰部两棘突之间从左至右横向叩刺3~5次，必要时可在督脉穴处重复叩刺10~20次。

b）头面部

头顶部：自前发际至后发际，沿正中线督脉，以及两侧膀胱经，胆经循行路线叩刺，每条线可叩刺1~2行。再从右向左呈冠状叩刺若干行。

额部：从右向左叩刺，由发际至眉上叩刺2~3行。

颞部：以太阳穴为中心，大范围点叩两颞部，向上、向后放散状叩刺3~5行。

眼区：沿眼眶上下缘，由内向外环行轻叩3~4行，重点叩刺睛明、攒竹、鱼腰、丝竹空、承泣等穴。

鼻部：沿鼻梁两侧叩刺2~3行，在迎香、上迎香，素髎穴位点叩3~5次。

口唇：沿口周围环叩2~3圈，重点叩刺人中、颧髎、地仓、承浆等穴。

面颊：沿颊部由前下向后上方叩刺2~3行，即从口角下颏沿下颌骨向耳前方向叩刺，重点叩刺颧髎、下关、地仓、大迎、颊车穴。

耳区：沿耳根、耳屏上下切迹边缘，软组织部位，点叩或呈环状叩刺2~3行，重点叩刺翳风、耳门、听宫、听会穴。必要时亦可叩刺耳廓正面及背面耳穴。

c）颈、肩部

颈前部：于喉结两侧沿气管旁，自口而下各叩刺2~3行，并重点叩刺天突穴。

颏下部：重点叩刺廉泉穴与两侧颌下腺部。

侧颈部：于胸锁乳突肌前后缘，自上而下叩刺2~3行，重点叩刺人迎、水突、天牖、缺盆等穴。

肩胛部：沿肩胛冈上下缘各叩刺2~3行，对秉风、天宗等穴重点叩刺。

d）胸部：沿胸骨正中任脉及胸骨旁两侧由上向下各叩刺1~2行，重点叩刺膻中等穴；前后肋间，沿肋间隙由内向外，每一肋间隙叩刺1~2行。

e）腹部

上腹部：上腹部正中线自剑突向下至脐反复叩刺2~3行，上腹两侧或沿胃经各叩刺2~3行。也可加横向叩刺3~4行，重点叩刺巨阙、中脘、梁门穴。

肋缘：沿两侧季肋下缘，每侧叩刺2~3行，重点叩刺期门、章门穴。

下腹部：下腹部正中线由脐向下至耻骨联合上缘，反复叩刺2~3行，或沿下腹的肾经和胃经的经络线，各反复叩刺2~3行，也可加横向叩刺3~4行，重点叩刺气海、关元、中极、天枢穴。

腹股沟部：自髂前上棘向下沿腹股沟反复叩刺2~3行。

f）侧腰部：腰部两侧，以腰椎为中线，斜向两侧至髂后嵴方向叩刺3~5行。

g）臀部：以尾椎为中点，自下而上向两臀部呈放散状叩刺4~5行。

h）上肢

屈侧面：自腋前线向下叩刺至肘窝，再从肘窝向下叩刺至腕横纹的掌侧面，各叩刺3行，或循手三阴经经脉循行叩刺3行，穴位处重点叩刺。

伸侧面：自腋后线向下叩刺至肘关节尺骨鹰嘴的上方，再从肘关节下缘背面至腕横纹各叩刺3行，或循手三阳经经脉循行叩刺3行，穴位处重点叩刺。

肩肘关节：在肩关节周围呈环形叩刺，重点叩刺关节间隙的软组织部分。

手掌面：沿大、小鱼际肌，肌肉纹理走行叩刺2~3行，并重点叩刺鱼际、少府、劳宫穴。

手背侧：沿手背掌骨间隙各叩刺1~2行。

指尖：十宣穴点叩或重叩出血。

i）下肢

前面：从腹股沟向下至髌骨上缘、大腿前面叩刺4~5行，重点叩刺髀关、伏兔等穴。膝以下沿胫骨前缘外方向下至踝关节叩刺3行，或沿足阳明胃经叩刺2~3行，穴位处重点叩刺。

后面：自臀横纹向下至腘窝，沿大腿后侧面叩刺3~4行，再从腘窝向下至足跟上方，沿小腿后侧面刺2~4行，穴位处重点叩刺。腘窝部加横向叩刺2~3行，或沿足太阳膀胱经络线反复叩刺2~3行，穴位处重点叩刺。

外侧：自髋关节向下经膝关节外侧到外踝上缘叩刺2~3行，穴位处重点叩刺。

内侧：自腹股沟内下方，沿股内侧，至膝关节的股骨内上踝，再沿小腿内侧胫骨内下缘至内踝上缘叩刺2~3行，或沿足三阴经循行经络线，各反复叩刺2行，穴位处重点叩刺。

足背部：沿足跖骨间隙或经络线上，各叩刺1行。

下肢各关节，均用环状叩刺2~3圈。

b. 循经络叩刺法：按照中医脏腑表里关系，梅花针治疗除了在十四经体表循行线上叩刺外，也可配合表里经叩刺。这种循经叩刺法绝大部分是在某一部位的经络线上，或某一条经的某一段及其表里经的某一段进行叩刺。一般循经叩刺规律如下：

头颈部：自前发际至后发际沿督脉、足太阳膀胱经、足少阳胆经，每条经脉上叩刺1~2行。

背腰部至尾椎：沿督脉夹脊穴、足太阳膀胱经第一、二侧线，自上而下每条经脉线上叩刺1~2行。

胸腹部：自上而下分胸部和腹部，沿任脉经、足少阴肾经、足阳明胃经，每条经脉线上叩刺1~2行。

四肢：上下肢沿手足三阴经、三阳经，自上而下每条经脉线上叩刺1~2行。

c. 辨证取穴叩刺法：除按部位叩刺和循经叩刺时重点叩刺穴位外，还必须根据中医基本理论及其辨证施治原则，结合穴性、穴位主治功能，采取辨证取穴的方法，进行穴位叩刺；其配穴原则与处方用穴，均与毫针治疗相同。

d. 阳性反应物及敏感点叩刺法：这种方法实际上属于取阿是穴的一种，但它侧重在脊柱两侧背部寻找阳性反应物及敏感点。常见的有条索状物、结节物、泡状软性物，这些异常物的存在，并有不同程度的压痛。用同样的力量按压，有的异物压痛明显，有的仅觉轻度痛感，往往这些阳性反应物的出现有一定的规律，对疾病的诊断也有一定的参考价值，并且经过一段时间的叩刺治疗，随着病情的好转，其压痛反应也逐渐消失。关于阳性反应物及敏感点的叩刺法，要求在治疗时用左手拇指，按准异物或压痛点，用梅花针重点叩刺在异物或压痛点上，当叩刺时，按压的左手迅速离开皮肤，边按边叩，双手配合治疗。

（3）适应证　主要适用于脊髓病变引起的肢瘫。

（4）疗程　每日或隔日 1 次，一般 10 ~ 15 次为一疗程，间隔期 2 ~ 3 周。

（5）注意事项

①针尖必须平齐、无钩。

②叩刺时针尖必须垂直而下，以减少疼痛。

③针具及叩刺区应注意消毒，以防感染。

④治疗一般以不出血为度，叩刺程序多从上到下，由内向外。

⑤局部皮肤如有溃疡或损伤者不宜使用，合并急性传染病、严重心脏病者也不宜使用。

二、穴位穿线、埋线、结扎疗法

穴位穿线、埋线、结扎疗法是利用羊肠线埋在穴位内的持久刺激而产生治疗作用的方法。其优点是疗效高，方法简便，经济安全。根据实验报道：羊肠线刺激经络穴位后体内肌肉合成代谢率升高，分解代谢率降低，肌蛋白、糖类合成增高，乳酸、肌酸分解降低，从而提高了肌肉的营养和代谢。对照观察表明，结扎后血管床增加，血管新生，血流量增大，血循环改善，使患肢创造了营养条件，同时纤维带增多，造成粘连，对松弛的肌肉产生牵制作用，肌肉层内还发现新生的神经纤维。

穴位穿线、埋线及结扎疗法所使用的器具有：弯头血管针（12 ~ 14 寸）、持针钳、剪刀、短无齿镊、手术刀（尖头）、腰盘、药杯、针筒（5 ~ 10 毫升）、针头（5 ~ 6 号）、三角缝针（大号）各若干。铬制或纯“0 0”、“0”或“1”、“2”号羊肠线，0.25% ~1% 普鲁卡因约 500 毫升，龙胆紫 1 小瓶（点定穴位用）。

（一）选穴

同针刺疗法。一般在辨证选穴中取肌肉丰厚处穴位结扎，肌肉浅薄处穴位埋藏、穿线，每次取穴不可过多，一般以3～4对为宜，每穴用1～2次后宜交替使用。

（二）操作方法

外科无菌操作，洗手，戴消毒手套，皮肤用碘伏消毒，铺消毒洞巾。

1. 穴位穿线法

在选定穴位的上下或左右各1.5～2.5厘米处，用普鲁卡因作皮内浸润麻醉，使造成0.3～0.5厘米直径的皮丘，再以穿上羊肠线的三角针，从皮丘处进针，经穴位深层肌肉组织，穿过穴位，从穴位的另一边皮丘处出针，剪去两线头，使羊肠线穿在穴位内，线头不能露出皮外，以免感染或将线带出皮外，伤口覆盖消毒纱布，包扎5～7天。

2. 穴位埋线法

在选定的穴位上用普鲁卡因浸润麻醉，用刀尖剥开皮肤（0.5～1.0厘米），将血管钳探到穴位深处，经过浅筋膜达肌层敏感点，按摩数秒钟，休息1～2分钟，再向穴位四周进行按摩。按摩次数视病情而定，一般3次左右。然后用0.5～1厘米长的小粒羊肠线4～5根埋于肌层内。羊肠线不能埋在脂肪层或过深，以防止因羊肠线不易吸收或感染，切口用丝线缝合，盖上消毒纱布，5～7天后拆掉丝线。

3. 穴位结扎法

操作步骤与穿线法基本相同，其特点是穴位旁皮丘需作小切口，故麻醉的皮丘须稍大些，用尖刀片在皮丘上切开0.3～0.5厘米，再用弯头血管钳透至穴位深处进行加压按摩、弹拨刺激约40～50下后，再将穿上羊肠线的缝针从切口处刺入，经穴位深层组织达肌层，穿过穴位，从另一切口处穿出，再从穿出处刺入，经穴位的浅层组织（达肌层上，脂肪层下），从第一次穿入处穿出，将二线头适当拉紧打绪（外科结），然后把线头结埋藏在皮下。并可按不同治疗的需要采用各种结扎方法，如切口较大可用丝线缝合一针，盖上消毒纱布，包扎5～7天后拆线。各种结扎方法如下。

（1）半环结扎法：用于一般穴位。

（2）横8字形结扎：用于大椎、腰阳关等穴。

（3）K字形单8字形结扎：用于环跳穴，以环跳穴为中心，一端线拉向跳跃穴方向，另一端线拉向下髎穴方向。

（4）K字形双8字结扎：用于环跳穴。

（5）环形结扎：用于三角肌，从臑俞穴向上经过肩髃绕一圈结扎。

（三）适应证

小儿麻痹后遗症及病程长之虚痿。

（四）疗程

一般3周~1个月结扎一次，根据体质情况可适当缩短或延长。体弱或有病者暂缓结扎。

（五）注意事项

（1）要严格注意无菌操作，对严重心脏病、糖尿病、高热者以及妊娠期妇女，不宜使用，月经期应慎重使用。

（2）在同一个穴位作多次治疗时，应稍偏离前次治疗的部位。结扎时应避开血管和神经。

（3）脊柱旁、腰骶部（次髎穴处）和肌肉萎缩的肢体上均宜用穿线和埋藏法。

（4）在肌腹或肌腱处施术，一般须先进行穴位按摩，然后埋线或结扎。肌肉松弛者宜用结扎法，结扎的松紧程度视肌肉松弛的情况而定，肌肉痉挛者须先按摩，次数可多些，一般只用埋线，不作结扎。

（5）羊肠线用后可浸泡在75%酒精中，或用新洁尔灭处理，临用时应用盐水浸泡，以免在组织内液化。

（6）除了治疗外，还须注意鼓励病人积极地进行功能锻炼。

（六）治疗后反应

穴位穿线、埋线、结扎后，机体可能发生下列变化。

（1）正常反应

①局部反应：由于刺激损伤及羊肠线（异性蛋白）刺激，在1~5天内，局部可出现红、肿、痛、热等无菌性炎症反应。部分病例反应较重，切口处羊肠线刺激脂肪引起液化，有少量乳白色渗液，均属正常现象，一般不需处理。若渗液较多凸出于皮肤表面时，可将乳白液挤出，用75%酒精棉球擦去，覆盖消毒纱布。施术后患肢局部体温也会升高，可持续3~7天，一般有上述反应者疗效较佳，反之则差。

②全身反应：少数病人治疗后4～24小时内出现体温上升，一般在38℃左右（个别病人也可上升至39℃～40℃），持续2～4天能自行恢复正常。治疗后一般均有白细胞总数及中性多形核细胞不同程度的增高现象。

（2）异常反应

①疼痛：治疗后如伤口剧烈疼痛或肢体麻痛，多为结扎过紧，需将羊肠线剪断，使结扎松解。

②感染：少数病人因治疗中无菌操作不严或伤口保护不好造成感染。一般在治疗后3～4天出现局部红肿、疼痛加剧，并可伴有发烧。应予局部热敷及抗感染处理。

③出血：多因刺激过重或缝针刺破血管所致。一般加压包扎即可止血。若加压仍不能止血者，在出血处用丝线结扎血管并将羊肠线抽掉。

④过敏：个别病人对麻醉药或羊肠线产生过敏。治疗后出现局部瘙痒、红肿或全身发热等反应。个别伤口有脂肪液化，继而羊肠线溢出。对这些病人可给予抗过敏治疗，过敏严重者则须改用其他疗法。

⑤神经损伤：如感觉神经损伤，会出现神经分布区皮肤感觉障碍，运动神经损伤，会出现所支配的肌肉群瘫痪，原因是由于操作不当、刺激过重或扎住神经血管所致，必须引起注意。

三、传统体育康复疗法

利用传统体育康复方法，促进痿病患者身心康复，是一种积极的必不可少的措施之一。古代康复法有“五禽戏”、“八段锦”、“太极拳”等体育康复法。痿病多不得捷取，慢性痿病仍赖以体育运动作为祛病与康复的方法。古人云：“形不动则精不流，精不流则令郁……处足则为痿为蹶。”古代的康复体育运动称为“导引”，其特点是形、意、气三结合。即练形、练神、练气揉合在一起。

近人顾恒堃另辟蹊径，创制了“体态练功康复疗法”［《新中医》（11）1983：27］填补了中医康复训练之空白。

他们在治疗痿病的过程中，采用辨证康复疗法收到了满意效果，即根据偏废的部位，因证而异，选用不同的体育康复法。

（一）目睢的康复

主要采用目珠运动与局部按摩相结合的一种体操术势行康复治疗。古代有“益视操”，含有怒目、瞪目、虎视、张眸转睛等眼部运动。现代综合古代之所长，并加上穴位按摩，适用于部分痿躄患者伴有面、眼肌瘫痪者的康复。现简介如下。

第一步：起势。

身体蹲下，两手着地，瞪目虎视，左盼右顾15~30次，然后转睛起立。

第二步：按摩。

揉天应穴→挤按睛明穴→揉四白穴→按太阳穴并轮刮眼眶；以此顺序每天做1~2遍，每种按摩手段用20~30次。

（二）面瘫的康复

采用五官导引术，对人体官窍进行导引康复。方法与步骤如下。

（1）咽津：晨起端坐，凝神息虑，舌抵上腭，闭口调息，津液自生，渐至满口，分三次咽下。久行之则五脏之邪火不生，四肢之气血流畅，脾胃健运。

（2）擦面：晨起静坐闭目，凝神疗养，神气合一，两手搓热拂面七次，行之数月，能使颜面皮肤润泽。

（3）转眼：晨起盘膝静坐，凝神息虑，二目微闭，将双眼左转20次，右转36次，紧闭少时，忽然大睁。可以补滋肝肾。

（4）叩齿：晨起，叩齿36遍，以舌搅牙龈之上，津液满口，方可咽下，每作三次以上，此处小便之时，闭口咬牙，解毕方可，可以防齿病。

（5）掩耳：静坐凝神调息，双手掩耳，头部前后运动十次，左右运动十次，意守印堂，逆上百会，直至玉枕，下达会阴，意守会阴。可治头痛、中风不语、半身不遂等。

（6）咽气：睡醒之时，调息养神，以左手搓脐27次，右手亦然。复以两手搓肋，摆摇脊柱17次咽气纳于丹田，握固良久乃止，屈足侧卧，可治遗精、滑精、神疲乏力。

（7）深呼吸：下肢健全者，取自然站势，下肢伤残者，取自然坐势。两脚摆开平肩，挺胸垂手。用鼻吸气，口呼气，随着两手徐徐放下和腹肌缩小，呼气由浅变深，将浊气呼尽。清晨七次。

（三）四肢伤残的康复

根据四肢伤残的部位和伤残程度的不同，选用适宜的体态练功康复法。体态康复是利用支具对瘫痪病人进行康复训练，使其最大可能地恢复功能。

适当地运用一些简单的支具，采用坐、站、走的正常体态与负重矫形相结合，训练病人以意领气，调控患肢，使之逐渐恢复正常功能。（以动为主，动静相间，逐步由被动过渡到主动。）

（1）坐态：患者在床上背靠墙坐，腰垫沙袋，抬头挺胸，双足伸直，双手自然下垂，头、胸用夹带固定在墙上或被动坐体态。每次一小时，每天练三次或离墙盘膝，双手交叉抱胸自坐。

（2）站态：辅助器材：拐杖一对（长从患者的腋窝至跟部15厘米），夹板4块（宽5厘米，厚1厘米，长度需量肢制造），袖章式布圈4个（备8厘米宽布4条，再根据患者腹股沟下5厘米处双大腿及双膝关节圆周大小，缝成袖章式布圈各2个），布带2条（宽5厘米，长60厘米）。预备；患者双下肢内、外侧各放夹板一块，布圈从下将两夹板套入，移至腹股沟下5厘米大腿后侧，另一布圈从足跟前把两夹板提起套入，往上移至膝关节髌骨上。一个在大腿后，一个在膝膑上，然后布带中心单放在小腿后跟腱外，两头从内外踝侧向上拉，反绕夹板向后拉紧打结，即成反牵拉状把膝关节固定。方法：将患者抱到背靠墙而站立，两腋下各放一拐杖，令患者双手指紧握拐杖手木柄，抬头，挺胸，收腹，足后跟离墙约10厘米，双足间距离同肩宽，肩与外踝关节成直线，拐杖两落地点离足小趾前约10厘米。站稳后就练离墙站和就地左右提拐杖动作。每90分钟一次，每天2次。

（3）步态：医者站在患者背后，用双手拇指钩住病人腰带的左右两边，掌心及其余四指向下向内压着髋部，令患者抬头、挺胸、收腹，提左拐向前迈右腿时，医者右手压着髋部的掌心及四指同时推压，帮助推动右腿向前迈一步。一左一右，一步一步向前行走。每次不少于一小时，逐渐增加时间，每日2~3次。当患者能向前迈步后，医者慢慢放手，变成独立行走，然后可用沙袋放在踝关节前面，行负重锻炼（重量可从30克开始逐增），直至拆除夹板行走感觉不费力即可。

以上各疗法均可配合气功（内养功、站桩功等）、按摩、沙袋压迫痉挛肌群等，收效更佳。注意加强护理，避免发生跌伤事故。

四、其他康复措施

（1）保持恬愉心境，消除悲观、恐惧、忧郁、急躁等不良神情伤害，建立起必胜的信心、坚强的意志和乐观的情绪，对于提高疗效、促进康复至关重要。根据病人神情特点，选择适当的以情制情法，同时配合音乐、文娱、香花色彩等疗法，使神志舒畅，情绪活跃，满怀信心，战胜疾病。

（2）配合自然康复法中的日光疗法、空气疗法和泉水疗法，有利于益气、生津、强筋壮骨之用。尤其泉水疗法对本病大有裨益，可采取泉饮与泉浴双管齐下的用法。泉饮以甘泉水为宜。泉浴则以低温泉水浸浴为宜，并结合浴中按摩，以疏通气血，促进痿废肌肉之复原。

（3）传统理疗与药物外治，对本病颇有价值。以疏通郁滞，以通为补为主要目标。可采取局部熨敷，烫洗与热砂疗法。如肌肉痿软涉及上下肢与全身者，可用全身活血化瘀蒸汽疗法；只是下肢痿废，则蒸下半身。

（4）饮食康复法的配合也很重要。一般宜多食豆芽菜、菠菜、白菜、萝卜、西红柿等蔬菜。湿重者常食苡仁粥、茯苓粥。热重津亏者，常食八宝粥、沙参粥、花生粥、百合粥、山药粥、乳粥。精亏肾虚者，常食羊肉粥，淡菜粥，以及各种肉食类。水果宜多食山楂、枣子、广柑之类。有饮酒习惯者，可适量饮用果酒，如葡萄酒、啤酒之类。

（5）按摩疗法对本病很有功效，可在针刺后进行，亦可单独进行或水浴配合按摩。取穴原则见前，可在穴位处作按、叩、弹等手法，并循经络进行推拿、捏、滚、拍、揉等手法，一日一次，七日为一疗程。

（6）艾灸疗法可适用于寒湿型及寒中背俞型痿病，上肢取肩髃、曲池、合谷，下肢取髀关、梁丘、足三里、解溪。若有肺热证象加尺泽、肺俞；湿热加阴陵泉、脾俞；肝肾阴亏加肝俞、肾俞；瘀血留滞加血海。每日施灸2～3次，每穴5～10壮，可用艾条悬灸。10次为一疗程。

（7）气功疗法 患肢完全性痿废时，多采用意会导引法“和气以攻之”，临床一般多采用言语，也可采用手势、表情或暗示性药物等其他方法进行。要求医生针对具体病情，充分策划，巧妙地把某种暗示不知不觉地引入病人的意识之中，也可结合其他疗法，如与针刺疗法相结合，医生可通过暗示，以引导针感达于病所。亦可采用练习卧功和坐功。再根据患者肢体恢复情况，逐渐练习松静功和内养功为主。

第五章　古今治痿验案选按

东垣治一人壮年，病脚膝痿弱，脐下尻臀皆冷，阴汗臊臭，精滑不固。或以鹿茸丸治，不效。李诊之脉沉数而有力，即以滋肾丸治之，以寒因热用，引入下焦，适其病所，泻命门相火之胜，再服而愈。

（《名医类案》）

【按语】痿病可发于五脏，本案精滑不固，更用温燥之剂耗烁元精，腰以下为肾气所主，阴精不濡则脚膝痿弱，阳气乏源化生而不煦则脐下尻臀皆冷，下焦精虚热炽则阴汗臊臭，脉沉数、脉有力说明精损不甚，主要是虚火内甚，故方用滋肾丸，以黄柏、知母泄相火、坚肾阴，少佐肉桂引火归元。

滑伯仁治一妇，始病疟，当夏月，医以脾寒胃弱，久服桂、附等药。后疟虽退，而积火燔炽，致消谷善饥，日数十饭犹不足，终日端坐如常人，第目昏不能视，足弱不能履，腰胯困软，肌肉虚肥。至初冬，伯仁诊之，脉洪大而虚濡。曰：“此痿证也，长夏过服热药所致。盖夏令湿当权，刚剂太过，火湿俱甚，肺热叶焦，故两足痿易而不为用也。遂以东垣长夏湿热成痿之法治之。日食益减，目渐能视，至冬末，忽下榻行步如故。

（《名医类案》）

【按语】外感痿病，湿邪最多，本案病发于季夏，湿热交蒸，邪袭人体，加服温热剂太过，湿热化燥、化火，壮火食气而消谷善饥，燥气伤津，气津两伤，四肢百骸失养，而足弱不能履，腰胯困软，目昏不能视，其脉洪大而虚濡为热重于湿、气津亏损之征。治用东垣清燥汤，方中黄连、黄柏清燥湿热，麦门冬、生地黄，当归身滋阴润燥，人参、白术、苍术、黄芪、五味子、陈皮益气生津培土生金，猪苓、泽泻使湿热从小便而出。全方除湿热以防其化燥，主用补益以救气津，从而使宗筋得养，肢体得濡而痿疾愈。

石山治一人，因久坐腰痛，渐次痛延右脚，及左脚，又延及左右手，不能行动。或作风治而用药酒，或作血虚而用四物。一咽即痛。盖覆稍热，及用针砭，痛甚。煎服熟地黄，或吞虎潜丸。又加右齿及面痛甚。季秋，汪诊之，脉濡缓而弱，左脉比右较小，或涩，尺脉尤弱。曰：此痿证也。彼谓痿证不当痛。汪曰：诸痿皆起于肺热。君善饮，则肺热可知。经云：治痿独取阳明。阳明者，胃也，胃主四肢，岂特脚耶，痿兼湿重者，则筋缓而痿软，兼热多者，则筋急而作痛。因检桔泉传示之，始信痿亦有痛。又经云：酒客不喜甘。熟地味甘，而虎潜丸益之以蜜，则甘多助湿而动胃火，故右齿面痛也。遂以人参二钱，黄芪钱半，白术、茯苓、生地黄、麦门冬各一钱，归身八分，黄柏、知母各七分，甘草四分，煎服五贴，病除，彼遂弃药。季冬复病，仍服前方而愈。

（《名医类案》）

【按语】本案始为痹病，因误治、延治致脾胃气液受损，湿热停中，四肢不得禀水谷气，气日以衰，脉道不利而不用，湿多者筋弛，热重者筋痛，故而既有痿而又有痛，热随阳明胃经上行，故而齿及面部痛。“治痿独取阳明”，因此用人参、黄芪、白术、茯苓补益脾胃以助化生气血，生地、麦冬养阴除热，当归通利脉络，黄柏、知母清除湿热。全方使正虚得补，邪实得除，脉道通利，宗筋得养而痿疾愈矣。

一人形肥色黑，素畏热而好饮，年三十余。忽病自汗如雨，四肢俱痿，且恶寒，小便短赤，大便或溏或结，饮食亦减，医作风治，用独活寄生汤、小续命汤，罔效。仲夏，汪视之，脉沉细而数，约有七至。曰：此痿证也。丹溪云：断不可作风治。……经又云：治痿独取阳明：盖阳明，胃与大肠也。胃属土，肺属金，大肠亦属阳金。金赖土生，土亏金失所养，而不能下生肾水。水涸火盛，肺愈被伤。况胃主四肢，肺主皮毛。今病四肢不举者，胃土亏也。自汗如雨者，肺金伤也。故治痿之法，独取阳明，而兼清肺经之热，正合东垣清燥汤。服百贴，果愈。

（《名医类案》）

【按语】痿病多虚，汗出如雨，肺气虚无以固表也。四肢不举，饮食减少，胃气虚也。小便短赤，脉沉细数，里热也。方用东垣清燥汤补土生金，益水制火治其本。黄连、黄柏苦寒清热，茯苓、泽泻淡渗健脾治其标也。全方标本兼顾，治病求本，故获良效。

薛己治其师佥宪高如齐，自大同回。谓己曰："余成风病矣。两腿逸则痿软而无力，劳则作痛如针刺。脉洪数而有力。"己曰："此肝肾阴虚火盛而致痿软无力。真病之形，作痛如锥，邪火之象也。"用壮水益肾之剂而愈。高曰：向寓宦邸，皆以为风，恨无医药。若服风剂，岂不殆哉。吾之幸也。窃谓前症往往以为风疾，辄用发散而促其危者，多矣。

（《名医类案》）

【按语】肝藏血，主筋，肾藏精，主骨，精血充足，筋骨得养，机关活动如常。本案肝肾阴虚而火旺，筋骨失于濡润不用而痿软，虚火燔灼则疼痛。治当"壮水之主，以制阳光"。案中虽未列出方药，但提出治则，可知为六味地黄汤之类。

江篁南治一妇，年近四十，寡居数年，因劳役倦怠，忽项强难转，既而手不能运上头，渐次足疼，莫能移步，不嗜食，呕恶，微咳稠痰，肌体清癯，经事不甚衍期。屡医经年不效。春初江诊之，右脉浮濡损小而数，或三五不调，左稍大而涩，按之无力。曰：此痿证也。经云：诸痿起于肺热。又谓治痿独取阳明。盖肺主气，病则其气膹郁，至于手足痿弱不能收持。由肺金本燥，燥则血液衰少，不能营养百骸故也。阳明者胃也。胃主四肢，又五藏六腑之海也，主润宗筋，能束骨而利机关也。阳明虚则宗筋弛纵，故手足痿而不用也。痿兼湿重者，则筋缓而痿软；兼热多者，则筋急而作痛，状与柔风脚气相类。柔风脚气皆外所因，痞则内藏不足之所致也。此妇聪慧勤劳，孀居多忧，血液虚耗，故致此疾耳。丹溪云，断不可作风治。此正合东垣清燥汤症。但脉体甚虚，多为杂治所误，乃以芪、参、归、术、茯苓、生地、麦冬、香附、黄柏、知母、甘草，煎服。二十余日稍愈，间服清燥汤，两月而安。

（《名医类案》）

【按语】肺主全身之气，居于上焦，其功能若雾露之溉。妇人寡居，多忧少欢，气郁胸中，劳累过度，劳则气耗。气不布津，津凝为痰而咳痰稠厚，不能助心行血，肢体失却津血的滋养则不荣而痛，久而不用为痿。肺金受病，肝失所制，克伐胃土则呕恶。女子以肝为先天，肝气横行则月经不调。肺为金，脾为土，培土可生金，故方用清燥汤益气助肺行津，再配黄柏、知母坚肾阴以防肾乏生化之源，使气和志生，津液布达，痿病乃愈。

江应宿北游燕，路过山东，孙上舍长子文学病瘵，逆予诊视。曰：无能为矣。经云：大肉已脱，九候虽调，犹死，而况于不调乎。时夏之半，六脉弦数，既泄且痢，脾传之肾，谓之贼邪侵脾，病已极矣。不出八月，水土俱败，至期而逝。敢辞。孙曰：内人请脉之。形容豫顺，语音清亮，不显言何证。诊毕，孙问何病。予曰：寸关洪数尺微欲绝，足三阳脉逆而上行，上实下虚，此痿证也。病虽久可治。孙曰：何因而得此？予曰：经云，悲哀太过，则胞络绝，胞络绝则阳气内动，发则心下崩，数溲也；大经虚空，发为肌痹，传为脉痿；有所亡失，所求不得，则发肺鸣；鸣则肺热叶焦，发为痿躄，此之谓也。孙曰：果因哭子忧伤，两脚软弱无力，不能起者七越岁矣，或以风治而投香燥，或认虚寒而与温补，殊无寸效。予曰：湿热成痿，正合东垣清燥汤例，但药力差缓，难图速效。以独、味、杜仲，空心酒水各半煎服，日进清燥汤，下潜行散。兼旬出房门。无何病瘵子死，哀伤复作。

（《名医类案》）

【按语】悲哀过度，则气耗热留，肺热叶焦，日久肾乏生化之源，痿躄乃发。本案病程日久，非一般轻剂所能取效，因此方用清燥汤培土生金，益气养阴，杜仲、五味子、独活酒煎壮肾通络，再合潜行散益肾泄热，肺脾肾同治而奏效。

李士材治太学朱修之，八年痿废，累治不效。李诊之，六脉有力，饮食如常。此实热内蒸，心阳独亢，证名脉痿。用承气汤下六七行，左右便能伸缩。再用大承气，又下十余行。手中可以持物。更用黄连、黄芩各一斤，酒蒸大黄八两蜜丸，口服四钱，以人参汤送。一月之内，去积滞不可胜数，四肢皆能展舒。李曰：今积滞尽矣。煎三才膏十斤与之。服尽而应酬如故。

（《古今医案按》）

【按语】经云：脾太过则令人四肢不举。《医宗金鉴》亦谓："胃壮能食审证攻"。本案例六脉有力，饮食如故而痿废，显是实痿，因此先用承气攻除积热，再用人参汤送服蜜丸，攻补兼施，缓图泻热，终以三才膏调理收功。总之其治疗仍不离"独取阳明"之旨。

崇明倪君俦，四年不能起于床，日服之药，寒凉十六，补肾肝者十三。李诊其脉，大而无力。此营卫双虚，以十全大补加秦艽、熟附各一钱，朝服之。多用八味丸加牛膝、杜仲、远志、萆薢、虎骨、龟板、黄柏。温酒送七钱，凡三月而机关利。

（《古今医案按》）

【按语】病久必虚，穷必及肾。本案痿废四年杂投寒凉斫伤阳气，脉大而无力，虚象自现。筋脉肌骨最赖气血滋养，因此治疗用十全大补长养气血，八味丸温补肾阳，更以牛膝、杜仲、虎骨、龟板强筋壮骨，远志、萆薢、黄柏、坚阴通络，温酒服药，有助于药力之行。本案重在从脉求因，据因论治，收效甚佳。

又治兵尊高悬圃，患两足酸软，神气不足。向服安神壮骨之药。不效。改服滋肾合二妙，加牛膝、苡仁之属，又不效。纯用血药，脾胃不实。李诊之，脉皆冲和，按之亦不甚虚。唯脾部重取之则涩而无力。此证虚下陷，不能制水，则湿气坠于下焦，故膝胫为患耳。进补中益气，倍用升、柴，数日即愈。夫脾虚下陷之证，若用牛膝下行之剂，则愈陷而病愈甚矣。

（《古今医案按》）

【按语】痿病有因脾，有因肾，其辨证脉诊尤为重要。本案有关脉涩而无力，此为病之症结所在，即中虚气机下陷，清阳不能实四肢，治疗宜补中气升清阳，方用补中益气汤治之，这也是宗“治痿独取阳明”之经旨的应用。

阳虚积湿，体肥多痰，湿热内酿，则大筋软短，小筋弛长，而痿躄矣。其所由来非伊朝夕，酒客便燥，即是见端，即须通养阳明，腑络并调，脉濡右滑，慎勿杂投热补表散之剂。木防己、桂枝、苡米、制半夏、生石膏、橘皮、归须、川牛膝、西洋参、茯苓、竹沥、姜汁、丝瓜络。

（《张千里医案·痿躄》）

【按语】肥人气虚多痰，嗜酒则湿热内蕴于脾胃，湿热流于四肢则痿躄。治疗宜清热化湿，化痰通络，方用生石膏清胃中积热，茯苓、苡仁、木防己健脾渗湿，陈皮、半夏、竹沥、姜汁化痰，西洋参益气健脾，归须、丝瓜络活血通络，川牛膝引药至达病所。全方标本兼顾，使热清、湿泄、痰除、虚补，确为治肥人湿热痿之良好配方。

张氏，四肢痿弱，动履艰难，脉涩目弱，为营虚之候。经言天癸将绝，系太冲脉衰，乃阴吹带浊，宿恙频兴。因知冲为血海，隶于阳明，阳明虚则脉冲不荣，而宗筋弛纵，无以束筋骨、利机关，法当调补营血以实奇经。人参、杞子、茯苓、牛膝（酒蒸）、熟地、当归、杜仲（酒焙）、山药（炒）、木瓜、姜、枣，水煎，个数服渐愈。

（《林佩琴医案·痿证》）

【按语】天癸将绝之年，发为痿病，并发女科多病，显知此痿发于太冲脉虚。冲为血海，隶属于阳明，阳明虚则冲脉不荣而宗筋弛纵，带浊频兴。治以补阳明，养营血则冲脉实而束筋骨，因此方用人参、山药、茯苓、姜、枣补阳明，熟地、当归、杞子养营血，天癸将绝之年，肾气渐虚，以牛膝、杜仲、木瓜益肾固本。

邵左，大病之后，湿恋阳明，身热不退，腿足痿软，不能步履，有难复之虞。汉防已、大豆卷、泽泻、米仁、独活、桂枝、川萆薢、赤白苓、制半夏、杏仁泥、二妙丸。

（《张聿青医案·湿热痿》）

【按语】本案为病后湿热（湿重于热）留恋，下注腿足，经络被阻，气血不至而发为痿躄。治疗宜渗利湿热，佐以通络舒筋，而不可过用苦寒，以防更伤胃气。

琴川（常熟县）小东门王姓，年约十七八，素有滑泄遗精，两足痿软，背驼腰屈，两手扶杖而行，皮枯肉削。彼云：我有湿气，已服三妙汤数十剂，罔效。予曰：瘦人以湿为宝，有湿则肥，无湿则瘦。观其两腿，大肉日削，诊脉两尺细软。《难经》曰：下损于上，一损损于肾。骨痿不能起于床，精不足者，补之以味，损其肾者益其精。如再进苦燥利湿，阴分愈利愈虚，两足不能起矣！进以六味地黄汤，加虎骨（注：此药现已禁用）、龟板、鹿筋、苁蓉，大剂，填下滋阴。服十余剂，两足稍健。再将前方加鱼线胶、鹿角霜等。服十余剂，另服虎潜丸（此成药现称壮骨丸），每日五钱，两足肌肉渐充，步履安稳。

（《诊余集·痿》）

【按语】肾藏精，精生髓，髓养骨。肾精充足，则骨得其养而强健，精化为血则肌肉满壮。本案滑泄遗精，元精斫伤，骨失其养，发为骨痿，而骨枯髓减，腰脊不举，足不任身。无精化血，则肌肉大削，其脉两尺细软，纯属肾精亏损之征。因此用六味地黄汤和龟板、鹿筋、苁蓉等填补肾精而获效。

经曰："诸痿起于肺。"治痿取阳明，阳明束骨以利机关者也。阴虚热蕴阳明，肺受炎蒸，阴津不能下输，带脉拘急，腰如束带，二便不利，腿足麻木而无力。痿躄已成，拟养阴而兼清肃肺胃。

北沙参　大麦冬　黄柏　云苓　石斛　全瓜蒌　萆薢　车前子　丝瓜络

（《清代名医医案精华》）

【按语】"肺热叶焦，发为痿躄。"肺为华盖之脏，阴津亏乏则无以布输肢体发挥其濡养作用而发为痿，肺气不降则二便不利，治疗宜养阴而兼清肃肺胃，方用北沙参、天麦冬、石斛养阴润肺滋胃，黄柏清热坚阴，无虑肾乏化源，云苓补土以生金，全瓜蒌宣肺利气而益于肺之宣发，车前子肃降肺气，丝瓜络、萆薢通络以缓足腿麻木，并有利于药力发挥。全身标本兼顾，共同奏效。

温病后，阴液已伤，虚火烁金，肺热叶焦，则生痿躄。两足不能任地，咳呛，咯痰不爽，谷食减少，咽喉干燥，脉濡滑而数，舌质红苔黄。延经数月，恙根已深。姑宜养肺阴，清阳明，下病治上，乃古之成法。

南沙参　川石斛　天花粉　生甘草　川贝母　肥知母　瓜蒌皮　甜光杏　络石藤　怀牛膝　嫩桑枝　冬瓜子　活芦根

（《清代名医医案精华)》

【按语】本案发于温病之后，显是阴虚肺燥成痿。痿者萎也。如草木之枯萎，需雨露之滋润。因此治用南沙参、川石斛、肥知母养阴润肺，天花粉、活芦根清胃滋阴，以阳明主润宗筋滑利机关也，川贝母、甜光杏、冬瓜子润肺化痰止咳，络石藤、嫩桑枝透络清余热，怀牛膝引药达病所。全方围绕阴津而重点选药。

杨郡一少妇，年十九，禀赋怯弱。庚辰春，因患痿疾，卧榻年余，首不能举，形瘦如柴，发结若毡，起便皆赖人扶，一粒不尝者五月，日唯啖甘蔗而已。服滋阴降火药百贴不效。有用人参一二钱者，辄喘胀不安，莫能措手。予诊其脉，六部俱软弱无力，知其脾困久矣。以补中益气汤加减治之，而人参更加倍焉。服二剂，遂进粥二盏，鸡蛋二枚。后以强筋健体之药，调理数月，饮食步履如常，痿症悉除。或问曰：诸人皆用滋阴降火，公独用补中益气，何不同如此也？予曰：痿因内脏不足，治在阳明。阳明者，胃也。胃为五脏六腑之海，主润宗筋，宗筋主束骨而利机关，痿由阳明之虚而然。阳明胃土不能生金，则肺金热，不能荣养一生，脾虚则不能为用。兹以人参为君，黄芪、白术等药为佐，皆健脾土之药也。又问：向用人参一二钱，便作喘，今倍用一二钱，又加以诸补气药而不喘胀，何也？予曰：五月不食，六脉弱甚，是邪气太盛，元气太衰，用些许（少量也）参，犹一杯水救车薪之火，不惟不胜而反为其所制，其喘胀亦宜矣。予倍加参者，如以大军摧大乱，岂有不剿除者哉！

（《易思兰医案·痿征》）

【按语】 痿者，虚证较多，常因肺热叶焦，阴虚肺燥，脾胃虚弱，气血不足，肝肾亏损，精血不足等。实证常因湿热或瘀血、食积等所致。本案病程较长，时达年余，六脉俱软弱无力，显是脾胃虚弱，用滋阴降火，岂可奏效？而宗“治痿独取阳明”之旨，用补中益气汤使脾胃健，清阳得升，四肢得禀，肺金得养，当可收效。

洪某，女，33岁，司机。宫外孕手术后逐渐肥胖，乏力肢倦，月经量少，继而出现手足痿软，握物困难，行走不便，经期症状加剧，伴有心中懊侬，怔忡汗多。经查甲状腺、性腺、肾上腺皮质，功能均正常。头颅摄片阴性。一度低血钾，纠正后症状不见好转。医治三年罔效。观患者形体丰腴，神萎倦怠，脉沉迟无力，舌紫。此乃阳虚气弱，气血不畅之证。宜益气活血。处方：桂枝6克，煅龙骨（先煎）、煅牡蛎（先煎）各15克，黄芪18克，党参、赤芍、丹参各12克，桃仁、红花、牛膝、炮山甲、蒲黄、川芎各9克，乌梅4.5克。

服药30剂后，懊侬除，能扶持行走。原方去乌梅，继续服用100剂后，能上下楼单独行走，生活自理。

［《新中医》（12）1984：4］

【按语】手术不免出血耗气，离经气血即为瘀血，瘀血阻络，气虚不行，体失濡养，发为痿躄。观患者神萎倦怠，脉沉迟无力，舌紫，为阳气虚弱之征。虚阳上扰则心中懊憹，怔忡汗出。故方用王清任之补阳还五汤为主益气活血，加桂枝、穿山甲祛瘀通络，龙骨、牡蛎镇摄浮阳，牛膝引药下行。药符病机，但非短时可收效，久服才可奏功。

蔡某，女，19岁，左侧偏瘫两月余，于1983年12月15日入院治疗。

发病之初，胃脘部突然剧烈绞痛。四天后伴有发热，体温39℃，经治疗后稍有下降。继又突感全胸闷痛，口唇青紫，经抢救后好转，但渐感左侧肢体麻木，活动不便，以致发展到左侧肢体瘫痪，感觉消失，伴有前额头痛、恶心呕吐，经用激素、甘露醇等药治疗无效，遂来京诊治。断层扫描检查示：未见异常密度，但双侧脑室偏小，可能为慢性脑水肿所致。其余检查正常。最后确诊为“脱髓鞘病”（多发性硬化）。入院时神志清楚，面色红润，形体丰满，左上下肢软瘫，手不能握，腿不能抬，活动受限，肌肤发凉，感觉消失，左上肢肘以下呈紫红色，头闷胀痛，双耳重听，耳鸣，口渴而不欲饮，痰色黄而黏稠，食欲尚可，二便调，舌质淡红，苔白腻而微黄，右脉滑数，左脉沉涩。辨证为湿热内蕴，痰瘀阻络。先以清热化痰、活血通络为治。方用胆星6克，陈皮9克，茯苓15克，枳实9克，半夏6克，桃仁9克，红花4.5克，地龙9克，当归12克，丝瓜络12克，竹沥油30毫升（分两次冲服），五剂。……（在此方基础上出入，继服十余剂而愈。）

［《河南中医》（5）1985：34～35］

【按语】高热之病，耗炼津液，使津聚为湿，湿聚成痰，脉管失濡而血行不畅形成瘀血，痰瘀交结，阻滞脉络，痿躄乃发。痰蒙清窍则头闷胀痛、耳鸣、重听，热邪未尽，湿热留恋而口渴不欲饮，痰黄，苔白腻兼黄，右脉滑数，其左脉沉涩为有瘀之征。治疗关键是抓住痰瘀互结致痛，而采取化痰祛瘀、清热通络，同时配用理气之品，使气行则血行，理气即可化痰。如此解除致病之症结，自可获效。

丁某，年五十许，丰年来渐见两下肢痿弱不用，兼有遗精早泄、遗尿、腰脊酸软、头昏目眩等症。脉沉细而数，舌淡无苔。……治以滋阴清热，补益肝肾，以补肝汤与虎潜丸（现称壮骨丸）合剂加减：当归15克，川芎15

克，白芍15克，熟地20克，炒枣仁15克，木瓜15克，龟板15克，黄柏15克，知母15克，锁阳15克，牛膝15克，炙草10克。服上药五剂后，自觉两足任地有力，腰酸及头昏目眩等症亦随之减轻。续服前方20余剂，患者步履一如常人。

[《黑龙江中医药》（2）1986：30]

【按语】痿躄不外虚实两端，本案显是肝肾阴虚，虚火内灼筋骨，精血不足失其滋养，遂成痿躄。火扰精室则遗精早泄，督脉失于肾精的濡润而腰脊酸软，头昏目眩，其脉沉细而数，舌淡无苔为阴虚火旺之征。方用补肝汤合虎潜丸以补益肝肾精血治其本，并兼清虚火，不致沉痼难起。

崔某某，男，58岁，干部。

患者于1984年7月开始手足感觉异常，肢麻震颤，伴有头晕、心悸、小便不利。某医院检查疑为：多发性神经炎，并有高血压、冠心病、肾囊肿等病史。遂住院用肌醇、维生素B_6、B_1、C及三磷酸腺苷等西药治疗无效，病情逐渐加重，以致上下肢瘫痪，饮食及大小便均不能自理。患者要求出院。

1985年2月14日初诊：患者年近花甲，体弱多病，证候表现颇为复杂。症见肢体瘫痪，肿胀麻痹，心悸，头晕，腹胀，大便不通，小便不利，舌淡，脉沉细。中医辨证为痿证，系气血亏虚，络脉瘀阻。治宜补气、活血、通络、安神。用补阳还五汤加味。处方：黄芪15克、川芎、甘草各6克，当归、地龙、桃仁、牛膝、木瓜、茯苓各9克，桑枝、赤芍、酸枣仁各12克。共服数月余，另配服人参再造丸、大活络丹和复方丹参片而愈。

[《新中医》（8）1986：28]

【按语】花甲之年，多病之体，气血亏虚，瘀血阻络，发为痿躄。瘀阻心脉，心失其养，则心悸、胸闷，气虚则水液不得正化而泛溢为肢肿，气虚则气机不得正常运行，而腹胀、大便不通。治疗以补阳还五汤益气化瘀最为适宜。方中黄芪益气，当归、川芎、桃仁、地龙、赤芍活血化瘀，茯苓利水消肿，桑枝、木瓜舒筋活络，牛膝引药达至病所。

文某某，男，38岁。1977年12月2日初诊。患者长期从事野外工作，素罹骨节疼痛。1年前跋涉中突遇骤雨，翌晨寒战发热，腰痛如折，下肢软弱无力，不能站立，二便失禁。经某某医学院神经科检查，诊断为“马尾神经炎”。住院治疗45天后，病情好转，唯双下肢仍麻木酸痛，软弱无力，须持杖而行，遂出院改用中药治疗。近1年来，服滋补肝肾之中药三百余剂，疗效甚微。患者面色黧黑，形体消瘦，下肢肌肉萎缩，脉象浮滑而促，时有歇止，不能自还，舌苔黄白厚腻。自诉形寒畏冷，双下肢间有灼热感。证属风寒湿邪久羁体内，有郁而化热之势。治宜祛风除湿，温经散寒，兼清郁热。方取桂枝芍药知母汤。处方：麻黄15克，桂枝20克，白术20克，知母20克，防风20克，附片20克（先煎），白芍20克，甘草15克，生姜20克，17剂。

[《中医杂志》（12）1985：11]

【按语】痿病以内伤为多见，但外感痿亦属不少。本案因野外露宿，感受风寒湿邪，初发为痹病，日久正虚复感于邪，阻滞经络，肢体失却濡养而为痿躄，其舌脉之征为邪有化热之势。治以桂枝芍药知母汤祛风散寒兼清郁热。全方温清并用，使寒热并除，邪去络通，肢体得养。

林某某，男，35岁，住院号25389。1985年8月6日入院。以四肢痿软无力1天为主诉，脚不能任地，手不能抬举，身不能自转侧，口苦咽干，溺短而赤，形体壮实，发病前一日有下河游泳史，既往无类似病史，舌苔白腻，脉缓。诊断：痿证（湿热浸淫）。西医诊断：周期性瘫痪。此乃湿热之邪浸淫筋脉，以致筋脉弛缓不用而为病。治以清热燥湿。方用三妙散：苍术15克，黄柏10克，牛膝15克。日1剂。配合针刺环跳、足三里、委中、曲池、合谷、胃俞等穴。次日，两脚已能行走，两臂亦能举起，但较无力。前方加苡米30克，再进两剂，痊愈出院。

[《福建中医药》（4）1987：50]

【按语】周期性瘫痪是一组以反复发作的骨骼肌松弛性瘫痪为特征的疾病，发作时以低血钾为多见，在中医概念中属痿病范畴，痿病之实证以湿热为多。本案显是湿热痿，因此用清热燥湿的代表方剂三妙散。方中黄柏清热燥湿，苍术助黄柏以燥湿，牛膝引药下行，通络利湿，再辅以针刺疗法，而以阳明经穴为主，以阳明主润宗筋，束骨而利机关矣。

第六章　历代论痿文献选析

《素问·痿论》黄帝问曰：五藏使人痿，何也？岐伯对曰：肺主身之皮毛，心主身之血脉，肝主身之筋膜，脾主身之肌肉，肾主身之骨髓。故肺热叶焦，则皮毛虚弱急薄，著则生痿躄也。心气热，则下脉厥而上，上则下脉虚，虚则生脉痿，枢折挈，胫纵而不任地也；肝气热，则胆泄口苦，筋膜干，筋膜干则筋急而挛，发为筋痿；脾气热，则胃干而渴，肌肉不仁，发为肉痿；肾气热，则腰脊不举，骨枯而髓减，发为骨痿。

【分析】本段主要是阐述痿病的病机，一言以蔽之，五脏有热，津气血耗伤，皮、肌、筋脉、骨五体失养，而发为痿病。症见五体之痿，病机在五脏，即“五藏使人痿”。分述之则为：肺有热，则津伤而叶焦，无以输布体表，出现皮毛瘦弱干枯，久而痿躄；心有热，则血液沸腾而逆上，下部血脉由此虚弱而出现下肢关节弛纵不能站立；肝有热，熏蒸胆汁，则胆汁溢泄口苦，热伤肝阴则筋膜失养而拘急挛缩；脾有热，脾与胃以膜相连，则胃阴耗伤而口渴，脾不得为胃行其津液于四肢而肌肉不仁；肾有热，则阴精耗伤而腰脊不举，骨质疏松，发为骨痿。

《素问·痿论》帝曰：何以得之？岐伯曰：肺者，脏之长也，为心之盖也。有所失亡，所求不得，则发肺鸣，鸣则肺热叶焦。故曰：五，脏因肺热叶焦，发为痿躄，此之谓也。悲哀太甚，则胞络绝，胞络绝，则阳气内动，发为心下崩，数溲血也，故《本病》曰：大经谷虚，发为肌痹，传为脉痿。思想无穷，所愿不得，意淫于外，入房太甚，宗筋弛纵，发为筋痿，及为白淫。故《下经》曰：筋痿者，生于肝，使内也。有渐于湿，以水为事，若有所留，居处相湿，肌肉濡渍，痹而不仁，发为肉痿。故《下经》曰：肉痿者，得之湿地也。有所远行劳倦，逢大热而渴，渴则阳气内伐，内伐则热舍于肾。肾者，水脏也。今水不胜火，则骨枯而髓虚，故足不任身，发为骨痿。故《下经》曰：骨痿者，生于大热也。

【分析】本段是讨论痿病的病因，有悲哀太甚等情志因素；有居处潮湿，外感湿邪；有房室内伤，远行劳倦等因素。其有所亡失，所求不得，肺气郁迫化热，肺热叶焦，发为痿躄；悲哀过度，气郁不伸，胞络不通，心阳化热，迫血妄行，血虚而为脉痿；房事过度，宗筋弛纵，发为筋痿；湿入肌肤，经络血脉被阻，肌肉失濡发为肉痿；久行伤骨，又逢热饮凉，阳热被遏，内伤于骨，精损髓虚，发为骨痿。这里分述病因应理解为各痿的易感因素和致痿的常见病因。七情不调、六淫外感均可伤其所属之脏而致痿。

《素问·痿论》帝曰：治之奈何？岐伯曰：各补其荥而通其俞，调其虚实，和其逆顺，筋脉骨肉，各以其时受月，则病已矣。

【分析】本节讨论了痿病的治疗原则。一是“治痿独取阳明”，这是因为阳明为五脏六腑之海，化生气血，润养宗筋，和冲脉合于宗筋并起主导作用，且与带脉、督脉相联系。因此从阳明着手，采取清湿热、泻胃火、健脾胃、补气血等法，使邪去正复，化源充足，宗筋得养，肢体得以濡润，则痿病可望治愈。二是“各补其荥而通其俞”，十二经脉各有荥穴和俞穴，痿病有脏腑虚实的不同，根据痿病的具体情况，针对有关的脏腑经络，采取补其荥穴通其俞穴的针刺方法，补虚泻实以期愈痿。三是“各以其时受月”，根据脏腑主时的不同，采取择时施治的原则以疗痿病。以上3个方面，体现了对痿病的治疗强调后天之本的作用，以及内治和外治结合，针药并进，因时治疗的综合治疗方法。

《三因极一病证方论·五痿叙论》若随情妄用，喜怒不节，劳佚兼并，致内脏精血虚耗，营卫失度，发为寒热，使皮血、筋骨、肌肉痿弱无力以运动，故致痿躄。……痿躄则属内脏气不足之所为也，审之！

【分析】宋·陈无择关于痿病此论，主要是论述痿病的病因病机。指出随情妄用而无节制，七情不调，过度的劳累和安逸等病因，致内脏精血虚耗，营卫失度。这里病因言内伤而未言外感，病机言虚未言热，可见痿躄以内脏气不足所为者较多，提示我们治痿应不可犯“虚虚实实”之戒。

《素问玄机原病式》痿，谓手足痿弱，无力以运动也。大抵肺主气，气为阳，阳主轻清而升。故肺居上部，病则其气（月贲）满奔迫，不能上升，至于手足痿弱，不能收持。由肺金本燥，燥之为病，血液衰少，不能营养百骸故也。

【分析】 此节说明痿病的概念和肺与痿的关系。文中说痿是手足肌肉萎缩、软弱无力，不能运动之病，为后人给痿病下定义提供了依据。肺与痿，其病机表现为两个方面：一是各种原因尤其是情志因素致肺气抑郁胸中而不展，致气阻不升，宣肃失司。精微不至，手足失养，临床所见癔病性瘫痪可以理解为此类情况；另一方面，肺为燥脏，燥邪或热病伤津化燥，最易伤肺，肺叶焦枯，无津以布，肢体失濡。

《儒门事亲·指风痹痿厥近世差元说二》痿之为状，两足痿弱不能行用。由肾水不能胜心火，心火上烁肺金，肺金受火制，六叶皆焦，皮毛虚弱，急而薄著，则生痿躄。……大抵痿之为病，皆因客热而成，好淫贪色，强力过极，渐成痿疾。

【分析】 本节讨论了肾与痿的关系。由于房事过度，肾精流失，肾为水脏，今水不胜火，则心火炎上，而心、肺同居上焦，且肺为心之盖也，由此心火乘灼肺金，肺热叶焦，发为痿躄。我们知道，肾脏本身可直接致痿，这里又阐述了肾还可影响他脏致发痿病的病机。

《脾胃论·湿热成痿肺金受邪论》燥金受湿热之邪，绝寒水生化之源，源绝则肾亏，痿厥之病大作。腰以下痿软瘫痪不能动，行走不正，两足欹侧。以清燥汤主之。

【分析】 本节阐述了湿热成痿的病机及治疗。肺属金，肾属水，金水相生，腰以下为肾所主，湿热伤肺，最易化燥，肾乏生化之源，肺肾同病，则发为痿躄，其治疗非滋肾水，而是绝其水亏之由，清利湿热，防其化燥，方用清燥汤。

《玉机微义》土性湿而居中，主四肢，畏木者也。火性炎上，若嗜欲无节，则水失所养，火寡于畏而侮所胜，肺得火邪而热矣。木性刚急，肺受邪热，则金失所养，木寡于畏而侮所胜，脾得木邪而伤矣。肺热则不能管摄一身，脾伤则四肢不能为用而诸痿之病作。泻南方则肺金清而东方不实，何脾伤之有。补北方则心火降而西方不虚，何肺热之有。……虽然药中肯紧矣，若将理失宜，圣医不治也。但是患痿之人，若不淡薄食味，吾如其必不能安全也。

【分析】本节以五行生克理论论痿病病机及治疗，并提出痿病的饮食调理。肺属金，主气，脾属土，主四肢。嗜欲无节，肾水失养，无以上济心火，心火亢盛，侮其所胜，肺金受邪，无以制木，随之木乘脾土，肺脾同病，肺热则不能司一身之气，脾伤则四肢不得水谷之气而不用，痿病作矣。其治疗泻心火之元，补肾水之亏，以审因论治，使心火泻而肺金清，木有所制，脾自不伤，肾水足而心火可降，肺不受害。

任何疾病的治愈，除药物或其他手段的治疗外，生活护理不可忽视，痿病也不例外，尤其是饮食调理。不可膏粱厚味。否则，滋生湿热，伤害后天之本，极不利于痿病的恢复和治愈。另外还要戒嗜欲，适寒温，以免斫伤元精或感新病。

《赤水玄珠·痿证门》治阳明之法，只可治脾肺。若夫肝之筋痿、心之脉痿、肾之骨痿，其受病又自不同，岂可只取阳明而治之乎？故治筋痿宜养其肝，脉痿宜益其心，骨痿宜滋其肾，不可执一而论也。

【分析】本段讨论从五脏治痿。痿由五脏气热所致，治疗当分别从五脏治之，这与经言“治痿独取阳明”的原则，并不相悖，而是相辅相成。经言为治痿总则，是强调阳明在治痿中的作用。本论是从痿病的具体情况，根据病情所涉及的脏腑而立施治原则，临证结合运用，更为适宜。

《医方考》肾主督脉，督脉者行于脊里，肾坏则督脉虚，故令腰脊不举。骨枯髓减者，枯涸之极也。肾主骨，故曰骨痿。

阳明者，胃也。胃为土，土者万物之母。《易》曰：至哉坤元，万物资生。若胃土一虚，则百骸失养，而绝其生气矣。故宗筋纵弛，不能束骨而利机关，令人手足痿弱。

【分析】这两节是阐述肾、胃与痿病的关系。肾主藏精，精生髓，髓养骨，肾主督脉，督行脊里，肾精充足，则骨得其养，督司其职，而肾精亏损则无以充养骨髓，令腰脊不举，骨枯髓减，发为骨痿。胃为阳明，为人后天之本，气血生化之源，主润养宗筋滑利关节，若饮食所伤或大病之后，阳明受损，则胃不纳谷或食少，气血生化乏源，四肢百骸失养，发为痿病。

《寿世保元·痿躄》痿者，手足不能举动是也，又名软风。下身痿弱，不能趋步，及手战摇不能握物，此证属血虚，血虚属阴虚，阴虚生内热，热则筋弛。

【分析】 本段讨论血虚痿。作者龚廷贤称“痿”为“软风”。血为水谷精微所化，运行于脉内，无处不到，发挥其滋养、濡润作用。若生血不足或失血过多，则肢体失其濡润而不用，发为痿躄，手不得血则不握物，血虚生风则手战摇，还可伴见面色无华、头晕目眩、舌淡脉弱等症。

《景岳全书·痿证》元气败伤则精虚不能灌溉，血虚不能营养者亦不少矣。若概从火论，则恐真阳亏败，及土衰水涸者有不能堪。故当酌寒热之浅深，审虚实之缓急，以施治疗，庶得治痿之全矣。

【分析】 本段是论述元阳不足致痿的观点。痿病固然以虚证、热证为多，但虚寒者也颇不少，肢体不仅需阴血的濡养，还需要阳气的温煦，且阴血的化生、运行都需阳气的推动，若某些原因致元气斫伤，则精血化生亦不足，肢体失却滋养与温煦则痿病乃发。因此治病贵在辨证，不可拘泥也。

《证治汇补·痿躄》内热成痿，此论病之本也。若有感发，必因所挟而致。有湿热者，有湿痰者，有气虚者，有血虚者，有阴虚者。有死血者，有食积妨碍升降道路者，当明辨之。

【分析】 本节是说明痿病可由多因所致。痿病有虚实，虚有气虚、血虚、阴虚等，实有湿热、湿痰、食积等。气虚痿常见于饥饿劳倦或病后者，脾虚不能为胃行其津液于四肢；血虚痿多见于产后或失血后血亏不得濡养机体及四肢百骸；阴虚痿，可由酒色过度，热蕴于内而燔灼筋骨；湿热痿多见于雨湿季节，湿热交蒸，邪气入脾而流于四肢；湿痰痿多见于肥胖之人，气虚难以推动其痰，湿痰客于经脉；食积痿见于多食、过食而阻滞中焦，脾胃之气不得正常升降转输。总之虚证和实证都是致体失濡养而不用，发为痿病，但有因虚因实之不同。

《医宗金鉴·痿病治法》痿燥因何治湿热，遵经独取治阳明。阳明无故惟病肺，胃壮能食审证攻。控涎小胃湿痰热，阳明积热法三承。胃弱食少先养胃，久虚按证始收功。

【分析】这一节阐述痿病的治法。宗“独取阳明”治痿之经旨而审证治之，对痿病不论新久，凡胃壮能食者用攻法，胃有湿痰者用控涎丹逐水化痰，湿热者用小胃丹泄水清热，而食少胃虚者宜补益调养。《医宗金鉴》对独取阳明之“取”字的应用不同于一般，这里取字并非单纯指补法而已，而是根据具体病情，或补、或泻、或清、或温等以审证施治。

《医林绳墨·痿》丹溪曰：治痿之法，独取阳明一经何也？阳明者，胃与大肠之经也。泻腑则脏自清，和脾则肺自安。

【分析】本节阐明治痿独取阳明之意。一般而言，以阳明为胃也，故而治疗上众医家总以补益脾胃立法治痿，而本段以阳明为胃和大肠，这也不无道理（脏与腑通过经络联系，构成表里关系，因此泻腑中之热则脏热自清。伤寒阳明胃家实，不亦用泻肠腑之承气汤吗?）虚治其脏，实治其腑，我们可以理解为治痿之实证，用治胃肠法，而治痿之虚证，则用治脾肺法。脾属土，肺属金，欲补其母，先健其子，母和则子安，所以补脾即补肺也。

《临证指南医案·痿》夫痿症之旨，不外乎肝、肾、肺、胃四经之病。盖肝主筋，肝伤则四肢不为人用，而筋骨拘挛；肾藏精，精血相生，精虚则不能灌溉诸末，血虚则不能营养筋骨；肺主气，为高清之脏，肺虚则高源化绝，化绝则水涸，水涸则不能濡润筋骨；阳明为宗筋之长，阳明虚则宗筋纵，宗筋纵则不能束筋骨以流利机关。此不能步履，痿弱筋缩之症作矣。

【分析】本段论述肝、肾、肺、胃四脏与痿的关系。肢体本由筋、骨、皮毛、肉组成，赖精、气、血以滋养。肝藏血，主筋，所藏之血不断供给筋膜的营养；肾藏精，主骨，精化髓生血灌养于骨；肺主气，主皮毛，金生水，肺主治节以调节全身气、血、津液的运行、转输；胃纳水谷，长养气血，总宗筋经脉。肝、肾、肺、胃有病则引起气血津液的不足或不至于体，则四肢失于濡养，久而不用发为痿病。

第七章　西医对中医痿病范畴疾病的认识与治疗

随着社会的进步，科学的发展，西医已日益和现代科学技术紧密结合起来，同步发展。正如中国传统医学几千年来为中华民族的健康繁衍做出了不可磨灭的贡献一样，西医在今天的社会里为维护人类的健康正发挥着日益巨大的积极作用。因此，为了更进一步地深入了解痿病的本质，我们既要不断完善中医学，认识痿病的理论体系，丰富治疗手段，提高临床疗效，也非常有必要了解西医对中医痿病范畴疾病的认识与治疗方法。

西医疾病中出现肢体痿弱废用症状者涉及神经内科的近50余种疾病，本书就其中较为常见的一些疾病予以介绍。

一、多发性周围神经炎

多发性周围神经炎，也称末梢神经炎，是肢体远端的多发性神经损害。主要表现为四肢远端对称性末梢感觉障碍、下运动神经元性瘫痪和植物神经功能障碍。

（一）病因病理

多发性周围神经炎可由很多原因引起。主要病因有以下几类。

（1）感染　各种急性或慢性感染，如流行性感冒、麻疹、水痘、带状疱疹、麻风、布氏杆菌病、白喉、斑疹伤寒、败血症、疟疾、破伤风、菌痢、猩红热、伤寒、副伤寒、梅毒、钩端螺旋体病等，都可并发多发性神经炎，但只有少数（如麻风、带状疱疹等）直接侵犯神经，大多数则是间接的作用。

（2）中毒　重金属（铅、砷、汞、铋、锑、铊等）、化学品（二硫化碳、三氯乙烯、丙烯酰胺、磷酸三甲酚酯、四氯乙烷、丙烯脂、溴甲烷、有机氯杀虫剂、有机磷农药等）及药物（氯喹、磺胺类药、呋喃类药物、异烟肼、苯妥英钠、长春新碱等）。

（3）营养缺乏及代谢障碍　各种营养缺乏（如B族维生素、慢性酒精中毒、妊娠、慢性胃肠道疾病和手术后）和代谢障碍（如糖尿病、尿毒症、血卟啉病、黏液性水肿、肢端肥大症、痛风、淀粉样变、恶病质等）。

（4）感染后或变态反应　血清注射或疫苗接种后神经炎，格林－巴利综合征。

（5）结缔组织疾病　红斑狼疮、结节性多动脉炎、类风湿性关节炎、硬皮病、巨细胞性动脉炎、结节病等。

（6）遗传性疾病　如进行性肥大性多发性神经炎、遗传性共济失调性多发性神经炎（Refsum）、遗传性感染性神经根神经炎等。

（7）原因不明　慢性进行性或复发性多发性神经炎。

在这些病因中，目前常见的是呋喃类药物及异烟肼中毒、营养缺乏及代谢障碍（较常见的是糖尿病）、急慢性感染并发的多发性神经炎和格林－巴利综合征。

周围神经纤维病理改变，通常以远端为最严重，表现为神经细胞体完好而神经纤维的远端变性，称为“逆死性”神经病，支配下肢肌肉的大直径神经纤维的远端受损最严重。中毒引起者，其病理改变大多数是周围神经的轴突变性。轴突变性后，运动终极变性，而其支配的肌纤维萎缩。格林－巴利综合征、铅及白喉中毒则主要为节段性脱髓鞘，轴突正常，因此肌肉较少萎缩，但严重的节段性脱髓鞘，也可能继发轴突变性而致肌肉萎缩。

（二）临床表现

本类疾病病因不同而在起病、病程及受损程度方面表现不尽相同，但其神经系统表现具有共同特点，即肢体远端对称性分布的感觉障碍，运动障碍及植物神经功能障碍。

（1）感觉障碍　受累肢体远端可有疼痛或感觉异常，如刺痛、烧灼痛、蚁行感、电灼感等。病变区可有触痛及肌肉压痛。与此同时或稍后，出现肢体远端开始的对称性深浅感觉减退或消失，通常各种感觉均有障碍，但其程度可有不同，典型的分布呈手套、袜子状。

（2）运动障碍　表现为肢体远端对称性的下运动神经元性瘫痪，依神经受累的轻重，可为轻瘫以至全瘫。肌张力减低，腱反射减低或消失（早期偶可有短暂增强），踝反射的减低常较膝反射为早，踝反射亦消失，但如未消失则为屈曲性，肌肉可出现萎缩。其特点是远端重于近端。肌肉萎缩下肢以胫前肌、腓骨肌，上肢以骨间肌、蚓状肌、大小鱼际肌为明显，可出现手、足下垂，行走时可呈跨阈步态。后期可因屈肌挛缩而产生畸形。

（3）植物神经功能障碍　有的病人可有肢体远端皮肤对称性发凉、光滑、菲薄或干燥、脱屑，指（趾）甲松脆，汗多或无汗等。

当病变加重时，不但以上各种功能障碍的程度加重，且受累区亦自远端向近端扩展，病情缓解时则自近端向远端好转，程度亦减轻。

（三）诊断要点

肢体远端对称性末梢型感觉障碍，下运动神经元性瘫痪和植物神经功能障碍，同时，还应根据病史、病程、特殊症状以及有关的实验室检查综合分析以作出病因诊断，以利于针对病因采取正确的治疗措施。

（四）治疗

（1）病因治疗　对中毒引起者应根据不同情况采取措施，阻止毒物继续进入人体，并使用解毒剂。由药物引起者，一般应立即停用，但有些药物如异烟肼引起的多发性神经炎，如神经症状较轻而原发病需要继续治疗时，可加用较大剂量的维生素 B_6 以对抗之。重金属或化学品中毒引起者，应立即脱离中毒环境或停用有关的物品。急性中毒应摄取大量液体，促进发汗，利尿通便，以利毒物排出。有些中毒，特别是重金属（如砷、铝、汞、锑）引起的多发性神经炎可用解毒剂，如用二硫基丙醇、依地酸钙钠等络合剂。由营养障碍及代谢障碍或感染所致者，应积极治疗原发病。如糖尿病者除控制血糖外，并可用肌醇（因在未控制的糖尿病，人有过量的排泄）、醛糖还原醇抑制剂（减少神经组织中的山梨醇和果糖）。血液透析和肾脏移植能有效地减少尿毒症性多发性神经炎。甲状腺素对黏液性水肿引起的多发性神经炎有效。某些肿瘤并发的多发性神经炎可由于原发肿瘤的切除或抑制而得到缓解。砜类药物对麻风有效。结缔组织疾病及变态反应，如感染后、血清注射或疫苗接种后发生者，可采用皮质类固醇治疗。

（2）一般治疗　各种原因引起的多发性神经炎均可使用 B 族维生素，严重病例可并用辅酶 A、ATP 等药物，使神经再生及功能恢复有良好的条件。有谓给予加兰他敏、地巴唑、肌苷可促进恢复。疼痛明显者可试用各种止痛剂，植物神经障碍明显而并有疼痛者，可加用氯丙嗪等药物；有些病例的疼痛用酰胺咪嗪或苯妥英钠治疗，效果较好。急性期应卧床休息，特别是累及心肌者（如脚气病及白喉性多发性神经炎）。恢复期可采用针灸、理疗、按摩、主动及被动运动，以促进恢复。

(3) 护理　对四肢瘫痪者应定时助其翻身。肢体应置于功能位置，有手、足下垂者应用夹板或支架，以防止瘫痪肢体挛缩和畸形发生。

二、急性感染性多发性神经炎

急性感染性多发性神经炎又称急性多发性神经根神经炎或格林-巴利（Guillain - Barre）综合征，是主要损害多数脊神经根及神经末梢，也常累及脑神经的急性或亚急性疾病。比较常见。任何年龄均可发生，四季皆有。

（一）病因病理

一般认为本病与感染特别是病毒感染有关，多数病例起病前可有感染症状。如流行性感冒、麻疹、腮腺炎、水痘、带状疱疹等，但大多数感染的病因不明，因很多不同的病毒或细菌感染及疫苗接种后均可引起，所以似乎并非由于微生物对神经细胞的直接感染，很可能是通过免疫反应对周围神经组织的间接作用而引起。本病的病理变化属于周围神经变态反应性节段性脱髓鞘，神经组织内的毛细血管周围有单核细胞浸润，神经内膜间隔水肿，神经纤维有节段性脱髓鞘再生，以及继发轴突变性。病变可位于神经根、神经节和周围神经，其中尤以前根为多见而明显，偶可累及脊髓，其病理变化类似于实验变态反应性神经炎。

（二）临床表现

起病前数天至数周，约半数患者曾有上呼吸道和消化道感染的症状。首发症状常为四肢对称性无力，可自远端向近端发展或相反，或远近端同时受累，并可波及躯干，严重病例可累及肋间肌和膈肌而致呼吸麻痹。瘫痪为弛缓性，腱反射减低或消失，病理反射阴性。因主要病变为节段性脱髓鞘，轴突及运动终板可正常而初期肌肉萎缩可不明显，病变严重者因继发轴索变性、运动终板丧失而可出现肌肉萎缩，一般以肢体远端较明显。感觉障碍一般比运动障碍为轻，表现为肢体远端感觉异常及手套、袜子型感觉减退，也有不少病例可无感觉障碍，有的病例可有明显的疼痛感。颅神经损害以双侧面瘫常见，其次为舌咽及迷走神经麻痹，表现为构音障碍、吞咽困难等延髓麻痹症状。也可有动眼、唇，舌下、三叉神经的损害。植物神经损害的症状以肢体远端较常见，包括出汗、皮肤潮红、手足肿胀及营养障碍。严重病例可出现心动过速，偶可出现直立性低血压及痉挛性腹痛。括约肌功能一般不受影响。由于腹肌无力，偶可发生暂时性的排尿困难甚至尿潴留。

一般在起病后症状逐渐进展，约在 3～15 天内达高峰。约 1～2 个月后开始恢复。本病最严重的威胁是呼吸麻痹，其次是肺部感染、心肌炎及心力衰竭，多数病例脑脊液蛋白增高而细胞数正常或接近正常（一般不超过 25 个/立方厘米），称为蛋白－细胞分离现象，乃本症之特征，蛋白增高可自 50～100 毫克%的轻度增高，至超过 200 毫克%，偶可高达 1000 毫克%。蛋白质增高在起病第 3 周最明显。部分病人脑脊液可正常。

大约在 2/3 病例，其肢体远端运动神经传导速度低于正常的 60%（正常人的上肢正中神经内的运动神经纤维和感觉神经纤维的传导速度分别为每秒 58 米和 65 米），肌电图的肌肉动作电位波幅可正常，而近端的肌肉动作电位可减低。在 1/3 病例运动神经传导速度在远端正常，近端则减慢。

（三）诊断要点

病前 1～3 周有感染史，急性或亚急性起病，四肢对称性弛缓性瘫痪，颅神经损害，脑脊滚蛋白－细胞分离现象。

（四）治疗

急性期应给予肾上腺皮质激素，轻症可口服泼尼松，每次 10～20 毫克，每日 3～4 次。重症以地塞米松 10～15 毫克或氢化可的松 200～300 毫克静脉滴注，每日 1 次。治疗有效者在数日内病情即停止进展或开始好转。激素有效剂量应持续 10～14 天，视病情好转逐渐减量，以后改为口服泼尼松维持量，激素治疗的期限一般为 1 个月左右，同时服用钾盐，并注意激素治疗的并发症。激素治疗无效者，有人建议用免疫抑制剂（如硫唑嘌呤、环磷酰胺等）或血浆除去法（plasmapheresis）治疗，但对照研究都未能肯定其疗效，且可有严重并发症。

急性期应给予 B 族维生素及维生素 C，并可适当使用 ATP、辅酶 A，细胞色素 C 等神经营养药物。

有延髓麻痹而吞咽困难者宜早鼻饲，以免误咽引起窒息并保证营养。

本病的主要危险是呼吸麻痹。需密切观察呼吸情况，经常保持呼吸道通畅，定时翻身拍背，务使呼吸道的分泌物及时排出，必要时可用橡皮管插入吸痰。如发现呼吸窘迫，轻度紫绀，烦躁，分泌物堵塞呼吸道的症状不能解除时，应及早作气管切开。如呼吸麻痹发生迅速而严重，病人可意识丧失，紫绀明显，此时应立即胸外人工呼吸，并进行气管切开。此种病人气管切开后，插管应用外围有气囊的橡皮导管，以便随时接呼吸器。气管切开后要加强护理，保持呼吸道通畅，预防和控制呼吸道感染。如果呼吸麻痹较重，则行气管切开，呼吸道通畅后，病人通气量仍不足，则应用呼吸器。使用呼吸器期间，需经常密切观察，一般情况变化时（憋气、烦躁、摇头、出汗、紫绀等）要及时检查呼吸器是否通畅，呼吸道是否有分泌物阻塞。呼吸麻痹抢救成功与否，是增加治愈率、减少病死率的关键。抢救必须及时，并要预防各种并发症。

恢复期可用针灸、按摩、主动和被动运动及理疗。置肢体于功能位置，以防止肢体挛缩及畸形。

大多数病人经积极治疗，预后良好。一般经治疗 1～3 个月好转，半年至 1 年痊愈。部分病例有不同程度后遗症。少数病例可复发。

三、急性脊髓炎

急性脊髓炎是指非特异性急性横贯性脊髓炎症。

（一）病因病理

病因未明，可能因病毒感染所引起，可发生于某些病毒感染后或过程中，疫苗接种后等，因此或系自身免疫反应之故。

脊髓炎虽可累及脊髓全长，但以上胸段为最常见，病变亦较重。病变可以是单纯的脊髓炎，白质炎症，但亦可累及脊髓，或同时伴有脑实质性损害，称脑脊髓炎。病损范围可以软脊膜与脊髓周围部白质炎症与变性为主；有的以脊髓中央灰质部病变为主，神经细胞肿胀和变性为特点。病损可以是孤立的，有的融合亦可为播散性或弥漫性，但多数呈横贯性脊髓损害。

脊髓外观多呈肿胀与软化，软脊膜充血及静脉周围少量炎性渗出物。脊髓切面成灰白色或红黄色，白质与灰质分界不清，病变常先位于血管周围，脊髓血管充血及广泛点状出血，以后则与邻近病变连接，融合成片状，伴有脊髓软化，甚至囊肿性坏死而成空洞。晚期，病损区脊髓与脊膜产生显著的萎缩及神经胶质增生。

（二）临床表现

多见于青壮年。散在发病。病前数天或 1～2 周可有发热、全身不适或上呼吸道感染的症状。脊髓炎症状急骤发生，常先有背部疼痛或腹痛或胸腹束带感。双下肢麻木、无力。多数患者于数小时或数日内发展为脊髓完全的横贯性损害。症状依受损节段而定。

急性病例早期可出现脊髓休克现象：瘫痪肢体肌张力降低，腱反射消失，病理反射不能引出，尿潴留（可达1000毫升以上），或由于尿液过多而溢出呈充溢性尿失禁，肛门括约肌松弛，大便失禁，脊髓休克恢复后大便秘结。

受损平面以下呈传导束性感觉障碍，各种感觉减退或消失，以痛、温度觉消失尤为明显。感觉消失区上缘可有一个感觉过敏带。

受损平面以下植物神经障碍，表现为汗少或无汗，皮肤营养障碍，如皮肤水肿或干燥脱屑，指甲松脆等。

在上升性脊髓炎患者，感觉障碍的水平面不断上升，可波及颈髓段，四肢呈弛缓性瘫痪。当侵及高颈段影响膈肌运动功能时，可出现呼吸麻痹，并有高热，可导致死亡。

播散性脊髓炎在感染后或疫苗接种后1~3周发病，呈急性起病。脊髓炎症状依病变的数目和大小而定。若同时出现脑和脑膜症状时则称播散性脑脊髓炎。

急性脊髓炎恢复期的症状视损害的程度和并发症的有无而定。病情轻者一至数周内肌张力逐渐恢复，首先是屈肌，以后为伸肌张力增高，腱反射增强，病理反射、巴彬斯基征等阳性，成为痉挛性瘫痪。肌力也随之进步，尿潴留转为反射性排尿。以后的症状还会逐渐好转。但至脊功能恢复较完全时，仍可有部分体征残留。

病情严重或年老或具有并发症者，休克期可延长，或恢复停留在屈肌张力增高的阶段。瘫痪的下肢甚至不能伸直，此时轻微刺激包括床褥的不平整、潮湿、转动体位或膀胱的充盈，均可引起双下肢屈曲性痉挛，伴有出汗、竖毛、颤栗，血压增高、大小便自动排出等，称为脊髓的总体反射（mass reflex），预后较差。

并发症：由于肢体瘫痪及植物神经功能障碍，在皮肤受压部位如骶部、股骨粗隆、足跟等骨骼隆起处易出现褥疮；长期导尿或有残余尿者易致泌尿道感染；长期卧床，尤其是颈段脊髓炎患者易发生肺炎；最严重的并发症为败血症，可危及病人生命，故应积极防止并发症的发生。

（三）诊断要点

急性起病，先有感染症状和迅速发展的脊髓横贯性损害表现，脑脊液检查：脑脊液压力不高，一般无椎管阻塞现象，外观无色透明，白细胞数可增高至 20～200/立方毫米，主要为淋巴细胞。蛋白可轻度增高，多为 50～120 毫克%，少数病例可更高些。糖及氯化物含量正常。有些患者脑脊液可完全正常。

（四）治疗

目前尚无特殊治疗方法。

（1）药物治疗

①激素的应用：本病的发病原因可能为对感染的自体免疫反应，故可使用激素治疗。氢化可的松 100～300 毫克或地塞米松 10～15 毫克加入 5%～10% 葡萄糖溶液中静脉滴注，每日一次，如病情获得控制，此剂量可维持 1～2 周，而后改为口服泼尼松 10 毫克或地塞米松 0.75 毫克；每日 3 次。服 2～3 周，再按病情递减。

②发病早期脊髓多伴有水肿，故应给予脱水剂，如甘露醇、甘油、山梨醇、高渗葡萄糖等。

③给予大量维生素 B 族，如维生素 B_1、B_6、B_{12} 等肌注，也可加用维生素 C 和细胞色素 C 静脉滴注，以利于神经代谢和功能的恢复。

④为了防治肺和泌尿系统的感染，应先用足量有效的抗生素。

⑤有呼吸困难者应注意维持呼吸道通畅，必要时可行气管切开，人工呼吸器辅助呼吸。

⑥尿潴留者应放置保留导尿管，插管时应严格遵守无菌操作规则。持续导尿者，需加闭合式冲洗引流装置，该装置及尿瓶应定时更换及消毒。用 3% 硼酸或 1∶1000 呋喃西林冲洗液，每次 250 毫升冲洗灌注，应停留半小时再放出，每天冲洗 1～2 次。置导尿管后急性期内可持续放尿，以预防感染和防止膀胱过度膨胀。急性期后每 4～6 小时放尿 1 次，以训练膀胱功能，防止膀胱挛缩。每天取坐位或站位数次，也有利于膀胱功能的恢复。

⑦加强皮肤护理，防止褥疮，保持皮肤清洁，在身体易受压部位加放气圈和厚软垫，每日进行按摩和肢体被动运动以促进血液循环。定时翻身（2～3 小时 1 次），察看受压部位，如有皮肤发红，可加用 70% 酒精或温水轻揉后再涂以 3.5% 安息香酊。

（2）针灸或体疗　可选用新维生素 B_1、B_{12}、加兰他敏、复方当归液等穴位注射。上肢取穴：肩井、曲池、手三里、合谷、阳溪，下肢取穴：肾俞、肾脊（第二腰椎棘突下旁开 0.5 寸）、环跳、足三里、三阴交、解溪。此外，根据病变所在节段再取相应配穴，如病变在胸髓段，可相应增加所在节段之夹脊穴。每次选取 2～3 对配穴，每穴注射药液 0.2～0.5 毫升，或用电针，每日 1 次，每次 15～20 分钟。

（3）恢复期的处理　在病情获得控制，进入逐渐康复阶段时，应避免屈曲性截瘫的发生，在脊髓休克期病人处于仰卧位时，要使其瘫痪肢体的髋部和膝部置于外展和伸直位，避免瘫痪肢体长期固定于内收和半屈位，可在膝部下面放置枕头，并注意足下垂的预防。适当地置病人于俯卧位，特别是对颈段和上胸段病变的患者，以促进躯体的伸张反射。并早期作肢体的被动运动及按摩等。减少对瘫痪肢体皮肤的伤害性刺激，如床褥上皱折、潮湿等。

当痉挛状态已经发生时，应加强按摩，配以针灸与理疗，可口服安定，每次 5～10 毫克，每日 3 次。还可应用甲眠尔通、芬那露等。

瘫痪肢体功能有所恢复者，应积极进行锻炼，争取早日作主动运动。

四、脊髓空洞症

脊髓空洞症是一种缓慢进行的脊髓变性性疾病，其病理特点为脊髓内空洞形成与胶质增生。

（一）病因病理

本病的病因到目前尚不清楚。原发性脊髓空洞症因常伴有先天性畸形，如颈肋、脊柱侧突、脊柱裂、脑积水、枕骨大孔区先天性畸形、弓形足等，故有人认为本病是先天性脊髓发育异常。也有人认为脊髓空洞症是由于胚胎期脊髓神经管闭锁不全所致；或脊髓内先天性神经胶质增生的中心部变性；或先天性血管疾患发生局限性血管闭塞，供血不全，引起脊髓软化而形成空洞与反应性胶质增生。还有人提出脊髓空洞症可能由于先天性第四脑室出口闭塞，造成脑脊液循环障碍，脑脊液搏动压力不断冲击脊髓中央管从而形成空洞所致。各有所据，莫衷一是。继发性脊髓空洞症多系继发于脊髓肿瘤、血管畸形、脊髓外伤、脊髓循环障碍、椎管内炎症病变及严重脊髓外伤后等。其病理、临床表现等均与先天性脊髓空洞症有所不同。

脊髓空洞症的基本病理变化是脊髓空洞形成和胶质增生，其范围大小不一。空洞内有透明液体和黄色液体，蛋白质含量与脑脊液相同。空洞部位纵行范围不一，以下颈段为主者最为多见，常延及上、中段胸髓，亦可上犯延髓，腰髓空洞较少见。病灶在脊髓横断面上虽说范围不一，但以脊髓后角底部居多，多数先损害脊髓前连合，并波及中央管与其周围灰质、前角、侧索与后索。空洞形成可损害躯体感觉、运动及植物神经细胞，亦可破坏传导束或使之移位。

（二）临床表现

任何年龄均可发生，但以青壮年时期居多，散发，病程进展缓慢，或在一定时间后保持稳定。由于空洞症好发于颈髓，故常先发生上肢症状，当病情进一步发展，则产生病变平面以下的传导束功能障碍等临床表现。

（1）感觉障碍　以病损节段相应皮区痛－触觉分离性感觉障碍（痛觉缺失而触觉保留）为最常见的症状。由于空洞通常始发于下颈髓与上胸髓中央管背侧、一侧或两侧后角基底部灰质，故常以病变侧手部、臂的尺侧及上胸部的节段性痛、温觉障碍而触觉及深感觉仍保留为首发症状。当病变侵及灰质前连合时，则引起双侧对称性节段性分离性感觉障碍。当空洞累及后角的后根进入部时，可发生节段性完全性感觉障碍。部分病人常于痛觉缺失部位发生自发性疼痛，疼痛性质为灼痛、撕裂痛或深部钝痛。若空洞不断扩大，则感觉分离范围可以相应扩大至两侧上肢，两侧颈或上胸及背部，呈披肩或短上衣样分布。当空洞破坏脊髓丘脑侧束后，则产生对侧病变平面以下痛、温觉缺失，破坏后索时则引起下肢的深感觉障碍。因痛觉丧失而常见到局部烫伤瘢痕。

（2）运动及反射障碍　前角细胞损坏引起肌肉萎缩无力，部位与病损节段直接相关。如下颈髓前角细胞受累，则引起手部小肌肉及前臂肌肉萎缩与无力，且可伴有肌束震颤。空洞扩大则可导致上臂和肩胛肌肉以及一部分肋间肌萎缩。肌张力降低，腱反射消失，侧束受累则产生空洞平面以下即下肢的痉挛性无力或麻痹，肌张力增高，腹壁反射减弱或消失，腱反射亢进及锥体束征阳性，但以不对称性者多见。若见腱反射消失而无肌萎缩，系由于反射弧的传入部分受累所致。

（3）营养性障碍及其他症状　与侧角细胞损害有关。可见皮肤角化，指甲发脆，甲沟炎，肌肉萎缩，皮肤增厚，浮肿发绀，多汗或少汗，皮下组织局部性萎缩，大疱性皮疹，肢端呈青黑色色素沉着，骨质脱钙产生夏科（Charcot）关节（又称神经源性关节病，因关节痛觉缺失，脱钙而致关节磨损、萎缩、畸形，表现为关节肿大，活动范围过度），手指（或足趾）可发生无痛性坏疽（莫旺病）、皮肤溃疡等严重营养障碍症状。颈段侧角病变者可产生霍纳综合征，重病病例可有神经源性膀胱及大便失禁现象。

（4）常伴其他畸形如平底颅、颈肋、脊柱侧凸及后凸、脊柱裂。弓形足、漏斗胸、乳腺大小不等、两臂伸长距离大于身高、虹膜异色、高弓状腭、毛发生长异常、隐性脊柱裂等。

（三）诊断要点

（1）病史　以青少年起病为多，缓慢进展，或在一段时间内保持稳定。部分病例有脊柱外伤、脊髓出血及脊膜炎等既往病史。

（2）节段型分离性感觉障碍，肌无力及萎缩，皮肤、关节营养障碍。

（3）辅助检查 脊柱平片可有脊柱侧凸或后凸、脱钙、隐性脊柱裂、颈椎横突变长等变化。脑脊液大多正常，仅少数可有蛋白增高。肌电图提示神经源性损害。

（四）治疗

（1）深部放射线治疗可缓解疼痛症状，对其他神经系统症状疗效不肯定。

（2）早期胶质增生时可行放射线同位素治疗。先用复方碘溶液封闭甲状腺，然后空腹口服^{131}碘—碘化钠溶液50～200微居里，每周服2次，总量500微居里为一疗程。可于2～3个月后重复使用。椎管内注射法，穿刺针头斜面向头部作腰椎穿刺，注射灭菌^{131}碘—碘化钠溶液0.4～1.0微居里1毫升。每15天一次，共3～4次。

（3）一般疗法　可给予镇痛药、B族维生素、ATP、辅酶A、肌苷等。

（4）出现脊髓压迫症状可考虑行手术椎板减压，但效果并不满意。

（5）选用矫治第四脑室出口的手术，以治疗交通性脊髓空洞症，有一定疗效。

（6）理疗和对症治疗。

五、脊髓亚急性联合变性

脊髓亚急性联合变性是由缺乏维生素B_{12}引起的脊髓后索、侧索和周围神经合并变性（亦可涉及大脑白质及视神经）。

（一）病因病理

本病系由缺乏维生素 B_{12}引起，因维生素 B_{12}是脱氧核糖核酸合成过程中的重要辅酶，当其缺乏时，则影响神经系统代谢和造血功能，所以本病与恶性贫血并发。维生素 B_{12}的缺乏，可因①摄入不足，需要量增加（正常人每日仅需 1 ~ 2 毫克），这甚少见；②吸收障碍，如内因子缺乏（萎缩性胃炎，胃全部或大部分切除后，幽门梗阻等）、小肠疾患（原发性或继发性小肠吸收不良综合征，节段性回肠炎及回肠切除后等）、药物影响（如 EDTA、新霉素等可影响小肠内维生素 B_{12} 的吸收）；③寄生虫（阔节裂头绦虫病等）；④血中的运钴胺蛋白缺乏，导致维生素 B_{12}的吸收运转障碍。

本病的病理改变为脊髓后索及侧索的纤维发生弥漫性轴索变性及髓鞘脱失，常以后索改变为明显，晚期可出现胶质增生。脊髓节段以上胸段最易受累，下颈段次之。周围神经及大脑白质亦可受累。

（二）临床表现

（1）周围神经病损　周围神经症状最早出现，治疗后可复性最大。病初足部出现对称性感觉异常，如麻刺感、发冷感或烧灼感，渐发展至小腿，上肢自手部开始，向前臂发展呈周围型感觉障碍。部分患者首发症状是下肢无力、易疲劳。此外，尚见周围神经干压痛。

（2）脊髓病损　以后索及侧索受损为主，且后索症状出现较早。以趾（指）为明显的位置，震动觉减退或消失，震动觉减退往往比关节位置觉减退较早也较显著，导致感觉性共济失调征，患者走路不稳，行路有如踩棉花样感，跟膝胫试验及昂白征阳性，于黑暗处更明显。病变逐渐侵及侧索，则损伤锥体束，引起肢体僵硬及肌力减弱，且以下肢锥体束征为明显。如后索病变较重，常肌张力减退，腱反射减弱；若侧索病变较重，则出现肌张力增高，腱反射亢进。病理征始终阳性。部分患者病情严重时，可有括约肌功能障碍的表现，如尿失禁。

（3）大脑病损　由于治疗及时现已较为少见。可见的精神症状包括抑郁、反应迟钝、易激惹，类偏执狂倾向，定向障碍，甚或精神错乱或痴呆。

（三）诊断要点

（1）病史　以 50 岁以上发病为多见，慢性或亚急性起病，隐袭进展，病程较长。部分病人有胃癌、脂肪性腹泻、肠胃手术或长期营养不良等病史。

(2) 发病为渐进性，早期症状为足趾及手指末端感觉异常。

(3) 深感觉障碍和皮质脊髓束受损症状，如触觉及震动觉丧失，肌张力增高，腱反射亢进，病理反射阳性，浅反射减弱或消失，肌力低下，终致成截瘫。

(4) 肌肉压痛　萎缩和周围性的感觉障碍。

(5) 共济失调尤以夜间行走时更为明显（损伤后索所致）。

(6) 胃液分析为抗组织胺性的胃酸缺乏。周围血象及骨髓涂片为巨细胞性高色素性贫血。血清维生素 B_{12} 浓度降低，粪便中放射性核素标记的 B_{12} 排泄量明显增多。而尿中明显减少。

(四) 治疗

应及早治疗，否则即使贫血纠正但神经损害已不可逆。

(1) 补充维生素 B_{12} 开始每日肌肉注射 1 次，每次 100 ~ 200 毫克，通常治疗 1 ~ 2 个月后即有一定程度的恢复，2 个月后逐渐减为 100 毫克，每周 1 次肌注，3 ~ 6 个月后效果可更明显些。疗程至少持续 1 年。一般与维生素 C 并用可加强维生素 B_{12} 在核蛋白生物合成过程中的辅酶作用，故可提高疗效。(配合给予营养丰富的饮食治疗本病可加速康复)。

(2) 对瘫痪肢体可行理疗、针灸、按摩、功能锻炼。

六、脊髓压迫症

脊髓压迫症是一组由于各种病因所产生的脊髓受压迫的病症。

(一) 病因病理

本病的病因依病变解剖部位不同可分为以下 3 类。

(1) 脊椎疾病　以脊椎外伤和结核最为常见，次为转移性肿瘤，其他如脊椎炎或脊椎增生、中央型椎间盘突出、脊椎原发性肿瘤（骨髓瘤、骨软骨瘤、肉瘤、血管瘤等），少见的有脊椎畸形，如椎管狭窄症、寰枕畸形、青年性骨软骨炎等。

(2) 椎管内脊髓外疾病　以肿瘤为多见。位于硬脊膜外的疾病有神经纤维瘤、转移性肿瘤、白血病、淋巴瘤、脓肿、肉芽肿、寄生虫性囊肿、血肿、血管畸形等。位于硬脊膜内的疾病最常见的是原发性良性肿瘤，如神经纤维瘤及脊膜瘤。脊髓蛛网膜炎因蛛网膜发生粘连、增厚、囊肿形成，亦可压迫脊髓。

（3）脊髓内疾病　以脊髓神经胶质瘤特别是室管膜瘤为常见，其他有脊髓脂肪瘤、结核瘤、空洞、出血等。

本病的发生乃由病灶直接压迫脊髓及神经根；或将脊髓推移，使其受压于对侧骨壁所引起。急性者因脊髓迅速受压，静脉回流受阻，故导致脊髓水肿，而这又加重了脊髓的压迫。以后由于伴随动脉受压，脊髓则逐渐出现缺血，缺氧和营养障碍。慢性者脊髓被压向一侧而凹陷变形，因已建立代偿性侧支循环，故不出现脊髓明显水肿症象。无论慢性或急性受压，脊髓内的神经细胞和神经纤维均逐渐发生变性、断裂及坏死，髓鞘脱失。脊髓表面可与蛛网膜发生不同程度的粘连。因脊髓表面静脉曲张、血浆蛋白渗出，故脑脊液蛋白增高。

（二）临床表现

脊髓压迫症因原发病变的性质、部位及发展速度不同而临床表现亦各有差异。现以多见的慢性起病、缓慢进展的硬脊膜内脊髓外病例为例，其临床表现如下。

（1）神经根损害　单侧神经根痛常是首发症状，疼痛如刀割样，火灼样或刺痛，夜间更甚，这是由于病灶常先起自脊髓一侧的后根附近而刺激后根引起，疼痛每于膜压增加（咳嗽、喷嚏、用力）或转体时而加剧（脑脊液压力变动，神经根受牵引），改变体位可使疼痛减轻，日久，神经根的传导功能发生障碍，可有感觉减退或消失。病变亦可压迫脊髓前根而产生相应的症状。如节段性肌痉挛，或节段性肌萎缩。

（2）感觉障碍　上行的感觉传导束受累时产生病变阶段以下的感觉障碍。髓外病变感觉受损常自下肢远端开始，逐渐延展至受压节段，髓内病变则相反。随着病灶由一侧逐渐进展为横贯性脊髓损害时，则感觉障碍也由对侧肢体浅感觉异常发展为病变水平以下深浅感觉均消失。病灶上界可有感觉过敏带。脊髓蛛网膜炎产生的感觉障碍可呈不规则斑块状，感觉平面不固定或有多处。

（3）运动障碍　因脊髓前角或前根受压引起，也可因锥体束受压所引起。当脊髓前角或前根受压则表现为其所支配的肌肉呈弛缓性瘫痪、肌肉萎缩、肌束颤动等。当锥体束受压时则出现受压水平以下的肢体痉挛性瘫痪，常由一侧发展为双侧，在脊髓胸段，因肋间肌的瘫痪临床上难以查出，其前角或前根受压障碍不显著，故可只表现为锥体束受损症状。完全截瘫时，初期双下肢为伸直性痉挛性瘫痪，晚期则多为屈曲性痉挛性瘫痪，这是较为缓慢地压迫锥体束的表现。如因外伤、硬脊膜外脓肿等急剧压迫时，则初期常出现“脊髓休克”状态而与上述表现相反。

（4）反射异常　前根、前角或后根、后索等处发生压迫性障碍时，相应节段的腱反射减弱或消失。如锥体束受压在初期则损害部位以下的同侧腱反射亢进，而腹壁反射、提睾反射等浅反射减弱或消失，出现病理反射，逐渐对侧也出现反射异常。若脊髓急剧受压，则出现“脊髓休克”状态。

（5）植物神经功能障碍　大小便障碍一般出现较晚，由小便费力、便秘逐渐发展到尿潴留或二便失禁。病变节段以下的皮肤有营养障碍症状。

（三）诊断要点

诊断本病的关键是首先要根据病史、病程经过、症状及体征、辅助检查的结果等以判断脊髓损害是否为压迫性。慢性脊髓压迫症的特点如下。

（1）病灶常从骨髓一侧开始，早期可有神经根痛，逐渐出现脊髓部分受压症状，进而表现为横贯性脊髓损害症状。在较长时间内两侧肢体的症状可不对称，或瘫痪不完全。

（2）病程呈进行性发展，其间虽可缓解，但总的趋势是逐渐加重。

（3）腰椎穿刺发现椎管有阻塞，脑脊液蛋白增高。病灶在椎管内堵塞越重、位置越低，则引起堵塞部位以下的脑脊液蛋白量越高。脊髓空气和碘油造影、脊髓蛛网膜下腔放射性核素扫描等可证实脊髓压迫症的存在。

（四）治疗

（1）病因治疗　查明病因后，能手术的应及早施行，尽可能切除压迫物，否则也应作减压术。硬脊膜外脓肿应紧急手术并给予足量抗生素。脊椎结核可行手术同时进行抗痨治疗。某些髓内肿瘤与转移性肿瘤可行放射治疗。

（2）一般治疗　可酌情给予镇静镇痛药、维生素类、ATP、辅酶 A 等。

（3）瘫痪肢体可行针灸、按摩、理疗、功能锻炼。截瘫患者应防治褥疮和并发症。

七、放射性脊髓病

因照射脊髓所致的脊髓病，是为放射性脊髓病。

（一）诊断要点

（1）病史　在有关部位的放射照射治疗后数月至数年出现脊髓症状，亚急性起病，病损轻者预后较好，重者则症状进行发展，病程延续。

（2）临床表现

①颈髓病变出现四肢瘫、胸髓病变出现截瘫。损及前角细胞时出现相应部位的下运动神经元病损证象。

②病变水平以下不等程度的感觉障碍，颈髓病变时可见 Lhermitte 征（属颈诱发或加重的从颈部向脊柱或四肢放射的触电感）。

③症状轻重不一，轻者仅有程度与病损区有关的主客观感觉征象，重者除明显感觉运动症状外，更有括约肌功能障碍而出现排尿困难、便秘，进而二便失禁现象。亦可在发展过程中，出现脊髓半横断综合征。少数呈脊髓播散性损害。

④照射野过高可有球麻痹与舌肌萎缩，不少病例有眼震和霍纳征。

（二）防治要点

（1）放射治疗时，尽可能回避脊髓，困难时更应严格掌握照射剂量。

（2）细胞营养剂，如 ATP、辅酶 A、乙酰谷氨酰胺、维生素 B_1 等宜及早使用。

（3）急性病例或有脊髓肿胀表观，应酌情使用脱水剂。

（4）克脑迷 1 克，静滴，每日 1 次；连用 20 日为一疗程。所含巯基能促进氧化，帮助神经细胞恢复。

（5）糖皮质激素　泼尼松 5 毫克，每日 3 次，口服；或地塞米松 0. 75 毫克，每日 3 次，口服。

八、肌萎缩性侧束硬化

肌萎缩性侧束硬化为运动神经元疾病的代表。运动神经元疾病是一组选择性损害脊髓前角、脑干运动神经元和锥体束的慢性进行性变性疾病。

（一）病因病理

本病的病因尚未明确，推测可能与下列因素有关：植物毒素中毒或微量元素缺乏；慢性病毒感染；遗传因素及某些细胞内酯素缺乏导致神经元变性。本病的病理特征是脊髓前角细胞、脑桥和延髓运动神经核变性或消失、大脑皮质中央前回的锥体细胞亦有类似改变。锥体束有明显的弥漫性变性。脊神经根发生轴索断裂与髓鞘消失。

（二）临床表现

本病多在中年以后发病，起病隐袭，病损累及脊髓前角细胞与锥体束。

（1）下运动神经元损害症状　因颈膨大的前角细胞常先受累，故首发症状为双侧或一侧手部无力笨拙，逐渐出现肌萎缩，以大小鱼际肌、骨间肌、蚓状肌为明显而呈爪形手。肌无力及萎缩逐渐向前臂、上臂和肩部延伸，病变部位有广泛而明显的肌束颤动。

（2）锥体束征　上肢肌张力增高、腱反射亢进、病理征阳性，故常不易发现上肢的肌萎缩。但若下运动神经元损伤严重时，锥体束症状可被掩盖，上肢肌张力减退、腱反射减低或消失。下肢多为痉挛性瘫痪，肌张力增高，腱反射亢进，出现病理反射。下肢肌萎缩和肌束颤动较轻或不明显。

（3）延髓受累症状　少见，大多症状重，病程短。舌肌症状出现较早，表现为舌肌萎缩舌肌震颤。以后口轮匝肌及咽、腭、喉、咀嚼肌等逐渐出现萎缩无力，以致病人构音障碍，吞咽困难，咀嚼无力等，后期则出现延髓麻痹症状。

（三）诊断要点

（1）本病多在40岁以后隐袭起病，其首发症状多是自上肢或下肢开始的肌无力与肌萎缩，伴有突出的肌纤维震颤。

（2）上运动神经元病损，如腱反射亢进、肌张力增高、病理反射阳性等。若病变以下颈髓为主，则常见两下肢肌力减退，肌张力增高，反射亢进与巴彬斯基征阳性。若病变以延髓部为主，则见四肢痉挛性瘫痪。病变部位更高时则见下颌反射亢进。

（3）除可见出现感觉异常如麻木与凉感外，典型病例无客观感觉征象。

（4）患者可有一阵阵的强哭强笑。

（5）若病变在延髓部出现真性球麻痹征，表现为舌肌纤维震颤伴萎缩，伸舌活动不全，发音嘶哑，吞咽困难，进食咳呛返流，提腭运动差，咽反射减退或消失等。

（6）病人神志清楚。

（7）除肌萎缩性侧索硬化脑型外，尚可见其他类型。

①进行性脊肌萎缩型　只表现下运动神经元症状，无锥体束损害，发

病年龄可早到青年期，先手肌及前臂肌萎缩无力，后波及下肢，有广泛肌束颤动。

②进行性延髓麻痹型　渐进性出现真性球麻痹征。

③幼儿型脊肌萎缩症（Werdnig－Hoffmam 病）本病可在胎儿期或1岁内发病，属常染色体隐性遗传，临床表现为肌力减退，肌萎缩，抬头困难，深反射减低，肌张力减低，吞咽困难，病情缓慢进行，预后差。

④家族性进行性脊肌萎缩症（Kugelberg－Welander 病）本病常在20岁以下10岁前后发病，男性多见，呈常染色体隐性或显性遗传。临床表现主要因为下运动神经元退行性变而呈现肌无力、肌萎缩和束性震颤，以近端肌为重，行走呈摇摆样，并可见登攀性起立现象，深反射减低以至消失，常伴高腭弓、凹足、外翻失足、捷状足趾等畸形。

⑤原发性侧束硬化型　表现为痉挛性截瘫（或四肢瘫），有时伴假性球麻痹，吞咽困难，进食咳呛返流等球麻痹症状，但咽反射活跃，下颌反射亢进，伸舌活动虽不灵活，但无舌肌纤维震颤与萎缩。

（8）肌电图　在下运动神经元病损区，呈现神经源性肌萎缩的肌电图表现。

（四）治疗

由于本病原因尚不清楚，故至今仍无特殊有效的治疗方法，因此只能给予一些症状的治疗，以求达到某种程度的病情缓解，或减轻痛苦。

（1）氨甲氯苯丁酸（Baelofen）　本品能改善肌痉挛。剂量初为5毫克，每日3次开始，以后每隔3～4天可增加5毫克，直至获得较满意的疗效，或发生一些不良反应（精神抑郁、恶心眩晕、血压下降等）时为止。每日最大剂量不宜超过100毫克。

（2）安定　亦可治疗痉挛，剂量每次5毫克，每日2次服，此后每隔1～2日可增加5毫克，直至痉挛缓解或发生镇静作用为止。

（3）支持疗法　保证患者有足够的营养，改善其全身的状况，可给予维生素B、C、E等以及ATP、氨基酸制剂、核酸制剂等。对吞咽困难的病人可用胃管鼻饲牛奶或其他高热量的流质营养物质。

（4）对症治疗　可针灸、按摩、理疗。如病人有感染给予抗生素，加强瘫痪病人的护理，预防褥疮的发生等。

九、进行性肌营养不良症

本病是一种原因不明的缓慢进行的遗传性变性肌病。主要临床特征为病损部位骨骼肌对称性无力与萎缩，可涉及心肌。

（一）病因病理

进行性肌营养不良的主要致病原因可能是由于遗传异常引起。至于遗传因素何以造成肌肉变性的机制，则始终未明。近年来对这一机制有多种假设性的学说。其中以肌膜学说最为引人注意。肌膜学说认为先有肌膜通透性改变，使肌酶流失，从而使肌肉变性，运用这一学说可以解释致病基因携带者，也有血液中肌酶升高的现象。

进行性肌营养不良症典型的病理改变包括：①肌纤维大小不均；②肌核向中心移位；③肌纤维退行性改变、坏死和被吞噬；④肌束间结缔组织增生，在假肥大中，脂肪亦有增加，心肌可有类似变化；⑤疾病早期的肌纤维再生现象，表现为肌浆的嗜碱染色体和肌核与肌仁的增大。

（二）临床表现

本病因其遗传特点、起病年龄、病肌分布、病程进展与预后各有不同，临床可见以下几种类型。

（1）假肥大型（Duchenne 型）　又称重症 X－连锁隐性遗传肌营养不良症。为隐性遗传。本型最为常见，多见于学龄前男孩，家庭中可有几人同病，以骨盆带肌肉无力为突出症状。虽说患儿常在婴儿期即有运动发育略较迟缓的迹象，此时若检查血液中肌酶即可见已经升高。但临床症状大多在5岁后才开始明显，并呈逐渐加重趋势，无力常自下肢近端肌肉开始，表现为跑步不快，容易跌倒，上梯缓慢费力。当病变涉及骨盆带和脊旁肌时，则背脊伸肌无力，直立时腰椎过度前凸，呈阔基位，行走时步态蹒跚，骨盆上下摇摆，行进缓慢，呈“鸭步”状态。下蹲后需双手扶膝才能逐渐站立，由于腹肌和髂腰肌无力，患者仰卧位起立时，必须先行俯卧，再屈膝举臂，以上肢支持躯干，才能逐步站立。是为高尔化（Gowers）现象。若病势得不到控制而进一步发展，则肩胛带肌群亦可受累，患者穿衣抬臂渐感困难，双肩下垂；举臂时，因前锯肌和斜方肌不能固定肩胛骨内缘，而使肩胛骨耸起突出如翼状。当肋间肌受损时，则咳嗽无力。大部分病例在病程早期可出现某些肌肉的假性肥大现象，这也是本型的特点。假肥大最常见于腓肠肌。偶见于三角肌、三头肌、冈下肌和股四头肌等，表现为肌肉外观肥大，扪之较坚实，但肌力不强。患肌腱反射消失。后期可出现肌腱挛缩和关节强硬畸形等。部分病人心肌亦受损伤。心电图可见 P－R 间期延长，Q 波加深等异常改变，病人感觉始终正常。本型病情大都发展较快，多在 20 岁以内即不能行走，卧床不起。常因并发症如肺炎、褥疮、营养不良等而危及生命。检查时肌无力及萎缩以肢带近端为主。

（2）肢带型　本型可见任何年龄，但以 10～30 岁多见，无性别差异。多为常染色体隐性遗传，偶为显性，也常有散发者。常首先影响骨盆带或肩胛带肌肉，患病之初肌无力与萎缩常不对称，进展缓慢，多从一侧肢体开始逐渐波及另一侧肢带肌群。临床表现上楼困难或举臂不能过肩。也可伴假性肥大。一般要到中年以后才发展到严重程度（顿挫病例少见）。

（3）面－肩－肱型　可见于任何年龄，一般在青春期起病，无性别差异。典型者属常染色体显性遗传，亦有不少散发病例，面肌及肩胛带肌常首先受损，眼睑闭合无力；皱额、露齿、鼓腮与吹哨都有困难。患者常呈“肌病面容”，即面部无表情，口轮匝肌假性肥大而致口唇增厚而微噘，翼状肩胛较显著，上臂细瘦，肘部无力。病情发展缓慢，经过相当长时间后可累及下肢骨盆带和躯干肌肉，部分病人临床表现呈顿挫型，预后良好。

（4）其他少见类型　眼肌型表现为进行性双眼睑下垂和眼外肌麻痹，上面部肌肉也同时受累，经数年后可延及颈部和肩胛部的肌肉。远端型表现为自肢体远端肌肉开始，逐渐向近端发展。眼咽肌型者除有缓慢进行的眼外肌群瘫痪症状外，尚伴有咽肌麻痹症状。

（三）诊断要点

（1）儿童期或青壮年期发病，病情缓慢，对称（或非对称性）的肌萎缩和无力，病损受累肌肉主要分布于肢体近端。

（2）大部分病例有类似家族史。

（3）生化检查 血清肌酸磷酸激酶、醛缩酶、乳酸脱氢酶、谷－草转氨酶、谷－丙转氨酶等均有升高，但在晚期患者中可能不明显。

（4）肌电图检查 收缩时可见运动单位电位降低，时程缩短，多相波增加，静止时偶可见肌肉纤颤。部分病例累及心肌时可见心电图 P－R 间期延长、Q 波加深等异常变化。

（四）治疗

本病的病因及发病机制尚不清楚，因此目前仍缺乏有效的治疗方法，而以支持性治疗为主。可试用以下药物和治疗方法。

（1）三磷酸腺苷（ATP）每日 20～40 毫克肌内注射，能暂时缓解症状。

（2）三磷酸尿核苷（尿三磷、UTP）每日 20～40 毫克，肌内注射，有人报告对部分病人有效，亦有试用三磷酸胞苷（CTP）治疗本病。

（3）胰岛素、葡萄糖疗法　皮下注射胰岛素，第 1 周每日 4 单位，第 2 周每日 8 单位，第 3、4 周每日 12 单位，第 5 周每日 16 单位。于注射胰岛素 15 分钟后口服葡萄糖 50～100 克，治疗后若有效果，隔一段时间可重复治疗。

（4）呋喃硫胺（TTFD）为维生素 B_1 衍生物，毒性较低，疗效较好。

（5）组织疗法、放射疗法、理疗及体疗、高压氧治疗等均可试用。对某些病例或许有些帮助。

（6）苯丙酸诺龙、加兰他敏、维生素 E 等亦可试用。

（7）中药治疗　以益气健脾为主，辅以筋骨强壮剂，如健步丸服用。或肌内注射灵芝孢子粉等亦可试用。

患者应尽可能维持日常活动，佐以按摩和被动运动。有畸形和挛缩者，应给予相应的矫形。

十、重症肌无力

重症肌无力是一种神经肌肉接头间传递功能障碍的慢性自身免疫性疾病。临床表现以一部分或全身的横纹肌极易疲劳，多数常侵犯眼肌、咀嚼肌、咽肌及呼吸肌等。感染、精神刺激、过度疲劳、分娩以及某些药物等可促发本病加剧。经休息或给予抗胆碱酯酶药物即可恢复，但有复发的倾向。

（一）病因病理

本症极有可能与机体免疫机制紊乱有关（如约有 2/3 的病例伴有胸腺异常增生现象，并出现淋巴细胞生发中心，少数病例患有胸腺瘤。肌肉中常见淋巴细胞集结灶）。患者并发其他自身免疫性疾病的发病率较一般人口为高，且在部分患者的血液中可以查到抗核、抗骨胳肌、抗甲状腺细胞等抗体和类风湿因子。

本症患者肌肉活检材料可发现终极形态扁平、皱褶减少、可以结合的 Ach 受体数目下降等病理变化。约有 2/3 病例伴有胸腺增生，并出现淋巴细胞生发中心，少数患者患有胸腺瘤。肌肉中常见淋巴细胞集结灶。在重症急性病例中，肌纤维可有凝固性坏死。伴有多形核白细胞和巨噬细胞的渗出。部分病例还有局限性或全心肌炎。晚期病例的骨骼肌常发生萎缩。

（二）临床表现

（1）本病发病缓慢，多见于青壮年，但自新生儿至老年都可发病，女性多于男性，尤其在40岁以前发病者这种性别差异现象甚为突出，而中年以后发病者则多为男性。这组中多见伴发胸腺肿瘤。本病的显著临床特征表现为病肌的易疲劳性与症状的易波动性。病肌或为局限性，或为全身性，局限者以提上睑肌、眼外肌、咀嚼肌与延髓部供应肌（咽、喉、腭、舌），颈肌和肩胛带肌为常见。严重者可损及呼吸肌以及全身。病肌的基本现象都是病态疲劳，即稍事收缩后即出现肌力减退，甚至瘫痪，经短暂休息或应用抗胆碱酯酶类药物后即见好转。因此每天的症状都呈现为早晨轻，下午及傍晚或劳动后加重的波动性。早期可见症状自发缓解和复发，晚期的运动障碍则比较严重，虽经休息也不能完全复原。部分肌肉如眼外肌、舌肌、肩胛肌、肱三头肌及股四头肌可发生萎缩。

（2）临床类型　按发病的年龄与病肌的分布情况，可分为如下类型。

①新生儿重症肌无力　因病母的致病因子（女性患者血清中所含抗Ach抗体的IgG）经胎盘进入胎儿，而产生程度不同的症状，患婴出生后即呈肌张力松弛、哭声低弱、呼吸和吸吮困难。经救治凡1周至3个月内皆能痊愈。

②儿童重症肌无力　以局限在提上睑肌与眼外肌为多，双侧睑垂时常交替出现，如同拉锯状，个别为全身型。有时以发热为诱因，起病和缓解均较快，易复发。

③成人重症肌无力　起病隐袭，进程缓慢。局限型以眼外肌、咀嚼肌、延髓支配肌受累为多见，亦可能颈肌或肩胛带肌受累。眼外肌受累者表现为斜视与复视，常波及提上睑肌，而见睑板下垂。晨起时眼裂较大，午后或傍晚时睑垂明显。若波及眼轮匝肌则闭目不紧。累及其他面肌，则表情动作无力。嚼肌受损则不能连续咀嚼，进餐时逐渐咀嚼无力。咽喉软腭及舌部肌群受累，则发生吞咽困难，不能连续下咽，呛咳，声音渐低或嘶哑带异音，呐吃，颈肌及肩胛带肌受累时则头部向病侧前倾，常须用手托扶，病侧上肢不能持久上抬，梳头困难。本型多缓慢发展，病肌范围也可逐渐扩展，涉及延髓各肌时常进一步扩展成全身型。极少数病例进展迅速。全身型，起病即累及全身横纹肌，多起病缓慢，呈渐进性，渐进过程中可能出现缓解，少数病人可在数年后突然出现症状迅速恶化现象。此型患者若

伴发胸腺肿瘤，则病情进展迅速，药物不易控制。少数起病迅速，数天至数周内出现延髓肌肉无力与呼吸困难者是为暴发型。

（3）重症肌无力危象　是指延髓支配的肌肉和呼吸肌无力突然加重，出现吞咽困难，语言不能和呼吸麻痹，以致不能维持换气功能，此时如不及时抢救可危及生命。常伴有全身肌无力症象，危象可分以下几型。

①肌无力危象　是疾病恶化的表现，主因使用抗胆碱酯酶类药物剂量不足，或突然停药，或并发其他全身感染（尤其是上呼吸道感染），或由精神刺激、分娩等因素引起，在使用神经－肌肉阻断剂如链霉素，呼吸抑制剂如吗啡时，亦易发生。表现为呼吸肌及咽部肌肉极度无力，呼吸困难，紫绀，呼吸道分泌物不易排出，常因严重缺氧而死亡。诊断时根据最近无增加抗胆碱酯酶药量史、2 小时内亦未曾服药，或静脉注射腾喜龙 2～5 毫克后肌无力症状有短暂而明显的好转等情况来确定。

②胆碱能危象　由于抗胆碱酯酶应用过量，使终板膜电位发生长期去极化阻断所致。一般有在 1 小时内用药史。临床除表现肌无力外，还可有胆碱能中毒症状，如 a）毒蕈碱样作用：恶心、呕吐、上腹不适或腹痛、泄泻、出汗、流涎、流泪、瞳孔缩小、心率缓慢、支气管分泌物增多或肺水肿等类似副交感神经兴奋性增高的症状；b）烟碱样作用：肌纤维、肌束震颤、肌痉挛等；c）中枢神经系统症状：头痛、眩晕、焦虑、失眠、多梦、精神错乱、昏迷和抽搐等。注射腾喜龙症状加重或无改变。

③反拗性危象　此危象介于肌无力危象与胆碱能危象之间，当肌无力加重出现呼吸困难时，不能用停止或加大抗胆碱酯酶来控制者，称反拗性危象。常见于暴发型或胸腺手术后数天，也可为感染、电解质紊乱或其他不明原因所引起。检查时发现既无胆碱能副作用征象，又不受注射腾喜龙试验影响。

（三）诊断要点

根据缓慢起病、发病年龄、病肌好发部位、病态疲劳、症状及病情易于波动及其他神经体征均正常等特征，一般即可以诊断。若仍不明确，可作以下试验。

（1）疲劳试验　使病肌持续收缩，如持久向上凝视时抬上睑，或反复快速收缩，如反复举臂动作，出现暂时瘫痪而休息后即恢复者为阳性。

（2）抗胆碱酯酶药物试验　用甲基硫酸新斯的明 0.5～1 毫克肌内注

射，15～30分钟后症状好转者为阳性，有诊断意义。或用氯化腾喜龙2毫克静脉注射，若20秒钟内无出汗、唾液增多、心率加快等副作用，则再给8毫克，一分钟内症状好转者为阳性。后药反应迅速，副作用较少。

（3）电刺激试验　以感应电刺激病肌时，其收缩反应逐渐减弱，最后消失，休息后反应恢复，是为肌无力反应，可以帮助诊断，但无特异性。

（4）肌电图　向病肌的支配神经施加连续短促电刺激，同时记录肌肉的动作电位，无论低频（1～10次/秒）或高频（10次/秒以上）都可使电位幅度递减，越过10%为阳性，通称为递减反应。

因本病伴发胸腺肿瘤的比例较高，故确诊后，尚需拍摄胸片以明确。诊断本病时尚需注意以下几项鉴别。

（1）与肌无力综合征鉴别　肌无力综合征患者常伴恶性肿瘤如小细胞型肺癌，偶见于多发性肌炎、系统性红斑性狼疮和甲亢病人中，呈现类似本症的病态疲劳现象，以肢体近端肌为主，尤其是下肢。其发病原理为神经末梢Ach释放障碍，造成神经－肌肉联结点传递不良。除甲亢病人可能同时伴有凸眼性眼肌瘫痪外，并不涉及眼肌。所不同的是，开始动作时病肌易于疲劳，多次反复后却见改善，腱反射亦常减退，抗胆碱酯酶药物疗效不佳，肌电呈递增反应，即以高频刺激运动神经时所得病肌的动作电位幅度渐见增高。

（2）与肉毒中毒或其他病因所致的球麻痹鉴别　前者急性起病有不洁食物史，甚至数人同时发病；后者的瘫痪比较固定，如为脑干病变所致，则可能伴有感觉障碍或锥体束征，且无本症的波动性。

（3）与多发性肌炎和感染性多发性神经炎区别　前者除进行性，对称性四肢近端肌肉无力外，尚有病肌胀痛与压痛、肌肉萎缩及腱反射低落等症状。后者的腱反射亦消失。

（四）治疗

避免过度疲劳，忌用链霉素等。

（1）药物治疗

①抗胆碱酯酶药物

此类药物目前使用最为广泛。其应用原理是抑制患者终板膜下的胆碱酯酶活力，使Ach和受体结合的时间延长，从而代偿结合点的不足以取得暂时缓解，常用的有：

溴化新斯的明：剂量15毫克，每天3～4次服。严重病例每次剂量可加大到30～45毫克。服药后一般在20～45分钟开始显效，作用时间可持续2～3小时。

甲基硫酸新斯的明：一般剂量为0.5～1毫克，皮下或肌内注射，注射10～15分钟见效，作用持续时间1小时左右，静脉给药奏效更快，但有肠管及尿道梗阻及支气管哮喘者，应禁用本药。

溴化吡啶斯的明：剂量60毫克，每日3～4次口服，其特点为副作用小，作用持续时间较长。

氯化阿伯农（酶抑宁）：剂量2.5～5毫克，每日3次服，服后20～30分钟出现疗效，作用时间4～5小时。

氯化吡啶斯的明：剂量25～50毫克，每日3次服，适于不能耐受溴剂者。

腾喜龙：剂量为2毫克，静脉注射20～30秒钟发生作用，持续2～4分钟，故可用诊断及确定危象性质。

氢溴酸加兰他敏：成人每次剂量为2.5～5毫克，每日1次，皮下或肌内注射。如出现多汗、呕吐、腹痛、腹泻等毒蕈碱样副作用时，可合用之。

应用本类药物虽可改善症状，但由于不能阻止Ach受体的损害，故应用一段时期后疗效往往下降。目前多倾向于及早合用激素治疗，以提高疗效。仅对激素治疗有反指征者，或对疗效良好的轻症局限型病例，才单独应用抗胆碱脂酶药物。

（2）免疫病因治疗

胸腺摘除术：手术适应证是：①女性患者；②年龄在30～40岁以下者；③无胸腺瘤者；④病程在5年以内者。对于非胸腺肿瘤患者手术后缓解好转率高（改善多在一年至数年后始明显），而合并胸腺肿瘤者术后效果差，因多数胸腺瘤可变为恶性，故应尽量早期手术，再继之以激素治疗。对于已采用激素治疗的患者，为巩固疗效，减少或停服药物，可在达到最高疗效后，再切除胸腺。

激素的应用：①大剂量短程ACTH疗法：ACTH 100单位静脉滴注或160～240单位肌内注射，每日1次，10～15天为一疗程。效果常出现于疗程结束后，持续数月余，大多数患者在初期阶段出现一时性症状加重，病情改善阶段多在1个月内开始，数月后始达疗效高峰。在此期间缓慢降低激素剂量，故治疗初期均应住院，以便于观察和救护。②甲基泼尼松龙：每日60毫克，分3次肌注，10天为一疗程。治疗第3～6天易发生肌力减退现象，故应有辅助呼吸等设备。③泼尼松：10～30毫克/日，逐渐增加剂量，一般可达每日50～60毫克，当症状改善到最大限度时，可逐渐减为维持量，约为10～30毫克/日。亦可开始即使用较大剂量，附以常规药物如抗酸剂、钾盐等。多数病人在治疗初期阶段（2周内）会出现病情加重现象，常持续数日以至十余日。严重者需进行人工呼吸和胃管鼻饲。

免疫抑制剂：①环磷酰胺：剂量为2毫克/千克/日（25～100毫克/日），分2次服，可起到与激素或胸腺手术相同甚或更好的疗效。②硫唑嘌呤：剂量为100～150毫克/日，多在用药2周至1个月内见效。③胸腺放射治疗：总剂量为2000～4000伦琴，在1～4周内完成，但疗效不定，可用于胸腺切除的准备阶段。

免疫抑制剂在其他治疗方法效果不显，病情得不到有效控制，全身情况许可的情况下应用。

（3）肌无力危象的治疗　肌无力危象发生时大多非常急骤危重，须紧急抢救。关键是要保持呼吸道通畅，及时吸去痰涎。气管插管和人工呼吸设备须准备妥当以备随时应用。①肌无力危象用新斯的明1毫克加入5%葡萄糖液或生理盐水500毫升中静脉滴注，病情好转后可酌情减量，改为口服，1毫克注射剂相当于口服剂15毫克，防止由肌无力危象转为胆碱能性危象。②胆碱能性危象：应立即停用抗胆碱酯酶药物。给予阿托品0.5～1毫克肌内注射或静脉注射，每15～30分钟重复1次，直至毒蕈碱样作用消失；解磷定初次为50～250毫克，静脉注射。以后每5分钟给50毫克，直至总量达1～2克。使用解磷定过程中要防止胆碱能性危象转为肌无力危象。③反拗性危象：停用所有药物，及时气管插管或做气管切开，保持呼吸道通畅等，一般在3天后再从小剂量起应用抗胆碱酯酶药物。

（4）加强护理，预防感染，注意营养和电解质的平衡。病人危象解除后应继续服用抗胆碱酯酶药物。

十一、周期性瘫痪

周期性瘫痪是一种原因不明的、周期性反复发作的横纹肌弛缓性瘫痪为特点的疾病。多是突然起病，发作时大多伴有血清钾浓度的变化，依发病时血清钾的改变及临床特点分为低钾性、高血钾性及正常血钾性3型，国内以低血钾型最为常见，国外本症患者大都有家族史，为显性常染色体遗传，故又称家族性周期性瘫痪。

（一）病因病理

本病的病因目前还不是很清楚，可以肯定的是，本病的发生与膜的离子通透性异常造成肌细胞内外钾浓度的异常变化有关。钾离子的变化与碳水化合物的代谢有关。正常人在进食后，葡萄糖在进入肝脏和肌肉合成糖原时也需带入一定量的钾离子以参与正常代谢。在低血钾性周期性瘫痪中，钾离子进入肌细胞内过度，以至细胞外和血清中钾离子减少。故瘫痪多在饱餐后休息中发生。注射葡萄糖和胰岛素亦可诱发。这种肌细胞内外钾浓度差的变化引起了肌膜电位的超级化，从而造成神经－肌肉传递阻断。发作中的肌细胞内电位记录大多证实了此点，亦有肌膜电位下降者。由于临床上常出现本症病人中瘫痪程度和低血钾的幅度不成比例的情况，所以尚不能肯定低血钾是造成瘫痪的直接原因。另一方面，在国内，本症有家族史者甚为少见，而伴有甲亢者却时有发现。这种甲亢性周期性瘫痪除控制甲亢可以停止发作外，和家族性者在临床表现、生化改变和电检查等方面并无不同。甲亢程度与发作亦无关联，往往不易发现。因此，是否国内的周期性瘫痪以甲亢性为主及与甲亢有无直接关系，尚待研究。

周期性瘫痪的高血钾性和正常血钾性两型，均与遗传因素密切相关，一般认为乃由肌膜电位不稳定所致。（发作时除瘫痪外，尚有痛性痉挛和肌强直现象。补钾则病情加重，给钠则缓解。）

病理检查发现部分肌肉标本在光学显微镜下呈现肌纤维中部有圆形或椭圆形泡囊形成。电子显微镜检查发现该种泡囊为膨大的纵管和终池，并通过横管系统与细胞外相连。

（二）低钾型周期性瘫痪

1. 临床表现和诊断要点

（1）本病可见于任何年龄，但以20～30岁之间发病较多，男性略多于女性，少数病例有家族遗传史，为常染色体显性遗传，在我国多属散发病例。中年以后发作渐趋稀少，以至停止。

（2）发病诱因多与病前的剧烈运动，重体力劳动，或疲劳、饱餐（尤其吃甜食过多），酗酒、寒冷、精神紧张、激动等有关。

（3）多在半夜熟睡中醒来或凌晨时突然发现对称性肢体无力，无力多从腰背部和双侧髋部开始，向下肢远端蔓延，亦有进而波及腹肌和上肢者。瘫痪程度以肢体近端为重，患肢腱反射减弱或消失，浅深感觉无障碍，无病理反射。发作初期常有多汗、少尿、口干、潮红和病肌发胀感，但病肌无压痛。

（4）发作一般在1/2～2小时后达到顶点，瘫痪时间可以持续几小时或一两天，很少超过4天的，最早出现瘫痪的肌肉恢复亦早。

（5）呼吸肌与颅神经支配的肌肉很少受累，个别严重发作者可致呼吸肌瘫痪及或心律失常而威胁生命。心脏受影响可有心动过缓、室性早搏和血压波动。发作时多数病例血钾降低，心电图描记可见T波倒置、U波出现、QRS延长等低血钾表现。

（6）发作间歇期间病人恢复如常，不遗留任何症状，仅个别病人在多年频繁发作后可有固定性肢体近端肌力减退，甚至轻度肌萎缩。

（7）肌电图：轻病例电兴奋阈增高，完全瘫痪者电刺激的反应消失。

（8）血清钾测定：血钾，尿钾低于正常。

（9）诱发试验：对可疑病例，可用葡萄糖、胰岛素激发帮助诊断。

（10）与其他有反复发作性瘫痪或低血钾的疾病鉴别：血卟啉病、复发性感染性多发性神经炎及癔病性瘫痪均有复发性瘫痪症状，但除了这几种疾病血钾正常可资鉴别外，血卟啉病尚有腹痛和神经干按痛，复发性感染性多发性神经炎有感觉障碍，肌萎缩及脑脊液变化，癔病的肌张力与腱反射均无改变。原发性醛固酮增多症虽血钾改变，但同时伴有高血压、高血钾和碱中毒，血浆醛固酮水平亦增高。激素及利尿剂所致的低血钾有服药史，肌力改变常仅轻微。肾小管酸中毒症除有血钾低外还有血pH和CO_2结合力改变，高血氯，也可有低血钠。

2．防治要点

（1）发作时给予钾盐治疗：轻病例口服氯化钾片3～5克/次，每日3～4次；较重病例可给口服氯化钾片5～15克，或每小时服10%氯化钾溶液30毫升至开始好转为止。除非必要，一般应尽量避免静脉补钾，因无论用5%葡萄糖或生理盐水作稀释液，都有可能导致血钾进一步降低。对于伴有心律不齐或呼吸困难者，除给予对症处理外，应在心脏监护下补充钾。治疗中应观察尿量及肾功能情况，治疗前应测血钾及心电图以作为治疗的对照。

(2) 发作频繁者可给予乙酰唑胺。乙酰唑胺（Acetazol - amidl diamox）是脱羧酶抑制剂，成人剂量为125~1000毫克/日，或250毫克，每日3~4次口服。此药可作为治疗，亦可作为预防时用。(亦可用螺旋内酯固醇20~40毫克/日。)

(3) 安体舒通（螺旋内酯固醇）：为醛固酮拮抗剂，成人剂量为100毫克/日，或用20~40毫克/日，或采用氨苯蝶啶150毫克/日，分次服用。该药可以减少发作频度及减轻病情，亦可以预防发作。

(4) 注意避免诱因，平时宜避免摄入大量糖类和大量液体和酗酒，宜用低钠、高钾饮食，少食多餐，避免过量饮酒、受寒等诱发因素。

(5) 甲亢性周期性瘫痪除有对称性肢体瘫痪等症状外，不少病例可有心悸、出汗、胸闷、气短、说话困难、烦躁不安、恶心、腹胀等症状。一旦确定诊断，尚须治疗甲亢，才能解除发作。一般应给予抗甲状腺制剂，如甲基硫氧嘧啶50~200毫克/日，他巴唑15~30毫克/日，或丙基硫氧嘧啶，早期大剂量，以后渐减量。给予^{131}碘或甲状腺摘除。另外，在治疗甲亢过程中，发现心得安可防止周期性瘫痪发作。

(6) 对不全瘫痪的肌肉作电刺激和鼓励多作自主动作，常可加速恢复过程。

（三）高血钾性周期性瘫痪

本病又称遗传性发作性无力症、强直性周期性麻痹等。为常染色体显性遗传性疾病，多在10岁以前起病，常在日间发病。此病临床上甚少见。

1. 临床表现及诊断要点

(1) 发病的诱因为饥饿、寒冷刺激、情绪紧张、激动、剧烈运动等均可促发此病。

(2) 发作时的肢体瘫痪症状与低血钾性周期性瘫痪相似，但瘫痪的程度一般较轻，且常伴有肌肉的痛性痉挛，多数病人尚可有肌强直现象，常见于眼、面肌、舌肌及双手肌肉。

(3) 多在白天发病，多次发作持续时间很短，一般很少超过1小时。发作时钾离子自肌细胞释出，而钠离子进入细胞内，故发作时血钾增高，小便排钾也增高。有的病例可有高血钾心电图，如早期心电图上出现高而尖的T波（帐篷形T波），ST段降低，继之P波及R波均降低，QRS波增宽。心律失常的表现有窦性心动过缓，窦性停搏，房室传导阻滞，甚至心室颤动和心室停顿。

（4）对诊断有困难时，可考虑作诱发试验，口服氯化钾 3～8 克/日，可诱发本病，或使瘫痪加重。

（5）血清钾测定：血钾过高。

2．治疗要点

（1）发作严重的病例可口服大量葡萄糖或高糖饮食，必要时可给予胰岛素 10～20 单位加入 10% 葡萄糖液 500～1000 毫升中静脉滴注。

（2）4% 碳酸氢钠 200～300 毫升静脉滴注，或葡萄糖酸钙、氯化钙 1～2 克静脉注射，均可收到一定的效果。

（3）平时注意尽量避免寒冷刺激、饥饿、情绪紧张、剧烈活动等诱因刺激。

（四）正常血钾性周期性瘫痪

1．临床表现及诊断要点

（1）本病为较罕见的常染色体显性遗传性疾病，多数在 10 岁以前起病，起病诱因与低血钾性周期性瘫痪相同。

（2）起病时间多在夜间，常在清晨醒来时或是夜间醒后发生四肢瘫痪，或选择性影响某些肌肉，如肩胛肌、小腿肌，有时伴有吞咽困难或发音低弱等现象。

（3）每次发作持续时间较长，多数在 10 天以上，个别可长达 3 周之久。

（4）部分病人嗜盐，如限制食盐摄入或给予钾盐可诱发本病，发病时大剂量生理盐水静滴可使瘫痪好转。

（5）血清钾测定：血钾正常。

2．治疗要点

（1）本病治疗与高钾性周期性瘫痪相似。可给予钙剂、脱羧酶抑制剂（乙酰唑胺 250 毫克，每日 2～3 次）。

（2）对有家族史的病例可给予氯化钠，发作时口服或静脉滴注大剂量氯化钠，剂量为 10～15 克/日。

（3）乙酰唑胺 250 毫克/日，或 9－α－氟氢可的松（9－α－Flndro cortisone）0.1 毫克/日，均可预防发作。

十二、多发性肌炎

多发性肌炎是一种非遗传性的主要侵犯骨骼肌的肌肉炎性疾病。主要累及肢端、颈项、咽部肌肉，后期可累及全身肌肉，也可波及心肌和平滑肌。同时有皮肤损害者称皮肌炎。儿童期多发性肌炎（或皮肌炎）常合并血管炎。

（一）病因病理

本病的病因迄今不明，到目前为止，仍未找到致病因子。有些病人常在上呼吸道感染或其他感染后发病，提示本病的发生可能与病毒或细菌感染因素有关。也有不少病人常伴发于癌肿、类风湿性关节炎、系统性红斑狼疮、结节性动脉周围炎、重症肌无力或硬皮病等，这提示本病的发生极有可能与机体自身免疫，细胞和体液免疫相关。为此不少学者在此方面做了大量的试验研究，以期揭示本病的病因与发病机制。如有些学者曾试过将肌肉无菌提取物加上大剂量 Freund 佐剂给动物注射，偶可诱发本病的肌病变，提示有自身免疫机制的存在，有些学者的试验提示了细胞免疫在发病上起着重要作用。如把病人的淋巴细胞置于横纹肌细胞培养基中一起培养，可见淋巴毒素增加，肌纤维破坏，但如与纤维母细胞一起培养，则无此现象。病人肌肉炎症部位，淋巴毒素浓度也明显增高。此外，T 细胞分泌的淋巴活素，也能破坏肌肉细胞膜，这可解释为病人的肌功能差而肌细胞坏死程度却较轻的现象。

体液免疫在本病的发病机制中起了什么样的作用，目前尚不能肯定。虽然 2/3 患者血中有抗肌红蛋白抗体，但在成人病人肌细胞膜上没有，间质的血管壁上找到这种抗体和补体，可以认为是继发现象。然而在儿童多发性肌炎中，在这些部位都能找到这种抗体和补体，提示成人与儿童的发病机制可能不同。

病理：病肌活体组织检查可见肌纤维呈节段性增生和坏死，坏死灶邻近和静脉周围可见有炎性细胞浸润。

（二）临床表现

（1）肌肉损害表现　成人多发性肌炎发病年龄一般在 45～60 岁间，女性是男性的 2 倍，常为进行性、对称性四肢近端肌肉无力而无明显皮损。急性病例有动作时加重的肌肉胀痛与压痛，病肌水肿肿胀。亚急性病例起病隐袭，缓慢进展，病人常先感近端肌无痛性软弱无力，特别是髂关节和大腿肌群，使病人在下蹲后起立、上下扶梯、跑路、举物安放高处以及梳头时渐觉困难。有些病人肌无力只限于颈肌、肩肌或四头肌。约15%～50%病人感臀肌、关节和小腿疼痛，常表示多发性肌炎与关节炎或其他结缔组织病并存。

当颈肌受累时，一般颈后肌较颈前肌更为严重，所以当病人就医时常呈头下垂状，咽肌和声带肌无力而造成吞咽困难和失音，躯干肌、肩关节和髋关节周围肌，以及上臂和大腿肌也均无力。眼球肌从不受累，如有则表示并有重症肌无力。仅有1/4的病人有前臂、手、小腿和足肌的累及，受累肌肉有些触痛。

本病的另一特征是肌肉萎缩，但显然不如肌力减退明显，肌腱反射低弱，但不如去神经者那样严重。如肌腱反射不成比例地减弱，则应想到癌肿伴多发性肌炎和多发性神经炎。

有不少患者心肌受累。大多表现有轻度心电图的改变，但少数也有严重心律失常。死亡者半数有严重心脏病，示心肌坏死但炎症却轻。少数病例有间质性肺炎和纤维化，表现为咳嗽和呼吸困难。发热一般不高，与病情严重程度亦不一致。

（2）皮肤损害表现　皮肌炎的皮肤损害性改变可在肌炎之前，或与之一起或在以后出现，表现为局部性或弥漫性水肿、充血、红斑、斑丘疹、脱屑性湿疹、萎缩、溃疡、色素沉着甚至剥脱性皮炎。本型尚有颇具特异性的征象为：早期患者眼睑有淡紫色水肿性红斑，晚期指尖和甲沟充血，面部的鼻梁、两颊和前额部红斑常融合成蝴蝶斑。皮损偶发生溃疡（愈合时呈平底凹陷，有鳞屑）。

（3）其他表现　不少病人有发热、盗汗、淋巴结及肝脾肿大等现象，关节周围和皮下组织可有钙化。约有1/3的病人有雷诺现象。有很多病例伴有轻型硬皮病，约有30%病人因食管受累而引起吞咽困难。另外，有些病例尚可见胃肠道出血和蛋白尿。晚期继发关节挛缩。

（4）伴发病的症状　如癌肿的恶液质，类风湿病的关节疼痛、肿胀等。成人特别是老年人之有多发性肌炎或皮炎患者，约有10%者伴有癌肿或其他肿瘤，其中最为常见的是支气管癌，但也可是任何器官的癌肿。肌肉活检未见癌细胞。多发性肌炎可先于癌肿出现1～2年，这可能与患者的免疫缺陷有关。在本病伴发风湿热、类风湿性关节炎、硬皮病或系统性红斑狼疮时，患者有比原来疾病更严重的肌无力和萎缩。因为这些结缔组织病有关节炎和疼痛，可限制肌肉活动等引起废用性萎缩，所以当本病与这些结缔组织疾病伴发时，本病的诊断较困难，须作肌活检，测血清肌酶和肌电图。

（三）诊断要点

（1）病史　可急性、亚急性或慢性起病。急性者起病与进展迅速，亚急性者起病比较隐袭，数月内逐渐进展，病程较多波折，慢性者在1至数年内，症状逐渐恶化，病程中可有暂时缓解。可以发生在任何年龄，儿童型一般在5~15岁间发病。成人在45~60岁之间为多，女性多于男性1倍。

（2）上述的肌肉及皮肤损害表现。

（3）其他症状如发热、盗汗、淋巴结及肝脾肿大、肢端雷诺现象、轻型局限性硬皮病、胃肠道出血和蛋白尿等。

（4）伴发病的症状，如类风湿病的关节疼痛、肿胀、癌肿的恶液质等。

（5）实验室和其他检查

①转氨酶、肌酸磷酸激酶（CPK）和醛缩酶等常升高，且常出现在临床征象之前，可作为诊断、治疗反应和预测复发的参考。α_2及γ球蛋白值可升高，约半数病人血清类风湿因子（RF）和抗核抗体（ANA）试验阳性，但LE一般阴性，血沉常增快。急性严重患者，尿中偶可出现肌球蛋白。

②24小时尿肌酸排出量增加，严重者可达正常值的10倍（正常成年男性为60~150毫克，女性为100~300毫克）。目前此项测定既容易又具有辅助诊断意义。

③肌电图（EMG）有多相、短时限、低振幅的运动单位即短棘多相波的出现，尚有自发性纤维颤动、电极插入时电势增强及肌强直电位出现等肌肉细胞膜应激性增强的表现。

④肌肉活检　必要时依此帮助诊断。

（四）治疗

（1）肾上腺皮质激素　急性期重症病人可用氢化可的松100~300毫克/日静脉滴注，一般患者可口服泼尼松，开始时每天服40~80毫克，约1个月后逐渐减量至每天15~25毫克，然后每2~4周减1毫克，在1年的时间内减完。用药时可根据肌力和血清肌酶情况缓慢调整剂量。在达到维持量时，最好每隔天用药以减轻类柯兴（Cushing）综合征的作用。

（2）免疫抑制剂　在糖皮质激素应用无效时，可试用免疫抑制剂，如硫唑嘌呤50毫克，每日2~3次，或6-巯基嘌呤，1.5毫克/千克/日，分2~3次口服，连服数周或以上。用药期间须定期检查白细胞计数，若低于4×10^9/升，需停药。近来多使用氨甲蝶呤（Methotrexate MTX），其治疗效果较硫唑嘌呤为优，MTX用量为每周1~3次，每次2.5~10毫克，3周为一疗程，其毒性作用可用四氢叶酸（tetrahy-drofolate）来予以预防和拮抗。

（3）辅助治疗　如苯丙酸诺龙或丙酸睾丸素25毫克，肌内注射，每周3次，加兰他敏6~12毫克，肌内注射，每日1次。

（4）物理疗法　急性期过后，可采用按摩、被动运动及针灸等措施来帮助肌功能恢复。

（5）注意伴发疾病的治疗。

十三、营养性肌病

维生素E缺乏可以引起类似于肌营养不良症的肌萎缩征象，但是，人类中是否有近似病况，尚很少了解。嗜酒者可能出现下肢近端肌无力，少数波及肩带肌，可能伴有轻度肌萎缩，根据病症部位，可与酒精中毒性多发性神经炎区别，而且，本病在戒酒与改善营养状况后往往得以好转，可以帮助诊断。至于本病的确切病因是由于营养不足或酒精中毒，仍不肯定。

十四、药源性肌病

某些药物使用不当，可致肌肉病变，停药后可以逆转。按临床表现不同，大致可作如下归类。

1. 急性或亚急性痛性近端肌病

（1）有关药物　乙醇、安妥明、吐根碱、6-氨基己酸、氯噻酮、泻药、甘草、氨基喹啉、抗疟素、二性霉素B、生胃酮、碳酸锂等。

（2）临床表现　无力以肢体近端为主，伴肌痛与按痛，血清肌酶升高，可伴肌红蛋白尿。肌电图呈肌病性变，并见显著自发电位。

2. 急性横纹肌溶化

（1）有关药物　海洛因、苯丙胺、苯环己哌啶、乙醇。

（2）临床表现　四肢松弛性瘫痪，肌肉肿胀，伴剧痛与压痛，肌红蛋白尿显著，可因而致急性肾功能衰竭，影响预后，但大多经几周后恢复。血清肌酶显著升高，肌电图呈肌病性改变，伴自发性放电。

3. 亚急性或慢性无痛性近端肌病

（1）有关药物　皮质酮类固醇（其机遇顺次为氯化类固醇如氟羟泼尼松龙，β－米松与地塞米松，偶见于泼尼松与氢化考的松）、氯喹、海洛因、乙醇以及致低钾性药物。

（2）临床表现　肢体近端对称性无力，以股四头肌为明显。血清肌酶正常，肌电图示肌病性改变。

4. 肌无力综合征

（1）有关药物　氨基糖苷、多黏菌素、黏菌素、金霉素、链霉素、新霉素、卡那霉素与庆大霉素、心得安、心得宁与其他β－阻滞剂、苯妥英钠、秋水仙碱、氯丙嗪、利眠宁、甲状腺激素、奎宁、奎尼丁、普鲁卡因酰胺、利多卡因、三甲双酮、乙醚、氯仿、箭毒素、琥珀酰胆碱、吗啡、杜冷丁、巴比妥类与D－青霉胺等。

（2）临床表现　全身无力感或加重肌无力症状。因此，在治疗重症肌无力时宜避免用上述药物。

5. 肌强直征

（1）有关药物　6－氨基己酸，20、25－重氮基胆固醇，琥珀酰胆碱，心得安。

（2）临床表现　6－氨基己酸肌病时，肌电图呈现肌强直性放电，但少见临床肌强直征象；20、25－重氮基胆固醇肌病时，除肌电图上见肌强直征外，临床上并见肌痉挛与无力，琥珀酰胆碱与心得安加重原有肌强直征象。

6. 恶性高热肌病

（1）有关药物　氟烷、琥珀酰胆碱及除了d－筒箭毒碱以外的所有常用肌肉松弛剂均可以激发。

（2）临床表现　有显著的遗传家族史，全麻过程中使用上述药物时体温突然上升高，肌肉肿胀，僵硬，显著无力，并伴有按痛，肌红蛋白尿，不等程度的代谢性呼吸性酸中毒。血清肌酸磷激酶在发作期间中度增高，在发作时显著增高。预后严重，可70%致死。

十五、癔症

癔症（hysteria），又称歇斯底里，是指以突然发病，出现感觉、运动和植物神经功能紊乱，或短暂的精神异常，而这些症状常不能查见相应的病理解剖改变且易受暗示影响的一种神经功能性疾病。本病发病年龄多在16~30岁之间，以女性较多见。目前在国内神经精神科门诊初诊病例中约占3%。

（一）病因病理

癔症的发生与患者特殊的性格、自身精神因素的影响以及来自外界的精神刺激等因素密切相关。

（1）特殊的性格特点　癔症患者的特殊性格特点常表现为以下几个方面。

①高度情感性　患者整个精神活动中，情感色彩非常浓厚，反应极于鲜明、强烈，常常超出理智，这样的情感特点使患者情感极不稳定，易走极端。

②高度暗示性　基于上述情感特点，患者的情绪极易接受周围环境的暗示性影响。即使是周围人的片言只语或丝毫的神态变化，都可能起到暗示作用。

③自我中心性　癔症患者非常期望自己受到大家的赞赏和注意，这种心理常常通过好夸耀、显示自己、当众表演及恶作剧的种种形式表现出来。

④富于幻想性　幻想丰富且生动鲜明，由于受高度情感性的影响，故癔症患者往往分辨不清幻想与现实的界限，从而给人以说谎或伪装的印象。

虽说癔症病人并非都具备以上所有的性格特点，但凡有这种性格特点的人比较容易发生癔症。

（2）精神紧张刺激　急剧的紧张刺激，如地震、水灾等自然灾害或其他突发的威胁个人安全的事件，或亲人突然亡故等，对某些人可引起癔症的急性发作。日常生活中，由持久的精神冲突所带来的紧张更为常见，诸如被迫从事违反意愿的事，有伤自尊心与侮辱人格的事，如被人羞辱，诬告陷害，和其他难以解决的心理矛盾，如人事纠纷、失恋、夫妻不和等，当精神紧张刺激引起惊恐、气愤、委屈、悔恨、忧虑等情绪变化尤其是悲哀与愤怒等不能宣泄表达出来时，便成为导致癔症发作的重要精神因素。以后也会每因经受相似的情感体验或因联想初次发病时的情景而发病。

在病人身体虚弱有病，长期劳累，妇女在经期或产后，或脑外伤等情况下，遭受精神创伤，则更易诱发本病。如病人有显著的癔症性格特征，只需轻微的精神创伤即可引起发病，如性格特征不明显，则须有强烈的精神创伤才会引起发病。

（二）临床表现

癔症的临床表现多种多样，主要表现如在躯干方面，称之为转换型，在精神方面，称之为分离型。在此仅介绍转换型的临床表现。

（1）感觉障碍

①肢体麻木感。多呈手套型、靴子型和半例型等。这些型式均不能以神经的解剖生理来解释。其广度和深度易受暗示影响而改变。

②感觉过敏。过敏区即使轻触也会引起剧痛或异常不舒服，常易发生误诊。

③特殊感官功能失常。以失明和耳聋为常见。癔症失明常突然发生，但对光反应仍然存在，对周围光刺激尚能感知，所以患者在走路时不易磕碰。耳聋常为突发性的完全性听力丧失。病人须根据说话者嘴唇的动作才能了解讲话的内容，但对耳边拍手声常可引起瞬目反应。有些癔症病人的视野异于常人，远近一样而形成管状视野。

（2）运动障碍

①痉挛发作。常表现为意识范围缩小，呼之不应，四肢乱舞或倒地翻滚，抽搐，扯发捶胸，乱揪衣服，哭泣流泪，发怪声，撞头，有时呈四肢挺直，角弓反张状。发作时双目紧闭，试图翻开则闭得更紧，瞳孔不散大。发作前往往心情不快，烦躁胸闷，而发作时，因意识未完全丧失，故无自伤及咬舌，亦无大小便失禁及锥体束征。发作时间的长短常取决于周围人的言语和态度。

②功能性瘫痪：病人瘫痪可以是多种多样，如四肢瘫、偏瘫、截瘫、单瘫，都为弛缓性，并无萎缩（除非长期不用而出现废用性萎缩），神经系统检查无器质性阳性体征。这与周围性或中枢性神经损害引起的不符合。如手的瘫痪则从腕下，前臂的瘫痪从肘下，如属轻瘫则近端较远端更严重。声带瘫痪引起癔症性失音，虽不能发音，却能作低语，不伴软腭声带麻痹或吞咽困难，而且呼吸时，咽喉和声带的运动均正常。

上述各种症状的性质和发生部位常因人因时不同而表现各样，也有单一症状多年保持不变的。

转换型的病程，一般较短，起病和消失均较突然，若症状带有“继得利益”的性质，则病程往往较长，甚至经久不愈。

（三）诊断要点

（1）本病多见于青壮年女性，但亦有男性患者，大多发病急骤，消失也突然，多在强烈或持久的精神刺激下发病。症状发作可因暗示产生或加重，好转或消失，无残留症状，反复发作症状很相似，且后来发病常因联想到初次发病时的情景而引起。

（2）大多数病人具有癔症性性格特点。

（3）躯体症状较特异，常不能以神经的生理解剖来解释，精神症状常带有浓厚的情感色彩，并有表演、夸张的特点。

（4）癔症病人对躯体症状常泰然漠视，而精神阵发性发作时防御反应仍存在。

做出癔病的诊断，必须特别慎重。首先要了解癔症的性质和特点以及起病的经过，这是做好诊断的关键。由于癔症表现复杂，所以必须作详细的体格（包括神经系统）检查和全面的分析。如癔症具有很强的暗示性，但患其他疾病的人或多或少也可能有暗示性，故不能仅凭此点作诊断。同时还要注意到癔症症状可能掩盖器质性损害，或两者同时存在的复杂性，以避免漏诊、误诊。

癔症的临床表现涉及的范围很广，其症状可见于多种神经病、精神病、内脏疾病以及五官疾病，需注意鉴别。

在此仅作如下重点介绍。

（1）癫痫大发作　癔症病人在痉挛发作时倒地、肢体抽搐和意识障碍，需与癫痫大发作鉴别。后者大发作前常无明显诱因，发作时意识完全丧失，痉挛发作往往经历强直期、阵挛期和恢复期，瞳孔多散大和对光反应消失。每次发作仅数分钟，对发作经过不能回忆。如为精神运动性癫痫，一次发作历时短暂，意识模糊，表情茫然，并出现无意义的不自主运动。不论哪种形式的癫痫，脑电图改变常有助于确定诊断，对照癔症性痉挛的特点一般不难鉴别。

（2）反应性精神病　发病前与精神紧张刺激有关，症状表现反映创伤性情感体验，似与癔症相似。但前者的症状缺乏表演或夸张色彩，不易受暗示影响，病程持续较长，无反复发作倾向，且患者多不具有癔症的性格特点。

（四）治疗

癔症以精神治疗包括支持、暗示和催眠疗法为主，配以针刺、药物和物理疗法等，常能取得较好的效果。

（1）精神支持疗法。首先要认真地调查研究，发现致病的主要原因，并针对其原因帮助病人提高对疾病的认识，消除顾虑，树立战胜疾病的信心，以充分调动他们的主观能动作用，这种支持疗法对本病的治疗以及预防癔症的发生很有必要，结合癔症的特点，通常还需进一步予以以下疗法。

（2）暗示疗法。如治疗转换型肢体瘫痪的病人，进行言语暗示的同时，可用感应电刺激，使病人亲眼看到肌肉的收缩。如属下肢瘫痪，可扶着他走，鼓励他努力主动，以后把扶持力量逐渐减少，直至他单独行走为止。也可静脉注射10%葡萄糖酸钙或应用电兴奋治疗等。在情感爆发或痉挛发作时，可采取氨水吸入或针刺等。暗示疗法的成功在于病人的高度信心和迫切期待治愈的心情。

（3）针刺。一般宜用强刺激，或电针治疗。取穴应根据具体症状，如下肢瘫痪，可取穴涌泉、太冲、阳陵泉等，癔症性痉挛发作，可取穴人中、合谷、太冲等。

（4）药物治疗。一般癔症病人常给服抗焦虑药，如安定和利眠宁等。极度兴奋躁动时，可给予镇静剂。

（5）物理治疗。瘫痪、挛缩、呃逆等可用直流感应电治疗。躯体感觉缺乏者，可选用直流电按摩，或感应电刺激治疗。

十六、无菌性脑膜炎（包括急性脊髓灰质炎）

本病一年四季均可发生。全年均有散发病例，每年夏、秋两季暴发。间或可发生相当大的流行。脊髓灰质炎也包括在本题目之内，因其确诊需专门的病毒学检查，其他病毒也能引起临床上与脑膜炎及瘫痪相同的疾病。经广泛使用口服减毒活疫苗后，脊髓灰质炎在英国已很少见。我国政府也制定了1995年消灭脊髓灰质炎的目标。

（一）病因

很多病毒均能引起无菌性脑膜炎，其中也包括脊髓灰质炎病毒（Ⅰ、Ⅱ及Ⅲ型）、柯萨奇（coxsackie）病毒、埃可（ECHO）病毒、鼠淋巴细胞性脉络丛脑膜炎病毒、虫媒病毒例如羊跳跃病病毒，以及腮腺炎病毒、单纯疱疹病毒、带状疱疹病毒、麻疹病毒、水痘病毒、传染性肝炎病毒及腺热病毒。腮腺炎病毒常可引起脑膜炎而没有腮腺炎的其他临床表现。柯萨奇病毒也能引起脑膜炎及瘫痪，后者在临床上不能与典型的脊髓灰质炎相鉴别。当然，这种脑膜炎和瘫痪可发生于已对脊髓灰质炎病毒Ⅰ－Ⅲ型有过免疫的人中。能引起无菌性脑膜炎的非病毒性病原体有钩端螺旋体（黄疸性出血型及犬型）、梅毒螺旋体、鼠弓形体及旋毛线虫等。

（二）临床特征

发病常是突然头痛，肌肉痛，食欲不振，呕吐，全身不适及腹泻或便秘。发热多达39℃以上。有些病例特别是脊髓灰质炎，约在发病1周前就有前驱症状，表现为发热、头痛、全身不适、咽喉痛及腹痛。这些病例的体温表上有两个“驼峰”，有时称为“驼峰表”。小儿可能嗜睡，淡漠，受到打扰时烦躁，但意识模糊并不常见。常见轻度项强直，常见脊柱僵直，特别是在脊髓灰质炎，致使小儿坐着时嘴触不到膝。而且，必须用双手撑住身子后的床才能坐起，是为“三足征”。Kerning征常呈阳性。婴儿前囟可紧张饱满。在年长儿有时看见有短暂的尿失禁。罕见视神经乳头水肿。

下运动神经元性瘫痪的肌力丧失，肌肉松弛及深反射减弱或消失、可累及任何随意肌群，继之为不同程度的恢复或肌肉萎缩及最后受累的肢体变短。畸形（例如弓形足、畸形足或脊柱侧凸）可能成为以后要处理的问题。延髓麻痹不能吞咽及气道梗阻者，以及当呼吸肌受累时，有生命危险。如也有脑炎存在，可有严重的大脑活动紊乱及局部体征，例如痉挛状态、共济失调、意向震颤及感觉障碍。瘫痪仅可能发生在脊髓灰质炎或柯萨奇病毒引起的病例中。

（三）诊断

脑脊液澄清或轻度混浊。细胞数（0.5～5）$\times 10^9$/升，主要是淋巴细胞。在早期，尽管Pandy（潘迪）试验阳性示球蛋白增加，但总蛋白含量正常（0.2～0.4克/升）。其后，当细胞数下降时，总蛋白常增高到2～3克/升，这种蛋白与细胞的分离，特别常见于脊髓灰质炎。脑脊液的糖及氯化物正常，培养无菌生长。将粪便在猴肾、人羊膜或人的甲状腺细胞内培养或注入吃奶的小鼠中常可确定是由病毒引起。血清中和抗体实验或补体结合试验的效价升高（至少要间隔10天检查两份标本）。

（四）治疗

大多数无瘫痪的病例，在诊断性腰椎穿刺后迅速自然痊愈。须对症治疗以降低体温，减轻头痛或肌肉痛，但无特效治疗。小儿应与其他病人隔离，必须密切观察是否发生瘫痪。

如有瘫痪，首先需用适当的夹板及垫使肢体保持于自然位置，以预防肌肉的牵拉。在熟练的理疗专家指导下进行被动运动是有帮助的，继之，要及早进行小心的分级主动运动。有严重肌肉痉挛者，暖敷法及热裹法均可促进缓解。应在早期请矫形外科医生参与处理。有延髓麻痹者，最好把病人置于头低脚高俯卧位。应频繁间断作咽部抽吸。情况差者，需作气管切开术并行间断正压呼吸。如此艰巨而能挽救生命的疗法应在有经验而设备完善的治疗中心进行。对单纯呼吸麻痹者，很多人认为上述疗法优于箱型呼吸机（铁肺）。需使用广谱抗生素，以预防换气差的肺继发细菌感染的危险。近年来，延髓型及呼吸麻痹病人的预后已大大改善，但其处理要求高标准的医疗和护理，其中全部细节只有在专门的中心才能学到。

十七、痉挛性脊髓瘫痪症

系婴儿期一种较为常见的隐性遗传病，有明显的家族发病率（Pearn 及 Wilson，1973）。主要病理特征是脊髓前角运动神经元逐渐消失。本病可能在出生时即已存在或在生后几周内出现。在子宫内发病者可能为母亲所察觉，因为原先明显的胎动突然停止。躯干及肢体肌肉弛缓或软弱无力。近端肌肉的瘫痪较远端更为严重。深反射缺如或很快消失。舌及肢体肌肉自发性收缩有很大的诊断价值。当肋间肌及其他辅助呼吸肌受累时，即发生呼吸困难及吸气性肋间凹陷。到一定时候，当累及横膈时，婴儿极易患各种呼吸道感染，其中一种终能致命。吸吮力丧失进一步使终末期病情恶化。很少能活到 5 岁以上。无特效治疗。

现在人们越来越认识到一种发生在较大年龄组的较轻型的脊髓性瘫痪症及其病程往往延长。这就是 Kugelberg - We - lander 综合征。主要为近端肌肉受累，腿较臂可能先出现肌肉萎缩，且迅速发生骨骼畸形。腱反射消失，足跖反应常表现为伸展。有些病例延髓支配的肌肉可受累（“少年肌萎缩侧索硬化症”）。肌电图呈去神经型，肌肉活检有助于确诊。这些儿童可以学着走路，但最后仅能靠轮椅来行动。也有第三种类型的脊髓肌萎缩，其严重性介于古典的 Werdnig - Hof - fmann 病及 Kugelberg - Welander 综合征之间。这种类型的小儿能不用扶持而坐，但从不能学会走路。

十八、脑性瘫痪

脑性瘫痪（Cerebral Palsg）是指在出生前或围产期由多种原因引起的脑部疾患。其临床特点表现为非进行性中相性运动功能障碍，可伴有智力低下、惊厥、听觉与视力障碍及学习困难等。

（一）病因

脑性瘫痪可发生于出生前、出生时，也可发生于出生之后，常见的病因有以下几种

（1）脑缺氧　胎儿期脑缺氧可由先兆流产、前置胎盘、胎盘早剥及脐带脱垂等引起。新生儿期脑缺氧常由新生儿窒息、羊水吸入、胎粪吸入、呼吸窘迫综合征以及产前不恰当地使用镇静剂及麻醉剂而抑制了新生儿呼吸，造成气体交换障碍所致。

（2）颅内出血　难产、产伤、脑血管疾病及全身性出血性疾病皆可致颅内出血。

（3）感染　母妊娠早期患风疹、带状疱疹、流行性感冒、弓形虫病及巨细胞包含体病皆可影响胎儿脑部的发育。出生后中枢神经系统感染有时也可造成后遗症。

（4）早产　脑性瘫痪以早产儿较多见，约占 20% ~25%。此与早产儿易发生缺氧及颅内损伤有关。

（5）核黄疸　由于母子血型不合或其他原因引起的新生儿高胆红素血症，若总胆红素超过 20mg/dl 就有发展为核黄疸的可能。

（6）其他　如各种颅内畸形、先天性脑积水、母孕早期严重营养缺乏或放射线照射等皆可致脑性瘫痪。遗传性疾病并不常见。

（二）病理

最常见者为不同程度的大脑皮层萎缩、脑回变窄、脑沟增宽。皮层下白质疏松，甚至形成囊腔。神经细胞数减少，有退行性变。锥体束呈现弥散的变性。核黄疸后可致苍白球及下视丘部的对称性脱髓鞘变化。

（三）临床表现

根据运动功能障碍的表现可分为 4 型。

（1）痉挛型脑性瘫痪　是最常见的类型，主要病变在锥体束，多为双侧性。早期表现为握持反射增强。紧张性颈反射在生后6个月仍可存在。受累的肌肉肌张力增强，内收肌尤为明显。下肢症状常较重，垂直抱起时两下肢伸直，内收并内旋，两腿交叉呈剪刀样，足跟悬空，足尖着地。上肢症状较轻，两肘关节屈曲内收于胸前，腕和手指关节也屈曲。轻症病例仅轻瘫于下肢，步态不稳，两手动作笨拙。神经反射方面可见各种深反射亢进，并出现踝阵挛。2岁以后巴氏征仍阳性者对诊断有帮助。

根据瘫痪的部位本型可分下列4种：①四肢瘫痪：如上段所述；②偏瘫：一侧上下肢瘫痪，上肢一般较下肢重，发生于右侧者多于左侧；③截瘫：两下肢瘫痪；④肢瘫：可只影响1个肢体或3个肢体。

（2）锥体外系型脑性瘫痪　主要病变在锥体外系，出现不自主和无目的运动，常于睡眠时症状消失。本型在婴儿时期肌张力较低，到儿童时期表现为手足徐动及舞蹈样动作，常是核黄疸的后遗症。

（3）肌张力低下型脑性瘫痪　特点是肌张力低下，但膝反射可引出或稍亢进。随着病程的演进，肌张力可增高，锥体束征阳性。小脑共济失调，是本型中少见的一种类型，肌张力极度减低，婴儿期膝反射减弱，以后出现意向性震颤以及共济失调步态。眼球震颤少见。

（4）混合型　为以上两型或三型并存。临床上以痉挛型与锥体外系型的混合多见。智力低下在此型中最多见。

运动障碍为本病的基本表现，严重的病例还可伴发：①智力低下；②轻微脑功能障碍；③癫痫发作；④其他尚有语言障碍、视觉及听觉功能障碍、学习困难等。

（四）鉴别诊断

（1）痉挛型双侧瘫痪应与脑白质营养不良鉴别，后者脑脊液中蛋白升高，可资鉴别；痉挛型偏瘫应与缓慢生长的大脑半球肿瘤鉴别，后者运动功能丧失常为进行性，并有颅内压升高的体征；痉挛性截瘫应与脊髓病变引起的截瘫鉴别，包括生产时颈椎受损、脊髓肿瘤及先天性畸形等。

（2）肌张力低下型应与婴儿型脊髓性肌萎缩（Werdnig - Hoffmann disease）鉴别。前者常伴智力障碍，膝腱反射存在。后者智力正常，膝腱反射难以引出。

（3）共济失调型应与缓慢进行的小脑退行性变鉴别。后者随着年龄增长症状逐渐加剧，前者则无变化。

（五）预后

轻度瘫痪，智力正常或接近正常者，瘫痪的肌肉可经过锻炼而在原来基础上得到改善，预后较好；若瘫痪严重，智力低下则较难恢复，痉挛过久之肌肉可致挛缩，因而不得不长期卧床或坐轮椅。癫痫发作频繁者，可因脑缺氧而使智力低下更趋严重。

（六）治疗

脑性瘫痪是由固定的脑部病变所引起，一般不能治愈，但如能早期发现，能予适当治疗，可减轻功能障碍。首先是加强护理，包括充分的营养、合理的教育和功能训练。训练应包括基本训练、日常生活动作训练、言语训练及预防肌肉挛缩措施等。理疗、针灸、推拿、头针等均对瘫痪或痉挛的肌肉有帮助，必要时可请矫形外科处理以改善其运动功能。有癫痫发作者可用抗癫痫药物控制。

十九、小儿急性偏瘫

小儿急性偏瘫多因脑血管闭塞造成局部脑组织缺血或坏死引起。偏瘫是脑缺血和坏死的重要临床表现。感染引起的脑血管炎致成偏瘫为本病最常见的原因。

（一）诊断要点

（1）本症起病大多较急，突然发生偏瘫或伴有失语，也可伴有发热、呕吐、昏迷和惊厥。有些病例可先出现惊厥，继而出现偏瘫，1～2 天内偏瘫达到顶点。有部分病例呈亚急性起病，偏瘫逐渐发展，于 3～7 天内达到顶点，有的病例呈反复发作的形式。

（2）右侧偏瘫常较左侧多见，上肢和手比下肢严重。偏瘫初起时为弛缓性瘫，腱反射减低或消失，有时有病理反射。约 2 周后，肌张力明显增高，腱反射亢进，病理反射明显。常伴有颅神经受损，与偏瘫同侧偏盲，中枢性面神经瘫多见。大年龄小儿可出现失语，2 岁以内小儿极少见到。

（3）脑电图检查可见受累半球电活动振幅减低，也可出现局灶性棘波或棘慢波。

（4）脑血管造影对诊断有很大意义，CT 检查可发现大脑半球因梗塞引起的脑水肿、脑萎缩或颅内出血灶。

（二）治疗

（1）原发症的治疗　例如控制感染，控制癫痫持续状态。对各种变态反应性脑血管病，可用肾上腺皮质激素。

（2）血管扩张剂的应用　在脑动脉炎有管腔狭窄或血栓形成时应用，应在缺血早期和恢复期时使用。若已出现脑水肿，则不宜用血管扩张剂。常用的脑血管扩张剂有罂粟碱，每次1毫克/千克，加入5%葡萄糖液中静脉滴注。其他如4%～5%碳酸氢钠、烟酸、地巴唑、山莨菪碱等均可选择应用。低分子右旋糖酐虽无扩张血管作用，但能改善脑循环，在发生脑水肿后也可使用。

（3）脱水剂　发生脑水肿后可选用甘露醇、山梨醇等脱水剂。20%甘露醇，每次1～2克/千克由静脉推注，每4～6小时一次。山梨醇用量同甘露醇。

（4）麻痹肢体的护理　肢体水肿时可抬高患肢，用夹板防止下肢外旋和足下垂。对麻痹的肢体，应每日数次按摩或作被动活动，并鼓励小儿在病情恢复后作自主活动和功能锻炼。

（5）失语　对失语的小儿要进行发音、语言训练，帮助其恢复语言功能。

第八章　中医对痿病的临床研究近况

一、病因病机的研究

1. 脏腑病因病机

近十余年已有不少临床工作者阐述了自己对痿病病因病机的认识。邓氏[1]认为本病的发生，主要由肺、脾，肝、肾之虚损所致，而气虚下陷则是本病的关键，并贯穿于此病的全过程。李氏[2]则强调本病为脾肾虚损所致。认为脾为气血生化之源。能产生“中气”，五脏六腑、四肢百骸都赖以输布养长；而肾为元气之根，元阴、元阳之宅，五脏六腑、四肢百骸又都赖此温煦、濡养。脾肾双亏则脏腑及周身肢体皆失养而成痿。尚氏[3]则以肝风为主阐述病机。他根据许多痿病患者有明显的家族遗传性，又以儿童为多见的特点，首先考虑为先天肾气不足。其次，他又发现大多数慢性起病患儿均有偏食倾向，有部分患者缺乏微量元素硒，这与水土地域似有关系，结合临床见症，与脾胃虚弱有关。由于肾虚，肝木失养，加之脾胃虚弱，土虚则肝木不荣，故横逆难制，遂成肝风，出现肢体痿弱瘦削，行走如鸭步状摇摆振掉。因此，尚氏认为，本病病机之本虽在肾、脾，但其标在肝，治疗需要标本兼顾。初氏[4]强调痿与肾有着密切的关系。他认为人体五脏六腑的功能无不受命门之火温煦而动，命门是生命的根本，肾火不足，则五脏六腑及四肢百骸失于温煦而痿弱无力。万氏[5]认为本病病机在脾，以脾虚气弱者为多，由于脾虚而致风邪所侵，引动痰涎，风痰阻滞于脉络者亦复不少。何氏[6]介绍张氏经验，认为本病首着眼于脾，次着眼于肝，因肌肉的牵动与筋有关，肝主筋，故主张肝脾不足论。

2. 气血津液病因病机

王氏[7]报道3例验案，均系产后发病。认为产后体虚，若误服汗药，大汗亡阳，伤气耗阴，以致气阴两亏，不能充养肢体；或产后失血过多，血虚不养经脉，皆可发为痿病。梅氏[8]报道1例痿躄验案，认为该患者起病缘于生育过多，肾气已亏，加之劳累过度，更伤元气，气虚血瘀，经脉失养而不利。李氏[9]报道1例验案，认为发病机制缘于情志伤肝，肝失疏泄而气机郁滞，气郁则水湿内停，湿蕴生热，热灼津液成痰，热痰结聚，气滞血瘀，经脉不利而发为痿。陈氏[10]根据不少痿病（重症肌无力）患者有盗汗和胃呆食少的临床表现，且多在肌无力发病前久已存在，认为长期胃呆致全身营养不良，长期盗汗致阴津亏耗，故强调阴血在本病中起重要作用。苏氏[11]发现外伤性截瘫者多见于阳气辍运，精血不行之证，认为一旦脊椎骨折，督脉损伤，因肾督失调致命门功能不足而减其注脏腑、通骨髓、足四末、温腠理之力，则发为痿病。谭氏[12]报道之病案，患者起病于长夏主湿之季，以其正当夏秋之交，阳热下降，湿热熏蒸，复涉水作业，以致湿邪侵入人体，湿邪困脾，脾不主肌肉；湿邪阻络，经气不畅则经脉失养而为痿。高氏[13]报道1例验案，根据患者现症，结合患者平素喜游泳打猎、露宿餐风之习惯，以为发病机制缘于宿有冷积存内，水饮内渍，津液代谢障碍而为痿。

二、辨证论治的研究

1. 分型论治

韦氏[14]将小儿进行性肌营养不良分为3型：①脾胃虚弱型：法宗益气健脾，活血通络，药用参苓白术散加地龙、当归各6克；②脾肾两虚型：治宜益气活血，健脾补肾，佐以通络，药选补阳还五汤加党参、山萸肉、熟地、补骨脂、川续断、杜仲、焦楂各9克，丹参12克，白术6克，甘草3克，肌萎缩者加人参、茯苓，肢体发冷者酌加附子、吴茱萸、干姜；③肝肾亏损型：治以补益肝肾，滋阴清热，活血通络，方用虎潜丸加黄芪、丹参各15克，牛膝、白芍、首乌、杜仲、桑寄生、地龙、焦楂各9克，鸡血藤12克，甘草3克。同时配合针灸、西药，共治疗54例，结果显效32例，有效22例，总有效率达100%。

李氏[15]将重症肌无力分为3型：①脾胃虚弱型：多见于眼肌型，以补中益气升举法主之，基本方为黄芪、党参、升麻、柴胡、白术、当归、陈皮、大枣、甘草；②脾肾气阴两虚型：多见于全身型、眼肌型、球型伴复视者，以左归丸合益气滋阴之品主之；③脾肾阳虚型：可见于全身型或球型，以右归丸合益气温阳之品主之。共治疗432例，结果痊愈152例，显效60例，有效198例，无效22例，总有效率为95%。

陈氏[10]则将重症肌无力分为：①肝肾阴虚型：以六味地黄汤加减；②脾胃气弱型：以六君子汤加减；③气血两虚型：以八珍汤化裁。共治疗371例，痊愈211例，基本治愈34例，好转20例，总有效率为72%，但治愈率占56.2%。梅氏[8]报道1例急性横贯性脊髓炎，证属气虚血瘀型，方用补阳还五汤加味治疗，结果月余而愈。苟氏[16]治疗1例散发性脑炎后遗症左侧上下肢偏瘫患者，辨证属风痰阻络、气滞血瘀型，采取化瘀祛痰为治疗法则，方用血府逐瘀汤去柴胡，加胆星、半夏、全蝎、白僵蚕，药用30余剂治愈。

崔氏[17]报道3例敌敌畏中毒致痿患者，辨证分为：①毒液伤元，中气虚弱无力型：方用生芪120克，赤芍6克，当归10克，地龙6克，桃仁6克，红花6克，防风9克，白术9克，山药12克，乌蛇6克；②脾肾亏虚型：治以补脾肾，活血络，药用生黄芪120克，当归10克，防风9克，地龙5克，桃仁6克，红花5克，川芎6克，枸杞子10克，山药10克，何首乌12克，胎盘粉6克；③毒液伤元，湿热蕴留，痰蒙清窍型：治以补气活血：清热除湿，化痰开窍，药用生黄芪30克，当归、黄柏、石菖蒲、苍术、桃仁各9克，地龙、牛膝、红花、胆星、竹黄各10克。结果3例均获痊愈。高氏[18]报道1例周期性麻痹患者，初按气虚脾弱辨治无效，后辨证属痰热郁结，予导痰汤加减。药用陈皮6克，半夏9克，云苓9克，竹茹9克，海藻12克，夏枯草18克，制南星6克，生牡蛎30克，草河车30克，昆布12克，枳壳9克，加服牛黄清心丸，共服51剂而愈。

李氏[19]报道了《素问·痿论》所论之五脏热致痿的辨证分型和证治举隅。杜氏[20]治一重症肌无力患者，病情较重，且延久不愈，细辨认为属于脾肺气虚，肝肾双亏型。治以补益脾肺、固肾养肝为法，药用党参、杜仲、桑寄生各15克，黄芪30克，茯苓13克，白术10克，生地、川断、石斛、当归各12克，山萸肉、巴戟天、川芎各9克，黄精20克，丹参18克。此后宗前方化裁，服药200余剂而愈。章氏[21]等治1例寒中背俞型痿病，药用桂枝、附片、川柏、秦艽、生姜各4.5克，麻黄、炙甘草各2.5克，细辛2克，薏苡仁12克，知母、淮牛膝各6克，大枣4枚等以温通阳气，祛寒散邪，依法变通而治愈。赵氏[22]治一老妇患痿躄3载，且面目一身悉肿，辨证属中阳不足，寒湿阻络，用大剂温通之品而获愈（淡附片用至30克）。朱氏[23]等接治一急性横贯性脊髓炎患者，见湿热侵淫证象，治以清热利湿，方取四妙散加减治疗：黄柏10克，苍术9克，牛膝10克，苡米30克，泽泻10克，车前子10克，萆薢9克，甘草3克，云苓9克，茵陈15克。药后很快收效，遂紧扣病机，加减调治月余而痊愈。

2. 专方专药

尚氏[3]以疏风通络、平肝潜镇、健脾益气为治疗大法，以自拟“复肌汤”为基本方（胆星10克，麦冬10克，菖蒲15克，佛手10克，伸筋草15克，桃仁15克，党参15克，黄芪20克，珍珠母20克，牡蛎20克，白僵蚕10克，钩藤15克，枸杞子15克，杜仲炭15克，焦术15克，焦三仙各10克，陈皮10克，姜半夏10克，甘草10克），适当配服自制“复肌宁”粉（片）[明天麻60克，全虫60克，蜈蚣30条（去头足），地龙30克，牛膝20克，杜仲炭30克，黄芪30克，共为极细粉末，早晚各服2.5克]，随证加减治疗小儿进行性肌营养不良。肝风型者，视病情轻重而以“复肌汤”和“复肌宁”片调剂服用；肾阴阳两虚型者，以上方伍用健步壮骨丸、右归丸等方，或加入巴戟天、补骨脂、黄精、狗脊、千年健、桑寄生等药；脾气虚型者，以上方配伍补中益气汤、香砂六君子汤，或加入大剂黄芪、党参、苡仁、黄精等药，取得了较好的临床效果。郝氏[24]以填精温肾、补气养血、宣通经脉、化瘀搜痰为组方原则，组创增力汤（紫河车、鹿角胶、锁阳、龟板、附子、党参、黄芪、当归、穿山甲、白芥子、没药等组成），治疗假性肥大型肌营养不良症13例，结果明显好转4例，显效者7例，余2例无效。

元氏[25]在治疗进行性脊髓性肌萎缩时强调要补虚扶正，利湿宽筋，强筋健骨，以使精血灌流，肝脾肾之损得复。组方生肌益髓汤（鹿角胶5克，炒杜仲15克，茯苓20克，党参15克，龟板胶5克，白术15克，黄芪15克，牛膝15克，木瓜15克），配合用麝香注射液作穴位封闭、医用羊肠线结扎及针灸、按摩等治疗方法，治疗2例均取得较为满意的临床效果。

石氏[26]介绍日本的津田先生用九味半夏汤治疗水饮痰湿型及体态肥胖之痿病患者，收效甚佳。杨氏[27]用补阳还五汤为基本方（黄芪30~120克，当归12克，赤芍9克，地龙10克，川芎8克，桃仁10克，红花9克，鸡血藤30克，川牛膝15克，千年健12克），治疗93例偏风痿，临证时随证加减：兼有语言不利者酌加石菖蒲10克，竹沥油30毫升，天竺黄10克；心烦失眠加夜交藤30克，酸枣仁15克；头痛眩晕，血压高者，加杭菊花12克，冬桑叶12克，生石决明30克；便秘加火麻仁20克，瓜蒌仁15克；气短乏力，则重用黄芪120克，党参30克；偏于血瘀者，重用当归尾18克，赤芍、桃仁、红花各12克，丹参20克；偏于阴虚者，黄芪减量至20克，加生地黄15克，枸杞子15克，白芍15克。同时配合针刺治疗。结果临床治愈40例，显效31例，好转20例，无效2例，与西医内科治疗的偏瘫病人中抽样50例比较，本组疗效较优。

邓氏[1]以益气升陷为治疗大法治疗重症肌无力，根据临床实践经验，制定基本方：黄芪、党参、白术、陈皮、柴胡、当归、紫河车、甘草。然后随证加减，肾阳虚者，酌加巴戟天、肉苁蓉、鹿角胶；肾阴虚较甚者，加服六味地黄丸；兼有虚热者，可用西洋参代党参，或加知母、沙参。结果所治51例中，治愈21例，好转26例，无效4例，总有效率为92.15%。山东省中医药研究所[28]用附子理中汤、补中益气汤和葛根汤加减化裁治疗重症肌无力，药物组成为：台参、白术、生黄芪、升麻、柴胡、熟附片、葛根、当归、陈皮、麻黄、炙甘草，随证加减，共治疗41例，治愈12例，明显好转17例，进步9例，无效3例，总有效率为92.7%。广州军区一五七医院马建华[29]等用中药“强肌汤”（自拟）配合全身低剂量放疗治疗16例重症肌无力患者，与单纯放疗者16例进行比较，疗效较好。蔡氏[30]治重症肌无力，用单味黄芪粉，每次100克，每日1次，用白糖开水送服，治疗5个月而愈。

宋氏[31]介绍老中医董廷瑶在治疗小儿五软、痿躄诸证，属阳虚筋弱时，即以川椒为主药，配以附子、牛膝、当归、鸡血藤、伸筋草、千年健、细辛等，作为基本方，以通利血脉，温阳养筋，并随证加减运用，气虚者加党参、黄芪，血虚者用地黄、白芍，肝肾不足加杜仲、狗脊、菟丝子、桑寄生、首乌、枸杞子之属，若挟有痰湿，则选用陈皮、半夏、胆星、天竺黄诸药，亦每参入菖蒲、独活、地龙、木瓜等通络舒筋之品，取得了一定的临床疗效。秦伯未先生惯用生苡米治疗筋骨病。秦老认为，筋寒则急，热则缩，湿则纵，薏苡仁能理脾清热补肺，又是祛湿要药，对因寒或热所起的筋骨病、痿证及湿痹均有很好的疗效。因此，秦老惯用生苡米配伍鹿角霜、健步壮骨丸以治疗成人偏风痿及小儿麻痹后遗症之属肝肾阴虚证者，具有卓效，且无不利弊病。鹿角霜滋补肝肾，强壮筋骨，又无温燥之弊；健步壮骨丸（熟地、龟板、白芍、锁阳、牛膝、当归、干姜、黄柏、知母、陈皮、羊肉等），具有补肾坚阴、强壮筋骨之功。如此配伍，与病机丝丝入扣。刘氏[32]用自拟复力散（制马钱子、红参、黄芪、当归、山药）治疗眼肌型重症肌无力10例，结果症状完全消失者81例，明显好转者2例。

3. 依法论治

胡氏[33]等认为“治痿独取阳明”虽为大法，但更应洞悉脾胃虚实而区别对待。他强调，中虚致痿，补益之法脾胃有别。太阴虚寒者当温补脾阳以化恙，中气不足者又当力行健脾益气举行法以为功，脾阴亏虚者用甘凉养阴法，胃阴失充者又当以甘寒养阴润燥为其治疗法轨，若中州邪浊壅遏，必当泻其有余。其中太阴寒湿困顿者，当以辛温散寒、香燥化湿、温阳健脾为振兴之途；若为阳明燥热致痿，又当清热润燥、泻下软坚为法宗，药用三化汤或调胃承气汤以收功；至于湿热中蕴为患者，唯有清泄湿热、廓清中土始可收效，药用苡米、防已、葛根、苍术、通草、桑枝、赤芍、忍冬藤、黄芩、黄连、地龙等。刘氏[34]用舒肝解郁、化痰散结法治疗一例重症肌无力患者，方用醋柴胡、枳壳、贝母、鳖甲、海藻、茵陈、瓜蒌、生枣仁、明天麻、制郁金、菊花、焦三仙、法半夏、沉香等，收效良好。陈氏[35]根据张景岳所论：“痿症之义……元气败伤则精虚不能灌溉，血虚不能营养者亦不少矣”之观点，运用温养阳气、调和营卫、填精益髓法治疗一肝肾本虚复受外邪致病的双下肢痿躄患者，方用黄芪桂枝五物汤合六味地黄加龟板、鹿角胶、枸杞、巴戟天、仙灵脾等，前后治疗2个月痊愈。

刘氏[36]用滋补肾阴法治疗1例眩晕并发痿病者，药用熟地30克、山萸肉15克、山药15克、泽泻12克、茯苓12克、丹皮15克、龟板60克（先煎）、木瓜15克、杜仲15克，治疗近月而愈。沈氏[37]报道王香岩老先生治痿经验，初起见不仁、口舌干燥、腰脊不举等症，每以清润肺金、和胃养阴为法，药用二冬、知母、茯苓、苡仁、石斛、花粉之类出入为方；进而筋骨失利，肌肉萎缩，行步艰难，则以养阴填下为治，以壮骨丸，四斤丸加减治之。袁氏[38]根据湿热痿躄的致病特点（以下肢为著，自下损上）和病理特点（易化燥伤津，损伤精血），以升阳散火、滋阴润燥、补益肝肾为大法，分三阶段治疗湿热痿。初期以升阳、散火、清利湿热为主，方选加味二妙散、白虎加苍术汤、益胃汤及清燥救肺汤；中期分消湿热，补精养血并举，方用《脾胃论》之清燥汤（黄连、黄柏、猪苓、茯苓、泽泻、苍术、白术、升麻、柴胡、黄芪、当归、人参、炙甘草、麦门冬、五味子、生地黄）；后期则以滋养肝肾精血为主，佐以舒筋活络、滋阴降火，方选《医学正传》之鹿角胶丸（鹿角胶、鹿角霜、熟地黄、牛膝、茯苓、菟丝子、人参、当归、白术、杜仲、炙龟板），壮骨丸（黄柏、陈皮、龟板、干姜、知母、熟地黄、白芍药、锁阳等）之类。

初氏[4]受中医有关“命门”的生理功能与西医肾上腺素的生理作用对比的启发，认为重症肌无力的发生与肾有着密切的关系，因而抓住温肾壮阳这个关键的大法，同时辅以健脾益气以滋先天肾之给养，从而取得了较为满意的效果。刘氏[39]提出了“补中寓散，散助补行”的治疗原则，主张肝肾虚损，气血不足所致的痿病，在补肝肾、益气血的同时，亦可少与独活、桂枝、防风等温通经脉、疏风活络之品，对起痿振躄有百利而无一害。高氏[40]用攻逐水饮法治疗1例水饮内渍之肉痿患者，药用醋炙芫花、甘遂、大戟各3克，共为末，以大枣10枚煎汤，每次送服2克，待泻后，继配健脾温肾渗湿之品，慢慢调治而愈。李氏[41]介绍用养肺益脾法，药用麦冬、凤凰衣、玉蝴蝶、河车粉、川贝母、竹茹、枇杷叶、橘红加减治疗1例重症肌无力症，历经1年余恢复健康。

4. 针灸治疗

上海医科大学儿科医院施炳培[42]等用针刺法治疗小儿痿证617例，其取穴原则为疏通经络、益气活血、强筋壮骨，并根据西医的解剖知识，一般采用麻痹肌群及其所支配的神经干周围的穴位，以上带下，以主带次进行选穴治疗（具体选穴略），治疗手段采用水针疗法、电针疗法、穴位埋线及结扎疗法相结合。水针用药选用盐酸呋喃硫胺液、维生素B_{12}、复方当归液或复方丹参液、辅酶A、三磷酸腺苷、加兰他敏等，根据具体病情，每次选用上述药液2~4种，取穴4~8个，每穴注入药液0.5~1毫升，隔日1次，10次为一疗程，休息7~10天后再进行第2疗程，一般4~8个疗程；电针根据受损肌群的神经分布，每次轮流选择2~4对穴位，采用连续波，电刺激强度及频率均以病人能忍受为限度。最好能见到肌肉收缩，通电10~15分钟，疗程同水针；穴位埋线及结扎疗法视所取穴位处肌肉丰厚程度而定，肌肉丰厚处结扎，肌肉浅薄处埋线，每次取3~4个穴位，用0~1号羊肠线进行穴位埋线或结扎，每月1次，直至好转、治愈为止。治疗结果，210例基本痊愈（34%）；显著进步200例（32.4%）；进步180例（29.2%）；37例无效（4.4%）。

邱氏[43]结合子午流注、灵龟八法针刺治疗小儿痿35例。其治疗方法以针刺为主，以中药口服为辅。选穴原则为首选子午流注、灵龟八法当日当时患肢开穴（开穴取法见《针灸大成》）先针之；次选患肢足三里、髀关、伏兔、梁丘、阳陵泉、环跳、绝骨、丘墟、太溪、曲泉等穴，每日针1次，每次取穴一般3~5个，每个穴位尽量避免连续使用2天，另按患儿不同身体情况增减（略），采用手法为群鸡掠玉法，辅以中药口服，选用淫羊藿、川木瓜加于养胃汤或益胃汤化裁，后期配用助阳温经药，结果总有效率占94.3%，其中42.8%的患儿已恢复5级肌力。能独立正常行走。

哈尔滨医科大学第一附属医院赵兰[44]等采用改良埋线法为主治疗小儿麻痹后遗症830例。他们吸收解放军208医院的经验，在埋线的基础上，进行穴位按摩刺激并加大刺激量，收到事半功倍的效果，具体埋线方法有两种：①三角针埋线法。在南京中医学院1978年编写的《针灸学》教材记载的基础上进行改革，注射麻药的任一端，用刀片点刺皮肤，再用长嘴止血钳进行穴位按摩刺激，埋线后用镊子夹合刀口，不用缝合。此法用于年长儿浅表穴位。乳幼儿不加按摩，仍用原法按摩。②穿刺针埋线法。在教材（同上）记载的基础上，用穿刺针按摩刺激，刺激量以病人能耐受为度，刺激后再埋线。此法用于较深的穴位如环跳穴等。每次埋线取3~5穴，每月1次，连用3~4次。疗效减缓后，改用穴注和针刺隔日交替治疗。穴注药物筛选出两组：第1组为三磷酸腺苷、加兰他敏、VB_1、VB_{12}、普鲁卡因各1支混合注射；第2组为5%当归液5毫升，VB_{12}及加兰他敏各1支的混合液。前组疗效较好，价格较贵，而后组价格低廉。针刺用补法，乳幼儿快速针刺，不留针；年长儿用电针。非手术疗法治疗一二月后再用埋线治疗。治疗结果：基本治愈102例（12.3%）；显效240例（28.9%）；好转458例（55.2%）；无效30例（3.6%）。总有效率96.4%。他们得出的经验是：为避免因患儿成长造成的畸形逐渐加剧现象，建议患儿间断治疗，直到发育成人。为克服手术埋线数次后疗效呈递减趋势这一缺点，他们采取了手术疗法与非手术疗法“轮流交替”的办法，即在数次埋线之间，穿插针刺、穴注等非手术治疗以便持续保持疗效。

另外，他们在实践中深深体会到，辨证取穴是提高疗效的关键，因而摸索出一套卓有疗效的原则，这就是：①先上后下，以上为主，以下为辅；②先阳经后阴经，以阳明经为主，其他五经为辅；③先轻肢后重肢；

④先肌力后矫形。在临床上这些原则具有很好的指导意义，很值得借鉴运用。

山东省中医药学校的李树铨[45]采用针推结合的方法治疗小儿痿病。取穴原则为以与病变部位相应节段的夹脊穴为主。一般上肢取颈6~7及胸1；下肢取腰2~5，配穴以手足阳明、足太阳经为主，适当结合手足太阴和手足少阳经穴。如：上肢取肩髃、曲池、手三里、合谷、中府、阳池；下肢取秩边、殷门、委中、承山、昆仑、髀关、梁丘、足三里、解溪、血海、三阴交、阳陵泉等。主穴每次都针，配穴轮换使用，每次留针20~30分钟，隔5~10分钟捻转提插一次。15~20次为一疗程，疗程间隔5~7天。推拿手法为：①揉压及用叩诊锤叩击背部督脉经，夹脊线及膀胱经各线，并以与病变有关的相应区为重点；②揉拿、叩击四肢手足三阳经和手足太阴经。每次推拿15~30分钟。共治疗4例，结果痊愈1例，基本治愈2例，显效1例。广西中医学院一附院针灸科[46]采用辨证分型取穴的方法治疗面神经麻痹51例。他们根据患者局部表现，结合全身情况，分为营卫不和风邪袭络型、气血不足寒邪阻络型、瘀血阻络型以及热郁经络型等。营卫不和风邪袭络型治疗取患侧手足阳明经穴为主，兼取手足太阳少阳经穴；气血不足寒邪阻络型取患侧手足阳明经、足太阴经穴为主，兼取手足太阳少阳经穴位；瘀血阻络型取患侧手足阳明经穴为主，兼取手足太阳少阳、足厥阴经穴位；热郁经络型取患侧手足阳明少阳经穴位为主，兼取手足太阳、厥阴经穴位（具体穴位略）。结果：痊愈39例，显效8例，好转4例，全部收效。孟氏[47]等采用当归注射液穴位注射治疗小儿痿病13例。治疗方法为单以当归注射液2毫升加10%葡萄糖注射液2毫升，每穴注射1毫升，1日1次，每次注射2~4穴，一侧肢体只注射2个穴位，15天为1疗程。取穴根据肢体患病部位和经络循行的途径而循经取穴，将主穴分为3组，腰部取肾俞、委中；上肢取肩髃、曲池、外关、内关、合谷；下肢取环跳、阳陵泉、足三里、三阴交。各组诸穴交替使用。结果：痊愈8例（62%）；好转（38%），平均疗程30天，治愈病例平均疗程35.6天，均优于针灸组。

5. 外治法

吴氏[48]用中药熏洗治痿痹，药物组成：黄芪、淮牛膝、川木瓜、防风各30克，红花、甘草各15克，偏气虚者重用黄芪60~90克；偏血虚者加当归 30 克；偏寒者加桂枝 25 克，共将药洗净，兑水 2000 毫升浸泡 1 天后煎煮，煎好后将全药倒入瓷盆内，热熏患处，并用净纱布或棉垫覆盖患处，先熏后洗，早晚各 1 次，每剂可用 1 ~ 6 次，主要适用于四肢痿痹。吴氏报道了 2 例病例，效果良好。祁氏曾用巴豆棉裹塞鼻，配合姜汤浴洗抢救 1 例急性感染性多发性神经炎患儿，收到立竿见影的效果。姜汤浴是用鲜生姜 15 ~ 30 克，捣碎煎汤，待温度适宜（切勿用冷水兑），给患儿洗澡，务必要周身皆洗，尤其是胸腹部。每次 3 ~ 5 分钟。洗后将水擦干，覆被待其微汗即可。

参考文献

[1] 邓中光，等. 新中医，1988，(4)：1
[2] 李庚和. 新中医，1982，(4)：8
[3] 尚尔寿. 北京中医杂志，1988，(5)：5
[4] 初燕生. 中医药学报，1988，(2)：32
[5] 万继尧. 眼科通讯，1987，(1)：7
[6] 何春风. 四川中医，1985，(2)：38
[7] 王清国. 贵阳中医学院学报，1984，(4)：29～30
[8] 梅雪礼. 新中医，1985，17 (1)：39
[9] 李寿山. 新中医，1985，(5)：19
[10] 陈贯一，等. 浙江中医杂志，1988，(2)：64
[11] 苏尔亮. 中国农村医学，1986，(6)：27
[12] 谭世斌. 四川中医，1987，5 (2)：42
[13] 高文根. 成都中医学院学报，1986，(2)：32
[14] 韦俊. 陕西中医，1990，(7)：300
[15] 李庚和. 新中医，1982，(4)：8
[16] 苟祯学. 四川中医，1985，(6)：34
[17] 崔书军. 新疆中医药，1986，(1)：61
[18] 高庆通. 新中医，1986，18 (8)：29
[19] 李克淦. 中医杂志，1984，(9)：18
[20] 杜雨茂. 陕西中医，1986，7 (3)：118
[21] 章肖峰，等. 中医杂志，1984，(9)：16
[22] 赵绍琴. 中医杂志，1984，25 (8)：24
[23] 朱亨绍，等. 福建中医药，1986，17 (6)：30
[24] 郝君生. 山东中医学院学报，1989，(2)：19
[25] 元荣华. 中西医结合杂志，1984，4 (5)：300
[26] 石铭. 陕西中医学院学报，1984，(3)：41
[27] 杨秦君. 湖北中医杂志，1986，(6)：17
[28] 山东省中医药研究所，等. 中华内科杂志，1977，(1)：17
[29] 马建华，等. 实用中西医结合杂志，1989，(5)：38
[30] 蔡抗四. 新中医，1983，(9)：21

[31] 宋知行. 山东中医，1987，(2)：44

[32] 刘作良. 中国中医眼科杂志，1992，2 (1)：48

[33] 胡国俊，等. 辽宁中医杂志，1991，(5)：7

[34] 刘光宽. 湖南中医杂志，1988，(3)：8

[35] 陈克年. 新疆中医药，1987，(4)：53

[36] 刘明武. 中医药学报，1984，(2)：43

[37] 沈仲圭. 浙江中医杂志，1984，(6)：246

[38] 袁荃. 实用医学杂志，1986，(6)：35

[39] 刘殿永. 北京中医，1983，(1)：20

[40] 高文根. 成都中医学院学报，1986，(2)：32

[41] 李庚和. 全国中医内科学术会议资料，1982

[42] 施炳培，等. 中医杂志，1988，(12)：51

[43] 邱承雄. 新中医，1983，(6)：36

[44] 赵兰，等. 哈尔滨医药，1984，4 (1)：31

[45] 李树铨. 山东中医杂志，1987，(5)：28

[46] 广西中医学院一附院针灸科；广西中医药，1985，(6)：28

[47] 孟秀芳，等. 中西医结合杂志，1990，(7)：409

[48] 吴明志. 新中医，1986，18 (10)：19